常见消化内科疾病治疗精要

CHANGJIAN XIAOHUA NEIKE

JIBING ZHILIAO JINGYAO

● 王鑫 主编

汕头大学出版社

图书在版编目（CIP）数据

常见消化内科疾病治疗精要 ／ 王鑫主编．－汕头：
汕头大学出版社，2019.1
ISBN 978-7-5658-3804-0

Ⅰ．①常… Ⅱ．①王… Ⅲ．①消化系统疾病－治疗
Ⅳ．①R570.5

中国版本图书馆CIP数据核字（2019）第029535号

常见消化内科疾病治疗精要
CHANGJIAN XIAOHUA NEIKE JIBING ZHILIAO JINGYAO

主　　编：王　鑫
责任编辑：宋倩倩
责任技编：黄东生
封面设计：蒲文琪
出版发行：汕头大学出版社
　　　　　广东省汕头市大学路243号汕头大学校园内　　邮政编码：515063
电　　话：0754-82904613
印　　刷：北京市天河印刷厂
开　　本：880 mm×1230 mm　1/32
印　　张：10.5
字　　数：260千字
版　　次：2019年1月第1版
印　　次：2019年1月第1次印刷
定　　价：60.00元
ISBN 978-7-5658-3804-0

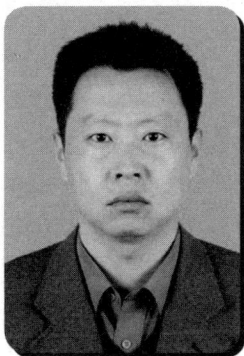

王 鑫

男，毕业于潍坊医学院，研究生学历，内科学硕士。中华医学会会员，潍坊市医师协会消化内科分会委员。高密市人民医院消化内科主治医师。从医二十余年，积累了丰富的临床经验，对消化内科常见病、多发病及疑难病有独到的见解。在国家级刊物发表论文三篇。

消化内科学是一门实践性很强的学科，全世界对各种消化疾病的深入认识以及消化内镜微创诊疗的蓬勃发展，给当今消化内科领域注入了无限的生机与活力。对于刚刚进入消化内科的临床医师来说，从学校获得的理论知识已不能满足临床工作的需要，所学的医学理论与临床工作难以有效地结合。为了帮助新医师尽快适应和胜任临床工作，特编写了《常见消化内科疾病治疗精要》。

本书广泛地参考了诊疗指南与循证医学证据，以临床实用性内容为主，以常见病为重点，尽力做到简明、实用。本书一共八章，第一、二章讲述了消化系统的形态结构以及常见症状与体征。第三至八章分开论述，从食管疾病、胃部疾病、肝脏疾病、肠道疾病、胆道疾病、胰腺疾病六个方面描写消化系统的常见疾病情况。对每个常见疾病从病因、发病机制、临床表现、辅助检查、治疗等方面进行编写，力求做到内容新颖，重点突出，基础理论与临床实践兼顾得当，以期对临床工作起到一定的指导作用。

鉴于本人水平有限，本书尚存不妥之处，望广大读者能够提出宝贵意见。

王 鑫

山东省高密市人民医院

2018 年 10 月

第一章

消化系统的形态和结构

第一节　消化道的形态和结构

一、食管

(一)．食管的形态和位置

食管是前后扁窄的长管状器官，它是消化管道最狭窄的部分，其长度因年龄及体位的变化而变化。食管上端凭借括约肌装置上接咽，平对第 6 颈椎下缘，起于环状软骨，沿颈椎前方下行，经胸廓上口入胸腔，向下经上纵隔、后纵隔通过膈的食管裂孔约在第 11 胸椎水平，止于胃的贲门。

人的食管从门齿或鼻孔开始计算，长 36～50 cm，平均40 cm。但随个体胸部的长度不同而有差别。分为颈部、胸部和腹部。

1. 颈部食管

颈部食管长约 5 cm，是指食管起始端至胸骨的颈静脉切迹平面间的一段。食管起始部距离门齿约15 cm。它的前方凭借结缔组织与气管后壁相连；后方凭借椎前筋膜与脊柱相隔。其上端两侧与甲状腺的侧叶及甲状旁腺相邻；下端两侧与颈动脉鞘相邻。在食管与气管之间两侧的沟内，分别有左、右喉返神经经过。

2. 胸部食管

胸部食管长 18～20 cm，上接颈静脉切迹平面的食管，下止于膈肌的食管裂孔。食管向下行经胸主动脉右前方，该处在 X 线像有明显的主动脉弓压迹，食管继续向下，紧接着与气管分Ⅴ和左支气管相遇。在 X 线上见此处食管形成支气管压迹，它再向下则沿左心房后方，心包之背侧下行，此段食管稍凸向正中线右侧。除在第 4 胸椎水平面一段外，食管两侧由纵隔胸膜覆盖。在右肺根处，奇静脉经食管前上方汇入上腔静脉。胸段食管的下段，膈肌为底，两侧分别为前方的心包和后方的降主动脉——食管下三角区，具有较重要的解剖价值。

3. 腹部食管

从食管裂孔至贲门为食管最短的一段，为 2～3 cm，形成食管胃接合部。从食管腔外观察，无明确的食管胃接合部标志。但从胃镜观察，食管下段黏膜呈白色，胃黏膜呈红色，标志从复层鳞状上皮变为单层柱状上皮。前方和右侧邻肝的左叶后缘，左侧有时可以与脾接触。

（二）食管的组织结构

1. 食管的构成

（1）黏膜：食管黏膜在食管镜下呈淡黄色，平滑，并有 7～10 条纵向皱襞，有利于食物下滑。光镜下见食管黏膜由上皮层、基膜层、固有膜层和肌层构成。

上皮层：为复层鳞状上皮，在食管胃接合部上方 1～2 cm 变为柱状上皮，连接胃黏膜，位于最内层。

基膜层：为一透明的网状纤维膜，位于上皮层与固有膜层之间。

固有膜层：富含血管、淋巴管、神经、腺体，由致密结缔组织所构成。

肌层：位于固有膜深面，由平滑肌组成，主要功能是帮助血液循环及腺体分泌。

（2）黏膜下层：黏膜下层由疏松结缔组织所构成，含食管主要的血管、淋巴管、神经丛，位于黏膜肌层与肌层之间。

（3）肌层：肌层由内环肌、外纵肌两层肌肉组成。横纹肌与平滑肌交替，食管上段以横纹肌为主，下段以平滑肌为主。至食管下段 1/3 处两层肌肉均为平滑肌。食管镜显示食管胃接合部食管腔呈闭合状态，即所称食管下括约肌。

（4）外膜：外膜富含血管、淋巴管和神经的疏松结缔组织。

2. 食管的生理性狭窄

食管正常有 3 个狭窄。第 1 个狭窄位于咽与食管的交接处，即食管的起始部，由环咽肌和环状软骨所围成。第 2 个狭窄在胸段食管入口以下，约平第 4 胸椎下缘，由主动脉弓从其左壁越过和左主支气管从食管前方越过而形成。有学者将其分成主动脉弓及左主支气管 2 处食管狭窄，但临床价值不大。第 3 处狭窄位于食管裂孔处，距门齿约 40 cm，受食管下括约肌的作用而形成。3 个狭窄处易滞留异物，尤以第 2～3 狭窄处为食管疾病的多发部位，如瘢痕、挛缩和憩室等。

（三）食管的动脉

由于食管是前后扁窄的长管状器官，纵经颈、胸、腹，各段有不同的血液来源。在食管外膜及黏膜下具有广泛的吻合。

1. 颈部食管的动脉

此动脉多从锁骨下动脉发出的甲状腺动脉的食管支供应，为 2～8 支。右侧甲状腺动脉升支通常有一个重要的气管食管支，与喉返神经伴行，供应气管及食管。

2. 胸部食管的动脉

此动脉主要来源于主动脉弓、胸主动脉和肋间动脉。其中胸部上段（胸骨角平面以上）动脉主要来源于支气管动脉。靠近支气管分叉处的食管的血液供应最丰富。胸部下段（胸骨角平面以下）动脉主要来源于胸主动脉，手术中注意结扎主动脉食管支。

3. 腹部食管的动脉

它主要由腹腔动脉发出的胃左动脉的食管支供应。这些动脉分别沿食管的右前外侧和背侧行走，分支入食管壁。它向上穿入食管裂孔与胸主动脉起始的最下两条食管动脉的分支吻合。除上述动脉外，腹部食管还可以由腹主动脉、脾动脉、腹腔动脉等发出的食管支供应。

4. 食管动脉与手术的关系

（1）食管的动脉进入食管壁后，呈 T 形分布，形成纵向的吻合，在肌层及黏膜下层形成广泛的壁内吻合，因此有很好的血运。

（2）胸部下段动脉主要来源于胸主动脉，压力较大，手术中注意结扎主动脉食管支，以免术后出血。

（四）食管的静脉

通常食管的静脉与动脉伴行，回流的毛细血管的血液注入黏膜层的静脉网，黏膜层的静脉网位于固有层内，黏膜肌与环形肌之间，由 10～15 条纵行的静脉组成。这些静脉均匀地围绕食管而分布，纵行静脉间有很多横向吻合支相连胸部。食管的下端，静脉数目增多，但其直径减小，至贲门部，这些静脉显著弯曲，并与胃的黏膜下静脉相通。食管壁内静脉均经穿静脉向外流向食管外周的静脉，而后伴随迷走神经而行。颈部食管周围的静脉则流入甲状腺下静脉、甲状腺下极静脉丛、椎静脉、颈深静脉及气管周围静脉丛。在胸部食管周围的静脉向左流入半奇静脉，在奇静脉弓水平以上的食管静脉向左流入上位的肋间静脉，胸部食管周围右侧的静脉入奇静脉。它在右肺根之上方注入上腔静脉。由于奇静脉邻近肺门，容易受到中段食管肿瘤的侵犯，手术中钝性剥离时，高度警惕奇静脉的损伤。胸部食管的下部和食管腹部的静脉向下流入胃冠状静脉。当有门静脉高压症时，引起食管下段静脉曲张，此种食管静脉曲张易破裂，造成致命性的出血。

（五）食管的淋巴

食管黏膜层、黏膜下层和外膜内的淋巴毛细管交汇成网。黏膜层的淋巴毛细管网位于黏膜固有层内，较稠密。黏膜下层的淋巴液主要在淋巴丛内沿食管纵轴流动。在做活体染料灌注时，淋巴管呈纵行方向扩展达 1～5 cm；但在环周方向上伸展则不到 1 cm，纵行较横行扩散距离大 6 倍左右。故在发现食管癌出现症状时，癌肿常常已沿管壁纵轴扩散一定距离。由于食管癌在横向无甚扩展，则早期癌多无管腔闭塞现象。一般食管上 2/3 的淋巴多数流向颅侧；下 1/3 的淋巴则流向尾侧。临床胸段食管区分为

3 站淋巴结，1～2 站属于局部淋巴结，1 站为食管旁及贲门旁；
2 站为食管周围、气管旁、气管支气管、胃左动脉旁、胃小弯等；
3 站属于远处淋巴结，有颈部、肺门、胃大弯、脾门等淋巴结。

食管的肌层内淋巴管较少，外膜内淋巴管主要是纵行分布，但不像黏膜下层的淋巴丛排列规律。食管颈部的局部淋巴结管靠咽部的淋巴管入咽后淋巴结。主动脉以上的食管，其靠上端的淋巴管流入颈深淋巴结群。该群淋巴结位于颈内静脉两侧，其输出管汇入颈淋巴干。左侧者流入胸导管；右侧者流入右淋巴导管。上述两群淋巴结的输出管入支气管纵隔干，并分别注入左侧的胸导管和右侧的右淋巴导管。支气管纵隔干有与胸廓内淋巴管链和颈深淋巴链相吻合者。肺门后方食管的淋巴管注入后纵隔淋巴结。该结位于食管与胸主动脉间，它们的输出管主要流入气管和支气管淋巴结。在食管、胸主动脉背侧和膈之上方有膈淋巴结；在膈下方和贲门所形成的角内有 1～2 个淋巴结，它们的输出管流入气管淋巴结和气管支气管下淋巴结。贲门周围淋巴结属胃上淋巴结的一部分，它们的输出管主要注入腹腔淋巴结和胃胰淋巴结。贲门部的淋巴管可上升经食管裂孔与胸部食管的局部淋巴结相连。食管淋巴的引流是不受食管分部所局限，可以呈现跳跃式的转移，距其较远部位的淋巴结可以受累。食管的淋巴管有不经局部淋巴结而直接入胸导管者。因此，发现和诊治早期食管病变具有重要意义。人们超过40岁以后，则淋巴管壁出现退行性变化；高龄者，该管变薄变硬，脆性增大，外伤或淋巴压力增高时，易致胸导管破裂。胸导管在第4～6胸椎间的一段，有1～3个瓣膜，但亦有超过10个瓣膜者。胸导管主要是从肠干输送乳糜池的脂肪进入血液循环。人体摄入的60%～70%的脂肪是经胸导管运入血液循环的，同时胸导管亦是运送血管外血浆蛋白及储于肝脏的蛋白质回流的主要径路。胸导管破裂则形成乳糜胸，故在施行食管手术时，应避免胸导管的损伤。胸导管末端注入左侧静脉角者居多占87%，注入左颈内静脉者次之，再次为注入左锁骨下静脉注入左头臂（无名）静脉者，偶尔亦可注入右侧静脉角。

（六）食管的神经

食管由躯体传出、内脏传出和内脏传入的神经分布，主要是交感神经及迷走神经支配，并形成广泛的食管神经丛。

1. 交感神经

胸、颈部脊柱前外侧纵行伸长的交感神经干。它们在交感干内上升或下降一定距离，交感干内神经节中的神经细胞构成突触。交感干内的细胞发出节后纤维，它们离开交感神经干，通常左侧有 3 支，右侧有 4 支食管支。分布至胃食管的括约肌和胃近端的交感神经来源于腹腔神经节的节后纤维。

2. 副交感神经

副交感神经起于延髓内迷走神经背运动核，其纤维出延髓形成迷走神经。该神经自颅后窝的颈静脉孔出颅，支配食管内平滑肌的运动。支配咽和食管内横纹肌的躯体传出神经是从延髓内疑核发出。其纤维分别入舌咽和迷走神经内，分别支配咽肌和食管的横纹肌。

3. 迷走神经

迷走神经还接受交感神经来的纤维。迷走神经在颈部被颈血管鞘包围。它位于颈总动脉和颈内静脉之间的后方。右侧迷走神经又分为交感神经和副神经，穿出颈血管鞘进入胸部，在后纵隔内下降，越过肺门偏向内侧，左侧离颈血管鞘经主动脉弓前，先在左头臂（无名）静脉之后，至主动脉弓下缘处，迷走神经主要走在胸主动脉和左肺动脉之间，继而至左支气管之后，再分支达食管。右迷走神经的数个食管支，互相交织在食管周围形成食管丛。该丛在食管裂孔的上方，重又形成迷走神经前、后干。食管上 1/3 迷走神经分布颇少，而以食管的中 1/3 最丰富。在食管裂孔上方前干清楚可见，后干通常仅有很细的神经束。迷走神经前、后干均穿膈的食管裂孔入腹腔。颈部食管的横纹肌由迷走神经发出的喉返神经支配。右喉返神经发出点较高，从锁骨下动脉之前方，绕其下缘，再从后方上升。左喉返神经发出点较低，在动脉韧带之左侧，从主动脉弓前方，绕其下缘，再由后方上升。左右喉返神经均经气管、食管间之沟内上升。其分支支配食管肌的运动和调节腺体的分泌。迷走神经在肺门处发出分支入肺丛。迷走神经至腹腔内分出胃前支、胃后支、腹腔支和肝支。

根据迷走神经损伤部位不同，在临床上有不同的表现。一般说，迷走神经损伤会出现心悸、恶心、呕吐和呼吸深而慢等症状。如损伤部位较高，还会有咽喉感觉障碍、咽喉声音嘶哑、语言困难、呛咳和吞咽障碍等。如果手术中损伤一侧喉返神经，不仅影响声带的功能，同时可能影响吞咽功能，容易导致吸入性肺炎。如果双侧喉返神经损伤可因声门闭合窒息，则可能导致患者失语，顽固性肺炎，甚至死亡。因此，在做手术时要十分细心，勿损害喉返神经。

二、胃

胃是食管末端和十二指肠壶腹之间的膨大部分，约 4/5 在中线的左侧，1/5 在中线的右侧。胃有两个开口，其上端与腹段食管相连处称贲门，贲门相当于第 11 胸椎的高度。胃的下端与十二指肠相连的部分称为幽门，幽门位于第 1 腰椎下端右侧距中线 2 cm 处，其标志为幽门前静脉。胃上缘的凹面称胃小弯，胃下缘的凸面称胃大弯。胃小弯近幽门处有一角切迹，称幽门切迹，根据胃角切迹可将胃分为 3 部分：①胃底部，位于贲门左侧，高于贲门水平以上部分，是胃的最上部分。②胃体部，胃底与角切迹之间的部分，所占面积最大。③幽门部，角切迹以下部分，胃大弯侧的中间沟分为幽门窦和幽门管两部分。

胃前壁右侧半包括胃小弯被左半肝所覆盖，胃前壁左侧半的上部被横膈所覆盖，而胃底位于左侧膈穹。左侧半的下部直接与腹前壁接触，称为游离面。胃后壁是小网膜囊前壁的一部分，膈腹膜与胰、左肾上腺、脾、横结肠及其系膜及膈脚等相毗邻，所谓胃床即指上述器官。胃后壁与胰腺关系密切，故后壁溃疡易与胰腺粘连，有时穿孔入胰腺称为穿通性溃疡。

(一) 胃的韧带和皱襞

肝门与十二指肠上部及胃小弯之间有肝十二指肠韧带和肝胃韧带，内有肝蒂、胃右动脉、胃左动脉转弯后的一段及其胃壁支，还有胃膈韧带与膈肌相连，内部常有胃后动脉、静脉通过。在肝胃韧带的后方胃小弯的较高处后胃胰皱襞，内有胃左动脉、静脉及迷走神经后干的腹腔支。在胃窦部的后壁与胰头、颈部相连后腹膜皱襞，称为"胃胰韧带"。胃大弯与横结肠之间有胃结肠韧带，即大网膜。它有前两层和后两层，两者之间为小网膜囊。在大网膜前两层之间有胃网膜左、右血管。胃大弯上部与脾之间有胃脾韧带，内有胃短血管。

(二) 胃的血管

胃的血运极为丰富，血供来自胃左、右动脉和胃短动脉等，它们之间有丰富的吻合支，形成立体网状动脉结构。此外，左膈下动脉分为小支至胃底，供应胃底部的内侧壁。60%～80%的胃标本中可发现来自脾动脉的胃后动脉，供应胃小弯侧的胃体后壁上部。

1. 胃的动脉

胃左动脉一般起自腹腔干，但有少数（2.5%～15%）起自腹主动脉。胃左动脉发出后，向左上方行于胃胰皱襞内，至贲门稍下方发出食管支并弯向右下方靠近胃小弯，在肝胃韧带两层浆膜之间下行，从左至右沿途发出胃前、后壁各4～6条胃壁支。其终末支与胃右动脉相吻合，形成胃小弯动脉弓。文献报道有5%～15%的胃左动脉发出副肝左动脉，分布至肝左外叶等处。据统计，约有1/4的标本胃右动脉分为前后2支，由此两支动脉发出胃窦部前后壁支。

胃右动脉起源于肝固有动脉，亦有起自肝总、肝左或肝右动脉等处者。胃右动脉的胃壁支的数目、粗细及分布范围等均小于胃左动脉。

胃网膜右动脉是胃十二指肠动脉的主要终末支。在大网膜前叶两层腹膜间沿胃大弯左行，沿途发出多数分支至胃前、后壁和大网膜，其终末支多与胃网膜左动脉相吻合，形成胃大弯动脉弓。胃网膜右动脉分布范围，一般超过胃体部大弯侧右侧半。

胃网膜左动脉是脾动脉或脾动脉下级支的分支。此动脉初在胃脾韧带内，后在大网膜前后两层之间，由左向右沿胃大弯行走，沿途发出多数胃前、后壁支，其终末支与胃网膜右动脉相吻合。此动脉一般较短，分布范围亦小，常限于胃体部大弯侧的左下部。

胃网膜左右动脉向胃壁发出多数小支，每支距离一般在1.5 cm左右，但在两动脉的终末支吻合处附近，不仅各小支的距离增大，且各小支逐渐细小，并呈交叉方向分布于胃壁上。这种解剖标志相当于胃大弯的中点，可作为胃适量切除的参考。

胃短动脉起源于脾动脉主干或其分支，少数起自胃网膜左动脉。一般有4～6支，经胃脾韧带分布于胃底外侧部，胃底内侧部由左膈下动脉的胃底支供应。

2. 胃的静脉

胃的静脉基本与同名动脉伴行，均注入门静脉系统。其中临床意义较大者有胃左静脉和胃后静脉。胃左静脉一般由胃角切迹附近开始，收纳胃壁小静脉支，逐渐向贲门方向汇合，形成1条或2条胃支。在贲门下方2～3 cm处弯向右下方并有食管支汇入形成胃左静脉干，最后多汇入门静脉，其余依次汇入脾静脉或门、脾静脉交角处。胃左静脉位于胃肠壁内，此为胃左静脉的外科标志。施行门、奇静脉断流手术时，如仅结扎胃壁支而未结扎食管支，则食管支的血流量和压力反而相对增加，术后可能更易再出血。

胃后静脉引流区为靠近贲门及胃小弯侧的胃底及胃体后壁的上部。胃后静脉由胃底后壁经胃膈韧带和网膜囊后壁腹膜后方汇入脾静脉，是门静脉系统的属支。门静脉高压症时，胃后静脉可受累扩张，是导致食管胃底静脉曲张及出血的重要血管之一，因此在施行门、奇静脉断流手术时，应将此静脉包括在内予以结扎。

（三）胃的神经

分布于胃的神经有交感、副交感神经和内脏感觉神经。

1. 胃的交感神经

胃的交感神经主要来自腹腔神经丛的节后纤维，其神经纤维缠绕于腹腔干分支的表面至胃壁；部分交感神经纤维来自肝丛，经肝胃韧带分布于胃小弯。其功能是抑制胃运动，减少胃液分泌。

2. 胃的副交感神经

胃的副交感神经来自左、右迷走神经，可促进胃运动，增加胃液分泌。

（1）迷走神经前干：左迷走神经在食管下端形成迷走神经前干，经膈食管裂孔进入腹腔，行于腹段食管前壁肌层与腹膜之间。从左上向右下走行，约于贲门水平分为肝支和胃前支。胃前支紧贴胃小弯走行，在肝胃韧带内距胃小弯缘 0.5～1.0 cm 范围与胃左动脉伴行，沿途发出 4～6 条胃前壁支，下行至胃角切迹处（个别者在切迹上方 2.5 cm 处），则延续为前"鸦爪"形分支。此支又分为 3～4 支至幽门管前壁，控制幽门部排空功能。

（2）胃迷走神经后干：右迷走神经在食管下端形成迷走神经后干，一般粗于前干。走行于腹段食管右后壁肌层外层的疏松组织中，较易分离和寻找。在贲门稍下方分为腹腔支和胃后支，胃后支多紧贴胃小弯走行，其次是在肝胃韧带内距胃小弯缘 0.5～1.0 cm，少数位于距胃小弯缘 0.5 cm 的胃后壁上。约有 38% 胃后支缺如，此时的胃后壁支与"鸦爪"形分支均由腹腔神经丛腹腔支发出。胃后支发出胃后壁支 2～3 条后，在胃角切迹附近仍延续为后"鸦爪"形分支，控制幽门管排空功能。

另外，前干在分为肝支及胃前支以前，常有 1～2 支自神经干发出至胃的贲门部。约 1/4 标本中可发现，后干在分为腹腔支及胃后支以前，发出 1～2 细支至胃的贲门部。在行胃迷走神经切断术时，此 2 支如果被忽略则可造成手术不彻底。

（3）胃的内脏感觉神经：胃的感觉神经纤维分别随交感、副交感神经进入脊髓和延髓。胃的痛觉冲动主要随交感神经通过腹腔丛、交感干传入脊髓 $T_{6\sim10}$ 节段。胃手术时，封闭腹腔丛可阻滞痛觉的传入。胃的膨胀感和饥饿感冲动则经迷走神经传入延髓，胃手术时应避免过度牵拉或强烈刺激迷走神经。

(四) 胃的淋巴结

胃黏膜的淋巴液引流至黏膜下层，再穿过肌层、浆膜层，经淋巴管汇流至胃周围淋巴结。一般分为4组。①胃上淋巴结：沿胃左、右动脉排列，收纳胃小弯部淋巴液。②胃下淋巴结：沿胃网膜左、右动脉排列，收纳胃大弯侧下半部及大网膜淋巴液。③幽门淋巴结：其中幽门上淋巴结与胃右动脉相关，幽门下淋巴结与胃网膜右动脉相关，收纳幽门部、十二指肠前段及胰头等处的淋巴液。④胰脾淋巴结：沿脾动脉排列，收纳胃大弯上部的淋巴液。来自以上4组的淋巴液均注入腹腔淋巴结，经此入乳糜池，再经胸导管入左颈静脉，因此胃癌淋巴结转移可触及左锁骨上窝肿大的淋巴结。

三、十二指肠

(一) 十二指肠的解剖

1. 位置与形态

十二指肠是小肠的首段，因其长度相当于本人12个手指并列的距离而得名。成年人的十二指肠全长 20～25 cm。其起始端与胃幽门相接，末端至十二指肠空肠曲处续于空肠。全段肠管呈"C"字形弯曲包绕胰头。按其行走方向可分为4部分。

（1）上部：上部是十二指肠的首段，起自胃的幽门，水平向右后方延伸至肝门下方，十二指肠于胆囊颈附近急转向下形成十二指肠上曲，接续降部，长 4～5 cm，位于 T_{12} 与 L_1 交界处。上部近侧段黏膜平坦，无皱襞，钡餐 X 线下呈三角形阴影，称为十二指肠壶腹，是溃疡穿孔的易发部位。

（2）降部：降部始于十二指肠上曲，沿 $L_{1\sim3}$ 椎体和下腔静脉的右侧下降，至 L_3 椎体的下缘处折向左，形成十二指肠下曲，续于水平部，长 7～8 cm。降部为腹膜外位，固定于腹后壁。降部中段前方有横结肠系膜根跨过，将其分为上、下两段，分别与肝右前叶和小肠襻相邻；后方与右肾门及右输尿管起始部相邻，外侧邻结肠右曲，内侧邻胰腺头部及胆总管的胰腺段。降部后内侧壁中、下 1/3 交界处的黏膜皱襞上有十二指肠大乳头，为肝胰壶腹的开口，距幽门约 8 cm；其左上方 1 cm 处常可见十二指肠小乳头，为副胰管开口处。

（3）横部：此为十二指肠的第 3 部，亦称水平部，长 10～12 cm，自十二指肠下曲向左，横过第 3 腰椎前方至其左侧，移行为升部。此部也为腹膜外位。水平部的上方邻胰头和胰十二指肠下血管；前方覆有腹膜，与小肠襻相邻；左侧为小肠系膜根和其中的肠系膜上血管跨过；后方与右输尿管、右睾丸（卵巢）血管、下腔静脉、腹主动脉和脊柱相邻。水平部介于肠系膜上动脉与腹主动脉的夹角中，若肠系膜上动脉起点过低，可能造成此角过小，导致肠系膜上动脉压迫综合征（Wilkie 征）。

（4）升部：升部为十二指肠第 4 部，由水平部向左上斜升，至 L_2 左侧折向前下，形成十二指肠空肠曲，续于空肠，长 2～3 cm。十二指肠空肠曲被一束由平滑肌与结缔组织共同构成的十二指肠提肌固定在右膈脚上，临床上称为曲氏（Treitz）韧带，有上提和固定十二指肠空肠曲的作用。

2. 血管

十二指肠的动脉来自胰十二指肠上、下动脉（发自肠系膜上动脉），分别发出前、后支，在胰头与十二指肠降部的前、后面形成胰十二指肠动脉弓，发出分支供应十二指肠上部、降部和水平部。另外，胃十二指肠动脉发出的十二指肠上动脉和十二指肠后动脉，及胃网膜右动脉发出的小支也分布于十二指肠上部；与动脉伴行的静脉，除胰十二指肠上后静脉接汇入门静脉外，其他静脉均先汇入肠系膜上静脉再汇入门静脉。

3. 神经支配

来自腹腔丛和肠系膜上丛。其中交感神经兴奋时，抑制肠管蠕动，减少腺体分泌，促进血管收缩；副交感神经（迷走神经）促进蠕动和腺体分泌。

4. 淋巴引流

十二指肠前壁和后壁的淋巴管在壁内相互通畅吻合，前淋巴管向上输入降部与胰头之间前面的胰十二指肠前淋巴结，其输出管经幽门下淋巴结，最后回流入腹腔淋巴结。后淋巴管经胰头后方淋巴管可流到肠系膜上淋巴结。上部的部分淋巴管可直接输入幽门下淋巴结、肝淋巴结。水平部和升部的部分淋巴管直接输入大肠系膜上淋巴结。

（二）组织构造

十二指肠为小肠的起始部，具有小肠的基本形态结构特点。由内至外可将十二指肠分为黏膜、黏膜下层、肌层和外膜4层。

1. 黏膜

十二指肠黏膜距幽门5 cm处开始形成环行皱襞。黏膜表面有许多细小的肠绒毛，是由上皮和固有层向肠腔突起形成的，长0.5～1.5 mm，形态不一，呈叶状，绒毛与小肠其他部分相比更发达。环行皱襞和绒毛使肠腔表面积扩大20～30倍。十二指肠黏膜上皮为单层柱状上皮。其中绒毛部上皮由吸收细胞、杯状细胞、内分泌细胞和少量的帕内特细胞、未分化细胞组成。

（1）吸收细胞：吸收细胞为黏膜上皮内最多的细胞，呈高柱状，核椭圆形，位于细胞基部。绒毛表面的吸收细胞游离面在光镜下可见明显的纹状缘，电镜下它是由密集而规则排列的微绒毛构成。每个吸收细胞约有微绒毛1 000根，每根长1～1.4 μm，粗约80 nm，使细胞游离面积扩大约20倍。小肠腺的吸收细胞微绒毛较少且短，故纹状缘薄。微绒毛表面尚有一层厚0.1～0.5 μm的细胞衣，它是吸收细胞产生的糖蛋白，内有参与消化吸收的重要部位。微绒毛内有纵行微丝束，它们下延汇入细胞顶部的终末网。吸收细胞胞质内有丰富的线粒体和滑面内质网。滑面内质网膜含有的酶可将细胞吸收的甘油与脂肪酸合成甘油三酯，后者与胆固醇、磷脂及9-脂蛋白结合后，在高尔基复合体形成乳糜微粒，然后从细胞侧面释出，这是脂肪吸收与运动的方式。相邻细胞顶部之间有紧密连接、中间连接等构成的连接复合体，可阻止肠腔内物质出细胞间隙进入组织，保证选择性吸收的进行。

（2）杯状细胞：杯状细胞散在于吸收细胞间，分泌黏液，有润滑和保护作用。在十二指肠内此类细胞较小肠其他段少。

（3）帕内特细胞：帕内特细胞是小肠腺的特征性细胞，位于腺底部，常三五成群。细胞呈锥体形，胞质顶部充满粗大嗜酸性颗粒，内含溶菌酶等，具有一定的灭菌作用。

（4）内分泌细胞：十二指肠内分泌细胞主要有 G、I、S 共3 种。G 细胞以胃幽门部分布较多，十二指肠相对较少，分泌的促胃液素对壁细胞的泌酸功能有强烈的刺激作用。I 细胞主要分布于十二指肠和空肠，产生的激素兼有促进胰腺外分泌的胰酶分泌和胆囊收缩的作用，故称为缩胆囊素-促胰酶素。S 细胞分布特点同I 细胞，产生的促胰液素可促进胰导管上皮细胞分泌水和碳酸氢盐，导致胰液分泌量剧增，此外还能与 G 细胞拮抗，抑制促胃液素的释放和胃酸的分泌。

（5）未分化细胞：未分化细胞位于小肠腺下半部，散在于其他细胞之间。胞体较小，呈柱状，胞质嗜碱性。细胞不断增殖、分化、向上迁移，以补充绒毛顶端脱落的吸收细胞和杯状细胞。绒毛上皮细胞的更新周期为 2～4 d。一般认为，内分泌细胞和帕内特细胞亦来源于未分化细胞。

十二指肠黏膜固有层为细密的结缔组织，此层中除有大量的小肠腺外，还有丰富的游走细胞，如淋巴细胞、浆细胞、巨噬细胞、嗜酸性粒细胞等。绒毛中轴的固有层结缔组织内有 1 条或 2 条纵行毛细淋巴管，称中央乳糜管，它的起始部为盲端，向下穿过黏膜肌进入黏膜下层形成淋巴管丛。中央乳糜管管腔较大，内皮细胞间隙宽，无基膜，故通透性大。吸收细胞释出的乳糜微粒由中央乳糜管输出。此管周围有丰富的有孔毛细血管网，肠上皮吸收的氨基酸、单糖等水溶性物质主要经此入血。绒毛内还有少量来自黏膜肌的平滑肌纤维，可使绒毛收缩，利于物质吸收和淋巴与血液的运行。另外，十二指肠固有层除有分散的淋巴细胞外，尚有孤立淋巴小结。

2. 黏膜下层

黏膜下层为疏松结缔组织，含较多的血管和淋巴管。其中有丰富的十二指肠腺，为复管泡状的黏液腺，其导管穿过开口于小肠腺底部。此腺分泌碱性黏液（pH 值 8.2～9.3），可保护十二指肠黏膜免受酸性胃液的侵蚀。最近研究表明，人十二指肠腺尚分泌尿抑胃素，释入肠腔，具有抑制胃酸分泌和刺激小肠上皮细胞增殖的作用。

3. 肌层

十二指肠黏膜肌层由内环行与外纵行 2 层平滑肌组成。

4. 外膜

十二指肠壶腹和升部其外膜均为浆膜，其余部分后壁为纤维膜。

第二节　消化腺的形态和结构

一、肝脏

肝脏是人体中最大的实质性腺体，其大小因人而异，一般左右径为 25 cm，前后径为 15 cm，上下径为 6 cm，通常其重在 1 200～1 500 g，约占成人体重的 1/40。胚胎第 4 周时，在前肠与卵黄柄交界处的腹侧发生憩室样肝突起，以后其头部衍化为肝脏，尾部形成胆囊和胆囊管，基底部形成胆总管，卵黄静脉形成门静脉和肝静脉，脐静脉与以后形成的门静脉左支吻合，延续为静脉导管和下腔静脉相通，为胎儿与母体间物质交换的主要途径，胎儿出生后，脐静脉和静脉导管闭塞，形成肝圆韧带和静脉韧带。腹系膜前部形成镰状韧带、左右冠状韧带的前页和左右三角韧带的一部分，膜的后部形成肝胃韧带、肝十二指肠韧带、左右冠状韧带的后页和左右三角韧带的一部分。

肝脏的大部分位于右侧季肋部，仅小部分超越前正中线在左位于肋部。肝的上界相当于右侧锁骨中线第 5 肋间隙，下界与右肋缘平行，后面相当于第 6～12 肋，前面相当于第 6～9 软肋，左侧外叶前缘达剑突下 2～3 cm，并随呼吸上下移动。肝脏为一不规则的楔形器官，其右侧钝圆，左侧薄。从外观可分膈、脏两面。膈面光滑隆凸，大部分与横膈相连。镰状韧带位于膈面的前部，向后延伸并向左右扩展成冠状韧带，冠状韧带又向左右延伸形成左、右三角韧带。这些韧带将肝脏固定在右上腹。在右冠状韧带前后页间，有部分肝面没有腹膜覆盖，称为肝裸区。肝脏的脏面有两个纵沟和一个横沟，构成 H 形。右纵沟由胆囊窝和腔静脉沟构成，左纵沟则由肝圆韧带和静脉韧带组成，横沟则连在此两纵沟之间，绝大多数在肝脏之中部，即第一肝门所在。在横沟的右旁常见一侧沟（即右切迹）伸向肝的右下方。从这些沟内很容易分离出门静脉、肝管及肝动脉的分支。在脏面有肝胃韧带和肝十二指肠韧带，前者称小网膜，内含胃左右动脉；后者向上到达横沟，内含门静脉、肝动脉和胆总管等。在右侧肝的脏面还有肝肾韧带和肝结肠韧带。

膈下区是指横膈之下，横结肠及其系膜以上的一个大间隙，肝脏位于其中。肝脏及其韧带又将膈下区分成若干间隙。肝上间隙被镰状韧带分为左、右肝上间隙，后者被右冠状韧带和右三角韧带分为右前肝上间隙和右后肝上间隙。肝下间隙被肝圆韧带和静脉韧带分为右肝下和左肝下间隙，后者被小网膜分成左前肝下间隙和左后肝下间隙。右肝上间隙和右肝下间隙是膈下脓肿好发部位。因心脏不停地跳动和胃的蠕动，左肝上和左肝下间隙不易形成脓肿。

（一）肝脏韧带

肝脏除了裸区外均被腹膜覆盖，腹膜反折处形成韧带使肝脏固定在膈和腹前壁。肝周韧带包括镰状韧带、肝圆韧带、冠状韧带、三角韧带、肝胃韧带、肝十二指肠韧带和肝肾韧带与肝结肠韧带。

1. 镰状韧带

镰状韧带上是前腹上壁的腹膜层反折至肝表面形成，并将肝的膈面分成左右两部分，它是左叶间裂表面的标志。其下端与肝圆韧带相连，上端向后延伸与两侧的冠状韧带相连。

2. 肝圆韧带

肝圆韧带起自脐达肝圆韧带切迹，经镰状韧带游离缘的两层腹膜间达脐静脉窝止于门静脉左支的囊部并与静脉韧带相连，是脐静脉闭锁所形成的纤维索带。门脉高压时，闭锁的脐静脉可再通。

3. 冠状韧带

冠状韧带是肝膈面与脏面被膜反折至膈所形成。有左、右冠状韧带。左冠状韧带分前、后两层，右冠状韧带分上、下两层。两层之间为肝裸区。

4. 三角韧带

三角韧带由左冠状韧带前后两层和右冠状韧带上下两层延伸并汇合而成。左三角韧带有较大血管和迷走胆管，手术切断后要妥善处理。

5. 肝胃韧带

肝胃韧带起自胃小弯，上方与静脉韧带相连，其右缘移行于肝十二指肠韧带。由两层腹膜组成，其内有迷走神经的肝支、胃前支及胃左、右动静脉。有时胃左动脉发出的副肝左动脉经此韧带入肝，供血给左外叶或左半肝。

6. 肝十二指肠韧带

肝十二指肠韧带位于肝门横沟与十二指肠第一段间，左缘与肝胃韧带相连，右缘游离，后方胃网膜孔。由两层腹膜组成，其内有肝固有动脉、门静脉主干、胆总管、神经和淋巴管，称为肝蒂。手术时可在此处阻断肝的血流。

7. 肝肾韧带与肝结肠韧带

肝肾韧带是由右冠状韧带下层绕过右肝的脏面和右肾前面而形成，其内有右肾上腺静脉。肝结肠韧带是连于右肝下缘和横结肠肝曲间的腹膜。

（二）肝脏分叶及分段

从外形上看，肝脏为一整体性器官，仅被镰状韧带分为左右两叶，但事实上这一分叶法并不符合肝脏内部的管道分布规律。在肝灌注标本上可见到肝内有若干平面缺少管道的分布，这些平面是肝内分叶的自然界线，称为肝裂。根据肝裂及管道的分布，有多种方法对肝脏进行分叶、分段。目前，国内临床普遍接受的是 5 叶 4 段的分界法，而国际上则通用的是 8 分段法。

1. 肝裂

肝脏主要有三个主裂、两个段间裂和一个背裂。

（1）正中裂：正中裂起自胆囊窝的中部，向后上方斜行抵于下腔静脉的左缘。正中裂多是斜行的，一般与肝门平面成 60°～80°角，开口向左。在正中裂的平面内有肝中静脉经过，因此也有人认为左、右两半肝的分界线可以肝中静脉代替正中裂为界。在一般情况下，正中裂几乎将肝平均分为左、右两半肝，大小大致相等。正中裂通过尾状叶时，通常也将它分成左、右各半，有时正中裂仅将尾状突与尾状叶分开，除尾状突外，整个尾状叶全属于左半肝。

（2）左叶间裂：左叶间裂从肝前缘的脐切迹向后上方抵于肝左静脉注入下腔静脉处，在膈面约相当于镰状韧带之左侧，在脏面则以左纵沟为标志。左叶间裂将左半肝分为左外叶和左内叶。在它的平面上有肝左静脉的叶间支经过。

（3）右叶间裂：在正中裂的右侧约距肝右缘 1/3 处，有一接近水平位的斜裂（与水平面成 30°～45°角之开口向右侧），起自肝右静脉汇入下腔静脉处，斜向右前方再弯向肝的右下缘，称为右叶间裂。它将右半肝分为右前叶与右后叶，有肝右静脉从其平面上经过，故在肝右前、后叶切除时，沿肝右静脉分离就是右叶间裂的部位。

（4）左外叶段间裂：此裂起于肝左静脉回流入下腔静脉处，然后以斜行方向越过左外叶止于肝左缘的后中 1/3 处，将左外叶分成外上段和外下段，在此裂平面中有肝左静脉的段间支经过。

（5）右后叶段间裂：此裂在肝的脏面起于肝门的右切迹，横过右后叶止于右外侧缘之中点附近，将右后叶分成上段与下段，因此右切迹（即横沟）可作为右后叶段间裂在肝表面之标志。

（6）背裂：背裂位于肝脏后上缘中部，尾状叶前方，是第二肝门所在。在肝脏上极形成一弧线，将尾状叶隔开。

2. 肝脏的分段

（1）肝脏的五叶四段：肝脏按上所述肝裂分成五叶四段，即左外叶、左内叶、右前叶、右后叶和尾状叶，左外叶和右后叶又各分为上下两段。这对于肝脏疾病的定位诊断和开展肝叶切除术有重要意义。

（2）肝脏的 8 段分界法：Couinand 以肝裂、门静脉和肝静脉为基础，提出肝脏的功能性分段，将肝脏分为 8 段。即尾状叶为Ⅰ段，左外叶为Ⅱ段和Ⅲ段，左内叶为Ⅳ段，右前叶为Ⅴ、Ⅷ段，右后叶为Ⅵ、Ⅶ段。1989 年，Couinand 又以脐静脉为界，将尾状叶分左、右两段，左侧为Ⅰ段，右侧为Ⅸ段。解剖学研究结果证明肝脏是一分段性器官，每一肝段都有它的单独管道系统，可以作为一个外科切除单位。如切除Ⅳ段称为Ⅳ段切除术。为解决肝解剖和手术名称不统一问题，国际肝胆胰协会（IHPBA）于1998 年底组建了一个命名委员会，于 2000 年 5 月在澳大利亚正式通过。新命名对肝进行三级划分，将肝脏分为 9 段。第 1 级划分称肝中界面，将肝分为左、右半肝，肝中界面以胆囊窝和下腔静脉窝为界，肝中静脉位于其中。第 2 级划分称区界面，右区界面以肝右静脉为界而将右半肝分为右前区和右后区，左区界面以镰状韧带为界将左半肝分为左内区和左外区。第 3 级划分称段界面，即各段之间的界面。

（三）肝脏的血管

肝脏是由肝实质和一系列管道系统组成，血供非常丰富。肝内有两个不同的管道系统：一个是 Glisson 系统，另一个是肝静脉系统。前者包含门静脉、肝动脉和肝胆管，三者被包于一结缔组织鞘内，称 Glisson 系统。肝静脉系统是肝内血液输出道，单独构成一个系统。

1. 门静脉

门静脉是由肠系膜上静脉和脾静脉在胰颈后方汇合而成，相当于第二腰椎水平，经十二指肠升部后到达肝十二指肠韧带内，在胆总管和肝动脉后方进入肝门。成人门静脉长 5.5～8 cm，内径为 1.0 cm。门静脉在形成主干后还接受若干小静脉，如胃冠状静脉、幽门静脉、胰十二指肠上静脉和胆囊静脉。门静脉无静脉瓣，在体内构成独立的循环系统。与体循环有 4 支主要交通支：①胃冠状静脉和食管下端静脉丛吻合后通过奇静脉入上腔静脉。②肠系膜下静脉经直肠上、下静脉与肛管静脉吻合后经阴部内静脉入下腔静脉。③脐旁静脉与腹壁上下深静脉吻合后分别进入上、下腔静脉。④腹膜后肠系膜静脉分支和下腔静脉分支吻合。门脉高压时，吻合支扩张，大量门静脉血进入体循环，特别是食管下端静脉曲张易引起大出血。门静脉入肝后分左右两支。

（1）门静脉左干：门静脉左干自门静脉主干分出后沿横沟走向左侧称为横部，达左横沟后即弯向前方转为矢状部，其末端稍膨大称为囊部，矢状部与横部转角之处称为角部，其相交之角度一般为 90°～130°。整个左半肝及大部分尾状叶的门静脉血管即由此横部、角部、矢状部和囊部发出。横部长 2～4 cm，偶尔可达 4～6 cm。分布至尾叶的血管即从横部的上缘发出，通常有 1～3 支，少数可有 4～5 支，但有时尾叶之右半部或尾状也可由门静脉右干分出的小支获得若干血供给。有时横部的前下缘也可发出 1～3 小支分布左内叶。从角部的凸侧面发出的分支，走向左外上方分布至左外叶后上段，称为左外叶后上段支，一般是一个较大的支，也有时另有若干小支，呈扇形分布。从矢状部和囊部内侧发出的 2～4 支较大的门静脉分支，分布折向前内方和后内方，分布至左内叶的前下部和后上部，称为左内支。最后自囊部外侧发出的一支较大的静脉，称为左外叶前下段支，呈扇形分布于前下段区域内。

（2）门静脉右干：门静脉右干变异较大，有时没有干，其右前叶的门静脉乃自主干直接发出，或来自门静脉左干之横部，而门静脉右支只有右后叶支直接分布到右后叶的上、下段内。自门静脉右干的上缘发出者为 1～3 支的小静脉分布至尾叶的右半部。在正常情况下，门静脉右干的前缘分出一支大支称为右前支，该支自右干发出后很快分成两组静脉小支，分别分布于右前叶的前下区域和后上区域。从门静脉右干或直接自门静脉主干发出的一支比较大的静脉支分布至右后叶者称右后支；它在右前支起点处之外侧部又分成两个末支，分别分布于右后叶之上段和下段区域内。

2. 肝动脉

肝动脉起源于腹腔动脉，称肝总动脉。肝总动脉在十二指肠上方先后分出胃十二指肠动脉和胃右动脉后称为肝固有动脉，行于肝十二指肠韧带内，再分出肝左右动脉。肝动脉在进入肝门前有很多变异，其中最重要的是迷走动脉。迷走动脉是指起源于腹腔动脉以外的肝动脉，如来源于肠系膜上动脉、腹主动脉和胃左动脉等。如肝脏没有其他动脉供血时，这种异位来源的迷走动脉称为替代肝动脉。如有肝左、右动脉，还有另一支异位起始的迷走动脉，这种迷走动脉被称为副肝动脉。副肝动脉多供给肝脏的一段血液。其中以副肝右动脉起源于肠系膜上动脉和副肝左动脉起源于胃左动脉常见。副肝右动脉的发生率为8％～12％，副肝左动脉发生率为18％～25％。

肝动脉自肝门处进入肝脏后与门静脉、肝胆管并行，外有纤维组织（Glisson 鞘）包裹，Glisson 系统为肝脏分叶、分段的解剖基础。肝动脉的内径比门静脉小得多，肝动脉供血量占肝脏血供的 20％，但肝动脉血氧含量高达 85％，而门静脉血氧含量仅20％，故肝脏的氧供大部分来源于肝动脉。

3. 肝静脉

收集各个肝小叶中央静脉血液的血管，逐渐汇合成左、中、右3 支肝静脉，在肝的后上缘处（即第二肝门）直接汇入下腔静脉。

(1) 肝左静脉：肝左静脉接受来自左外叶的全部回血，它起于左外叶的前下缘，向后上方行走，偏在左叶间裂之左侧，于下腔静脉之左壁注入。有时肝左静脉与肝中静脉合并进入下腔静脉，开口在下腔静脉的左前壁。

(2) 肝中静脉：肝中静脉接受左内叶和右前叶的全部回血，一般由两个大支合成（一支来自左内叶，一支来自右前叶），两支的汇合点约在门静脉主干分叉点的左侧附近。肝中静脉多与肝左静脉合并进入下腔静脉，少数单独开口在下腔静脉的左前壁。

(3) 肝右静脉：肝右静脉接受右后叶全部回血，是肝静脉中最大的一支。它起于右后叶的外侧缘，沿右叶间裂行走，呈弓形弯向内上方，开口于下腔静脉的前壁（或右壁）；其开口处通常较肝左静脉之开口为低。

此外，另有数支短小肝静脉直接汇入下腔静脉，这些小静脉多引流尾状叶的回血，又称为肝短静脉。

（四）肝门解剖

肝脏有 3 个肝门。第一肝门位于横沟。第二肝门为肝静脉汇入下腔静脉区域。第三肝门为肝短静脉汇入下腔静脉区。

1. 第一肝门

在肝的脏面，有 H 形的沟，其中部呈横行的沟，称为肝门。其内有肝管、门静脉、肝固有动脉左右支、淋巴管及神经出入。肝管位于右前方，左前方为肝动脉，门静脉位于两者后方。第一肝门前缘为肝方叶，后缘为尾叶，两侧壁为构成肝右叶和肝左叶的肝门结构。

肝是一个节段性器官，各段都有独立的血液供应和引流管道，因而功能上独立的肝段，都有它自己的门，这就是肝门分级的概念。所以提出了三级肝门的概念。第一级肝门相当于肝门横沟左、右端，在该处胆管和血管出入于左右半肝。第二级肝门相当于第二级肝管分之部，在右侧相当于右前、右后肝管分出处，在左侧相当于左内、左外肝管分出处。第三级肝门相当于 Couinand 肝段的门，如左外上段和左外下段，这是肝脏外科中能切除的最小功能单位。根据肝门分级的概念，可做比较理想的功能性肝切除术，以达到最大限度保留有功能肝组织。

2. 第二肝门

肝静脉离肝汇入下腔静脉区域为第二肝门其肝外标记是沿镰状韧带向下后方的延长线，此线正对肝左、中静脉共干后入下腔静脉处。3 支主要的肝静脉均在下腔静脉窝汇入下腔静脉。以肝左、中静脉共干后汇入下腔静脉多见（46%～66%），肝右、中、左静脉分别汇入下腔静脉少见（33%～53%）。

3. 第三肝门

除上述 3 支主要肝静脉外，尚有直接汇入下腔静脉的小肝静脉，称为肝短静脉。肝短静脉有 3～30 支不等，平均 14 支。在肝切除时如处理不当可引起大出血，故称为第三肝门。

二、胆系解剖

胆管系统发生于胚胎第 4 周初，在前肠末端腹侧壁内胚层细胞增生，向外长出一囊突起，称肝憩室，为肝、胆囊与胆管的始基。憩室发育增大，末端膨大，分为头、尾两支，发育为肝索，而尾支发育为胆囊和胆管。肝憩室与十二指肠相连接的部分发育为胆管。以左、右肝胆管相汇处为界，胆管系统分为肝内胆管和肝外胆管两部分。肝内胆管包括右肝胆管和肝叶、肝段、尾段胆管分支；肝外胆管包括胆囊、胆囊管、肝总管、胆总壶腹部。

（一）肝内胆管

肝内胆管起源于肝内毛细胆管，逐渐变粗并合并成小叶间胆管、肝段胆管和左右肝胆管，后者在肝门横沟内汇合成肝总管。肝内胆管与门静脉、肝动脉的分支走行一致，三者均包在称为 Glisson 系统的结缔组织鞘内。

根据肝脏的分叶，肝内胆管分为左、右肝胆管（第 1 级分支）、右前叶、右后叶、左内叶和左外叶肝胆管（第 2 级分支），肝段胆管（第3分支），尾状叶亦分左右肝段胆管。

1 左肝胆管

左肝胆管引流左半肝的胆汁，由左外叶、左内叶和尾状叶的肝管汇合而成，与右肝管相比，它较长、较细，且与肝总管形成的角度比右肝管小，因此左侧肝内结石比右侧多见。

2. 右肝胆管

右肝胆管引流右半肝的胆汁，由右前叶和右后叶胆管汇合而成，并连接来自尾状叶的右支段肝管，它比左侧胆管短而粗。

3. 尾状叶胆管

尾状叶胆管分为左、右支及尾状突支，引流尾状叶的胆汁。

（二）肝外胆管

肝外胆管包括肝总管、胆囊、胆囊管和胆总管。

1. 肝总管

肝总管由左、右肝管汇合而成，位于肝十二指肠韧带右侧缘内，肝固有动脉右侧，门静脉的右前方，下行于十二指肠第一段后方，胰头部后段的胆总管沟内，斜行进入十二指肠第二段后侧内壁而开口于十二指肠乳头。它长约 3 cm，直径约 5 mm。由黏膜、黏膜下、肌肉和浆膜层组成。黏膜层衬托以单层柱状上皮细胞，黏膜下层含有较多的弹力纤维组织，肌层有括约肌作用，这些肌纤维称为 Mirizzi 纤维，浆膜层有较多的血管、淋巴管和神经组织。

2. 胆囊及胆囊管

胆囊是梨形的囊腔脏器，长 5～8 cm，宽 2～3 cm，容积 30～50 mL，通过结缔组织附着于肝囊窝内。在体表投影上，相当于右侧锁骨中线与右侧第 9 或 10 肋软骨交叉处或右侧腹直外缘交界处。胆囊分底、体、颈 3 部分。底部呈球状，多游离；体部紧靠在胆囊床上，少数情况下，胆囊大部分游离，呈游离胆囊或悬浮胆囊；胆囊体与颈部连接处呈漏斗状，部分囊壁向外凸出形成一个囊袋，称 Hartamnn 袋，胆囊结石易滞留于此。胆囊颈部与胆囊管相接。

胆囊分外膜、肌层和黏膜 3 层。底部与体部含有较丰富的平滑肌，并含有黏膜腺，腺管穿过肌层开口于黏膜。胆囊虽有伸缩功能，但其壁较薄，在胆囊内压力较高时可发生穿孔，引起胆汁性腹膜炎。

胆囊管长 2～4 cm，直径 0.2～0.4 cm，其结构层次与胆囊壁基本相同，在其近胆囊颈的一侧，胆囊管的黏膜呈螺旋瓣样皱襞，称 Heister 瓣，此处易有结石嵌顿；在近胆总管的一侧，内壁较光滑。

3. 胆总管

肝总管与胆囊管汇合后形成胆总管，开口于十二指肠乳头部，全长 7～8 cm，直径6～8 mm，组织学结构与肝总管相似，但肌层较缺乏。

根据胆总管与邻近器官的关系，将其分为以下 4 部分：①十二指肠上段：自胆囊管与肝总管结合部始。至十二指肠上缘，与胆管一同位于肝十二指肠韧带内，长约 3 cm。②十二指肠后段位于十二指肠降部的背面，长 1～2 cm，与下腔静脉和门静脉相邻近。③十二指肠下段：亦称胰段，长约 3 mm，通过胰头或紧贴胰头后面进入十二指肠，逐渐变细，管腔的黏膜有瓣状皱襞，容易发生结石嵌顿。

4. 十二指肠内段

通过十二指肠壁，开口于肠腔内，也称壁内段。胰管多在该部分与胆总管汇合。该段有括约肌的约束，呈一狭窄的管腔段，其长度变异很大，在 7～38 mm。胆总管在开口之前内腔常轻度扩大，称 Vater 壶腹或十二指肠壶腹。开口部的十二指肠黏膜处膨隆，称十二指肠乳头。

胆总管末端有纵行和环状肌纤维包绕，称为 Oddi 括约肌，使该段形成一高压带，静止时压力约为1.33 kPa（10 mmHg），在括约肌收缩时可达 13.3 kPa（100 mmHg）。它的主要作用是调节胆管的胆汁进入十二指肠，分流胆汁进入胆囊，防止肠内容物反流入胆管。其结构十分复杂，可分为 3 部分。

胆总管括约肌：位于胆总管的末端，为一作用很强的括约肌，分为胆总管上和下括约肌两部分。胆总管上括约肌居于肠外，包绕胆总管；胆总管下括约肌为一列粗环肌束，位于肠内，有部分环绕壶腹或胰管，该括约肌可控制胆汁的排泄。

胰管括约肌：位于胰管的末端，为一肌环，作用较弱，易变，不恒定，仅见于 20％的人。

壶腹部括约肌：见于少数人。它由两种肌纤维组成，一为纵行肌纤维，一为环状或半环肌纤维。它将壶腹末端固定于十二指肠。

Oddi 括约肌为一独立的结构，其结构和功能上的异常，可能是某些"特发性"胰腺炎或胆囊炎的原因。

（三）胆管的血运、淋巴及神经

胆囊管和肝管由胆囊动脉和肝固有动脉分支供血。胆总管的远侧大部分主要由胰十二指肠上后动脉分支供应，其余部分则由肝固有动脉、胆囊动脉、肝右动脉或其他动脉的分支供血。

胆囊动脉常为肝右动脉的分支，70％～80％位于肝、胆囊管和肝总管所形成的胆囊三角（Calot 三角）内。大多数胆囊动脉行至胆囊颈附近时分为两支，分别走向胆囊的游离面和附着面。胆囊动脉起自肝右动脉以外者约占 10％，可起始于肝固有动脉、肝左动脉、胃十二指肠动脉或间接起始于肠系膜上动脉。肝内可有一些小动脉分支经胆囊床进入胆囊壁。胆囊上面的一些小静脉经胆囊窝进入肝内的肝静脉，其余静脉在胆囊颈处汇合成 1～2 支胆囊静脉，与同名动脉伴行，汇入门静脉，少数入门静脉右支。

胆管的淋巴系统较丰富。胆囊的淋巴除部分直接流向肝脏外，多集中于胆囊颈部的淋巴结，然后再回流到胆囊管部位的淋巴结和淋巴管中。胆管上部淋巴，经由肝门部淋巴结、腹腔淋巴结、肠淋巴干、乳糜池，注入胸导管。胆总管下端的淋巴流向胰头淋巴结，再与腹腔淋巴结相连系。

胆管有丰富的自主神经（植物神经）支配，特别是胆总管末端处。胆管的神经来自腹腔神经丛及迷走神经的分支，随肝动脉分支分布于胆囊及胆管。右膈神经的躯体感觉纤维也经肝丛分布于胆囊等处。

三、胰腺

(一) 胰腺的大体解剖

胰腺是腹膜后位器官,横贴于腹后壁上部,第 1～2 腰椎前方。色灰红,质软,长条状;长 12～15 cm,宽 3～9 cm,厚 1.5～2.5 cm,重 60～100 g。胰分头、颈、体、尾 4 部分,其间无明显界限。胰头为胰右端膨大部分,位于第 2 腰椎前右侧,其上、下及右侧被十二指肠环绕。胰头的后下部向左上方形成的钩状突起,称为钩突。突与头之间的凹陷为胰切迹。胰头的上部与胃幽门、十二指肠上部及横结肠系膜相邻接。钩突前面有肠系膜上动、静脉及神经通过。胰头与十二指肠间的沟内通过胰、十二指肠上、下动脉间吻合支。胰头后面无腹膜,借疏松结缔组织与第 12 胸椎、第 1 腰椎及膈右脚相连,且与下腔静脉、门静脉及胆总管邻接,有时胆总管穿行胰头实质内,当胰头因肿瘤或炎症时,可压迫胆总管与门静脉引起阻塞性黄疸或腹水。胰颈长 2.5 cm,前上方邻幽门及十二指肠第 1 段。十二指肠后壁溃疡易与胰粘连,偶有穿透胰组织内。胰体长 3～5 cm,多呈三棱形,分前、后、下 3 个面。体前上隔网膜囊与胃后壁相邻,故胃后壁溃疡时易与胰粘连。前下隔腹膜与十二指肠空肠曲、小肠及结肠左曲相邻。后无腹膜,邻椎体、腹主动脉、左肾、左肾上腺及其血管。胰尾是胰左端狭窄部分,长 1.5～3.0 cm,1/3 人的胰尾与脾门相接触,2/3 的人胰尾与脾门相邻 1.0 cm 之内。

胰管位于胰实质中,从胰尾部起始,自左向右贯穿胰的全长。胰管由细变粗,达胰头部与胆总管合并,共同开口于十二指肠乳头。副胰管起始胰头上部,与胰管相通,末端开口于十二指肠乳头上方的副乳头。

胰腺的血液供应丰富,来自胃十二指肠动脉的胰十二指肠上动脉和来自肠系膜上动脉的胰十二指肠下动脉,供应胰头、十二指肠降段及下部的血液。来自脾动脉及其数个胰分支供应胰体、尾的血液。胰静脉与相应动脉伴行,胰头和胰颈的静脉血汇入胰十二指肠上、下静脉及肠系膜上静脉。胰体、尾多数支静脉血汇入脾静脉，最后汇入门静脉。

胰腺的淋巴较丰富，小叶间结缔组织内有较多的毛细淋巴管和淋巴管，与小叶间动、静脉伴行，小叶间淋巴管与被膜内淋巴管相通，最终至脏器外注入局部淋巴结。胰的神经是由腹腔神经节换元后的交感神经与迷走神经所支配。交感神经节后纤维分布终止于血管，其兴奋减少腺体的分泌。迷走神经纤维分布终止于腺泡和胰岛，其兴奋有加强胰腺的分泌作用。

（二）胰腺的组织结构

胰腺是仅次于肝的第二大消化腺。胰腺表面所包的疏松结缔组织被膜伸入腺实质，将实质分成许多小叶，叶间结缔组织内有血管、淋巴管、神经和导管穿行。胰腺由内分泌部和外分泌部组成。外分泌部为浆液性复管泡状腺，有分泌胰液及多种消化酶的功能。内分泌部即为胰岛，是由多种内分泌细胞组成的细胞团，分布于小叶内腺泡之间，有分泌多种内分泌激素的作用。

1. 胰腺的外分泌部

胰腺的外分泌部由腺泡和导管系统组成。腺泡是外分泌部的分泌单位，由锥体形的腺泡细胞构成，细胞核大，呈圆形，位于细胞的近基底部，有1~2个核仁，胞质内有很多折光性强的嗜酸性分泌颗粒，称酶原颗粒。邻近胰岛的腺泡，其腺细胞较离胰岛远的腺细胞大，酶原颗粒多，染色亦较深。近胰岛周围的腺泡称岛晕，含有较高的淀粉酶。电镜下腺细胞的基底部，可见排列成板层状很多的粗面内质网，核糖体分布于粗面内质网之间。基底部可见丰富的线粒体纵形排列。高尔基复合体亦很发达。在核上区、内质网附近有很多酶原颗粒和溶酶体。酶原颗粒是包有界膜的圆形颗粒。腺泡细胞游离面有少量微绒毛，相邻的腺细胞间有连接复合体和相嵌连接，可防止胰蛋白酶由腺泡腔漏入细胞间隙和腺泡腔内酶的反流。在腺泡的内壁可见泡心细胞。泡心细胞扁平形，核圆或卵圆形，是闰管末端插入腺泡内的上皮细胞。腺泡细胞的粗面内质网在核糖体上合成酶蛋白前体进入内质网小池，然后运输至高尔基复合体，经其加工浓缩后形成酶原颗粒，脱离高尔基复合体的分泌面，融合成较大的分泌颗粒。酶原颗粒移动至细胞顶部，在腺泡细胞分泌时，颗粒界膜与腔面界膜融合，以胞吐方式将酶蛋白释放入腺泡腔内。导管系统由闰管、小叶内导管、叶间导管和主胰管组成。闰管是与腺泡相连的一段细而长的导管，伸入腺泡的一段为泡心细胞，另一端汇入小叶内导管。小叶内导管出小叶后形成小叶间导管，小叶间导管汇入主胰管。闰管为扁平上皮。小叶内导管为单层立方上皮细胞。小叶间导管为单层柱状上皮，在柱状上皮之间有杯状细胞。主胰管为单层高柱状上皮。胰管上皮有分泌胰液、电解质和黏蛋白的重要功能。胰管上皮与所分泌的黏液，在生理状态下有防止胰蛋白酶及胆汁等反流入胰实质的屏障作用。

2. 胰腺的内分泌部

胰腺的内分泌部即胰岛，为大小不等，形状不一，分布在腺泡之间的细胞群。胰岛以胰尾最多。人的胰岛有 10 万～200 万个，全部胰岛组织约占胰总重量的 1%～2%。胰岛细胞排列成不规则的索状，索间含有孔的毛细血管，细胞朝毛细血管一侧有基膜，且与毛细血管基膜紧密贴连，有利于激素的透过。胰岛细胞无导管，且与胰管不相通，几乎每个胰岛细胞和毛细血管直接接触，细胞释放的激素直接渗入血液。人的胰岛内主要有 3 种细胞，即 A 细胞、B 细胞、D 细胞；A 细胞约占胰岛细胞总数的 20%，在胰体、尾部的胰岛内较多，分布于胰岛的周边部。电镜下 A 细胞线粒体较少，高尔基复合体不发达，有少量的粗面内质网，胞质内有较多的分泌颗粒，颗粒外有一层界膜，颗粒与界膜间有一层狭窄的透明膜。A 细胞合成分泌胰高血糖素，有促进糖原和脂肪的分解作用，使血糖升高。B 细胞约占胰岛细胞数的 75%，多位于胰岛的中央部。细胞核较小，呈圆形，胞质内含有大量橘黄色颗粒，线粒体较腺细胞小。高尔基复合体发育一般。粗面内质网均匀地分布于胞质内，当分泌颗粒稀少时，粗面内质网与核糖体较多。B 细胞含有 5-羟色胺和多巴胺，细胞能摄取 5-羟色胺和多巴，使其脱羧。5-羟色胺可能有助于胰岛素的贮存。B细胞主要分泌胰岛素，胰岛素调节血糖的代谢，促使葡萄糖在肝细胞、脂肪细胞和肌细胞内合成糖原，储存能源，同时防止高血糖的发生。D细胞约占胰岛细胞数的5%。散在分布于A、B细胞之间，细胞核卵圆形，细胞器少。D细胞分泌生长抑素，其作用是抑制A、B、PP细胞的分泌功能。另外，胰岛中还有D1、PP等细胞。D1细胞分泌血管活性肠肽（VIP），VIP使胰腺泡细胞分泌，刺激胰岛素和胰高糖素的分泌，抑制胃酶的分泌。PP细胞分布于钩突内的胰岛周边部，分泌胰多肽，胰多肽抑制胰液的分泌，减弱胆囊的收缩，增加胆总管的紧张度，抑制胃窦和小肠的运动等。

　　胰腺的内分泌部和外分泌部两者的结构及生理功能虽然不同，但关系十分密切。扫描电镜下可见胰岛与胰腺外分泌部有血管吻合，即胰腺小叶内动脉分支入胰岛，形成毛细血管，分布于胰岛细胞索之间，与胰岛细胞紧贴，然后毛细血管汇成数个放射状小血管离开胰岛，至腺泡周围再度形成毛细血管，故称胰岛—腺泡门脉系统。胰岛周围腺泡毛细血管血液内胰岛激素的含量比外周血液高数百倍。胰腺泡细胞膜上发现有胰岛素受体。胰岛分泌的激素有调节和影响腺泡的分泌及代谢活动。

第二章

消化系统常见症状与体征

第一节　吞咽困难

吞咽困难（dysphagia）是指患者的正常吞咽功能发生障碍所导致的吞咽食物或饮水时有梗阻感觉或发噎感，它可由口咽部、食管或贲门的功能或器质性病变引起，它是常见的消化道症状之一。常见的原因有食管癌、贲门癌、食管狭窄和食管动力性疾病（如贲门失弛缓症）等。

一、病因

根据病变部位不同，吞咽困难分为口咽性和食管源性吞咽困难，根据梗阻原因不同分为机械性梗阻和动力障碍性梗阻。常见原因列于表 2-1。

表 2-1　常见吞咽困难病因

口咽性吞咽困难	食管源性吞咽困难
口炎、外伤、咽炎、咽后壁脓肿、咽喉结核、急性化脓性扁桃体炎、扁桃体周围脓肿、咽喉部肿瘤、中枢神经系统疾病（脑血管意外、帕金森病、肌萎缩性侧索硬化症、脑干肿瘤等）、周围神经系统疾病（脊髓灰质炎、周围神经病变等）、肌肉疾病（原发性肌病、代谢性肌病、重症肌无力、皮肌炎、多发性肌炎等）、全身感染中毒性疾病（破伤风、狂犬病等）、环咽肌失弛缓症	急慢性食管炎、食管憩室炎、食管结核、Barrett 食管、食管黏膜下脓肿、食管癌、贲门癌、手术后吻合口狭窄、放疗后、酸碱烧伤瘢痕、食管先天性疾病（食管蹼、先天性食管闭锁、先天性食管狭窄）、食管良性肿瘤、食管内异物、食管裂孔疝、食管受压（纵隔疾病、心血管疾病、甲状腺肿大）、风湿免疫性疾病（皮肌炎、硬皮病等）、贲门失弛缓症、弥漫性食管痉挛

二、发病机制

正常吞咽过程是指食物在口腔内咀嚼后经过口咽部进入食管，再通过食管进入胃内的过程。包括口咽部吞咽、食管上括约肌（upper esophageal sphincter，UES）松弛、食管原发性蠕动和食管下括约肌（LES）松弛四个阶段，其中任何一个阶段发生障碍，均可引起吞咽困难。

（一）口咽性吞咽困难

口咽性吞咽困难是指食团不能或难以从咽部进入食管。主要影响的是吞咽的前两个阶段。当口咽部有炎症或创伤时，患者可因疼痛不敢吞咽。脑血管意外时，由于损伤了吞咽中枢或控制咽下部及食管上段横纹肌的运动神经节而引起吞咽困难。重症肌无力患者由于咽部肌肉、UES 和食管横纹肌运动终板病变，反复吞咽引起横纹肌疲劳，进而导致吞咽困难。皮肌炎、多发性肌炎可累及咽肌和食管横纹肌，导致咽肌收缩减弱或无力，进而引起吞咽困难。

（二）食管源性吞咽困难

食管源性吞咽困难是指食团在食管内通过困难，不能顺利到达胃内。主要影响的是吞咽的后两个阶段。食管的梗阻性病变是其主要原因。当食管腔内机械性梗阻或闭塞，如食管癌、贲门癌、食管良性狭窄等，或食管壁外来性压迫，如纵隔肿瘤、主动脉瘤等，以及食管蠕动减弱、消失或异常，如弥漫性食管痉挛、皮肌炎、硬皮病等，均可引起吞咽困难。食管下括约肌（lower esophageal sphincter，LES）引起吞咽困难的主要机制是食管下括约肌松弛障碍，多见于贲门失弛缓症。

三、诊断

对吞咽困难的患者应仔细询问病史、查体并结合相关检查，首先确定病变部位，是口咽性吞咽困难还是食管源性吞咽困难；对后者应进一步确定其是梗阻性还是动力性，并确定病变性质是良性还是恶性。

(一) 病史

1. 年龄

出生后或哺乳期即有频繁反食者，要考虑先天性食管疾病，如先天性食管狭窄、先天性食管闭锁、先天性食管过短等；儿童突然出现吞咽困难，多考虑食管异物可能；青壮年出现吞咽困难，要考虑动力障碍性疾病，如贲门失弛缓症；老年人出现吞咽困难，应考虑有无食管癌等恶性疾病。

2. 前驱病史

患者有反流、反食、胸骨后疼痛等病史应考虑反流性食管炎；既往有食管、胃手术史，应考虑食管胃吻合口狭窄；吞咽困难同情绪有关，应考虑弥漫性食管痉挛或贲门失弛缓症。

3. 与饮食的关系

进行性吞咽困难应考虑食管恶性肿瘤，进干食和流质均有梗阻感则应考虑动力障碍性疾病。

4. 吞咽疼痛

口咽部的炎症、溃疡或外伤，进食时吞咽疼痛；食管源性吞咽困难伴有轻重不一的疼痛，部位亦不确切，涉及胸骨后、剑突下、肩胛区、背部、肩部、颈部等处。如果进食酸性饮食或酒精，即刻引起疼痛，多见于食管炎症和溃疡；如进食过冷或过热饮食诱发疼痛，多为弥漫性食管痉挛。

5. 食物反流

进流质饮食立即反流至鼻腔及呛咳者，应考虑咽部神经肌肉病变；餐后较久才有反流，多为食管梗阻的近段有扩张或食管憩室内有潴留引起；贲门失弛缓反流物量常较多，常在夜间平卧位时出现，并引起呛咳。

6. 声音嘶哑

吞咽困难伴有声音嘶哑，应考虑食管癌引起的纵隔浸润侵及喉返神经，或主动脉瘤、纵隔肿瘤或纵隔淋巴结结核压迫喉返神经。

7. 呛咳

吞咽困难伴发呛咳，应考虑是否患有食管癌、贲门癌、贲门失弛缓症或食管憩室等疾病；呛咳较重者须考虑咽部神经肌肉病变或食管癌并发食管气管瘘。

（二）体格检查

体格检查时应注意患者的营养状况，有无消瘦、贫血，有无浅表淋巴结肿大、甲状腺肿大、颈部包块，有无口咽炎、溃疡或外伤，有无舌和软腭麻痹等，必要时做神经系统检查以确定与吞咽有关的脑神经（第Ⅸ、Ⅹ、Ⅻ对脑神经）功能有无障碍。

（三）辅助检查

1. X 线检查

胸部 X 线片可以了解有无肺部炎症、纵隔增大、主动脉瘤、左心房增大或心包积液。食管钡餐造影有助于鉴别机械性梗阻和动力性梗阻，腔内梗阻或食管外压迫。

2. 内镜检查

内镜检查可直接观察到病变部位、范围、形态，结合病理组织学检查可确定病变的良恶性，确定病变是黏膜内还是黏膜下，对食管癌、食管良性肿瘤、食管良性狭窄、食管异物、食管裂孔疝、食管结核、食管真菌感染等疾病具有鉴别诊断意义。

3. 超声内镜检查

可确定病变来自黏膜下还是食管外，并可确定恶性病变的浸润深度。

4. 食管测压检查

食管测压检查对判断食管的运动功能十分重要，对一些运动功能异常的疾病具有诊断价值。

5. CT 或 MRI 检查

有助于发现有无纵隔占位性病变，以及食管癌或贲门癌的浸润情况和淋巴结转移情况；头颈部 CT 或 MRI 还可发现颅内病变。

四、治疗

引起吞咽困难最常见的原因是各种食管疾病，其次是口咽部疾病、与吞咽有关的神经肌肉病变及某些全身性疾病，由于病因不同，因此治疗的措施也不尽相同，但总的原则是减轻或缓解症状，治疗原发病，预防并发症，提高生活质量。

(一) 生活方式指导

有机械性梗阻的患者应进少渣食物或流质食物；有动力障碍性梗阻的患者应进食温热食物，避免不良刺激；有反流的患者应避免睡前进食，睡觉时抬高床头；口咽部吞咽困难，由于易引起气道吸入或鼻咽反流，患者宜进较稠食物，严重者需经胃管鼻饲。

(二) 药物治疗

1. 动力药物

对反流性食管炎、系统性硬化病可应用多潘立酮、莫沙必利、伊托必利等促胃肠动力药物促进食管蠕动；对贲门失弛缓症、弥漫性食管痉挛等可选用硝酸异山梨酯（消心痛）10 mg，每日3次，或硝苯地平（心痛定）10 mg，每日3次，有助于改善症状；对重症肌无力可予以新斯的明0.5 mg，肌内注射，能迅速缓解症状。

2. 抑酸剂

对反流性食管炎及 Barrett 食管患者应用质子泵抑制剂（proton pump inhibitor，PPI）或 H_2 受体拮抗剂，可降低反流物的酸度，有助于黏膜修复、症状缓解。

3. 其他

肿瘤患者应用化疗药物，可使部分患者肿瘤缩小，皮肌炎等风湿免疫性疾病应用糖皮质激素治疗可明显减轻吞咽困难等症状，严重贫血导致的吞咽困难应积极纠正贫血，贫血改善后，吞咽困难症状即可消除。

(三) 内镜治疗

1. 食管扩张治疗

分为探条扩张、水囊扩张和气囊扩张等方法。前两者适用于机械性梗阻（如各种炎性狭窄等），后者适用于动力障碍性狭窄（如贲门失弛缓症等）。

2. 肉毒杆菌毒素注射

内镜直视下 LES 注射肉毒杆菌毒素治疗贲门失弛缓，有较好的近期疗效。

3. 食管支架

对失去手术机会的食管贲门恶性病变，置入食管支架可缓解梗阻症状，改善生活质量。对食管炎性狭窄、术后吻合口狭窄反复扩张效果不佳、合并食管-胸腔或气管、支气管瘘的患者以及反复扩张效果不好的贲门失弛缓症患者，置入食管支架，有助于病变的修复及巩固内镜扩张治疗的效果。

4. 内镜下食管息肉、黏膜下良性包块切除术

在内镜下采用氩气刀、高频电刀及激光等器械切除包块，一般适用于＜3 cm 的包块，但如果包块未侵及外膜层，内镜下切除的指征不严格限于包块的大小。

（四）营养支持

鼻胃管适于短期（几周内）应用，根据患者的耐受程度，营养液可通过注射器注入，也可用泵持续滴注。经皮内镜下胃造瘘术能减少胃食管反流机会及鼻咽不适，可在家中管饲，操作简单、创伤小，临床应用甚广。

（五）手术治疗

主要用于食管癌或侵及外膜的间质瘤切除，对内镜扩张效果不佳或支架治疗效果不佳的贲门失弛缓症及炎性狭窄的患者以及严重的食管酸碱烧伤患者，也可考虑手术解除梗阻。

第二节　腹　胀

腹胀是临床上常见的消化系统症状。即腹部胀大或胀满不适。可以是一种主观上的感觉，感到腹部的一部分或全腹部胀满，通

常伴有相关的症状，如呕吐、腹泻、嗳气等；也可以是一种客观上的检查所见，发现腹部一部分或全腹部膨隆。腹胀是一种常见的消化系统症状，引起腹胀的原因主要见于胃肠道胀气、各种原因所致的腹水、腹腔肿瘤等。

一、病因和发病机制

腹胀是由于胃肠道内存在过量的气体，以腹部胀大、皮色苍黄、甚至脉络暴露、腹皮绷急如鼓为特征，其主要病因及发病机制如下：

（一）食物发酵

正常情况下，回肠下端和升结肠有大量细菌存在。如果食糜在这段肠子里，因某种原因停留时间过长，在细菌的作用下，可以引起食糜发酵，产生大量的气体，引起腹胀。

（二）吸入空气

吃东西时因讲话或饮食习惯不良吸入大量空气，而引起肠胀气。

（三）胃肠道中气体吸收障碍

正常情况下，腹腔内大部分气体，经肠壁血管吸收后，由肺部呼吸排出体外。有些疾病，肠壁血液循环发生障碍，影响肠腔内气体吸收，从而引起腹胀。

（四）胃肠道内气体排出障碍

因某些原因，肠蠕动功能减弱或消失，所以肠腔内的气体排不出体外，因而引起腹胀。

如果体内积聚的气体无法排出体外，会对消化系统造成压力，使人产生胀气甚至疼痛的不适感。频繁地排气（俗称放屁）、打嗝、觉得腹胀或疼痛，是许多生活步调快、压力大的人几乎每天发生的问题。散布在人体消化道内的气体主要来源有二，一是外在的空气进入体内，当你滔滔不绝地说话、嚼口香糖、用吸管喝饮料，或囫囵吞枣地咽下食物时，不少空气也随着下肚；另一个来源是大肠内细菌分解食物过程中产生。

我们吃下的食物进入消化系统后，由各种消化酵素加以分解，最后大约 90% 消化完成后，在小肠中被吸收。其他不被小肠吸收的食物进入大肠后，就被大肠内的细菌分解利用。细菌分解食物，便会产生各种气体。人体内因为缺乏消化某些碳水化合物（例如寡糖类及多糖类）的酵素，所以，摄食这一类食物后，在小肠中不被消化，到大肠后便为肠菌所分解利用，然后产生大量气体。

二、诊断

（一）临床表现

胃肠道积气的临床表现为腹胀、嗳气、肠鸣音亢进和多矢气，有时还可有腹痛、呕吐或腹泻。但如果是肠道动力减退引起的，则无肠鸣亢进、腹痛和多矢气现象。

由于积气部位的不同，腹胀的表现也有一定特点。上腹部多由于胃胀气所致，中腹部胀常为小肠胀气，下腹部胀应是结肠胀气，全腹胀可见于小肠或结肠胀气，以及腹腔积气。

（二）体征

有的可有腹部胀气、叩诊鼓音或者腹胀局部的积气征，而有的并无阳性体征；器质性病变引起的可能见发热、贫血、黄疸、腹水等相应的体征。动态观察腹胀的演进过程与饮食、排便及其他症状体征的关系对诊断有帮助。

（三）实验室检查及其他辅助检查

1. 粪便检查

粪便检查有助于肠道炎症性疾病和吸收不良综合征的诊断。粪便细菌培养可了解肠道菌群状态。

2. 肝功能检查

肝功能检查对肝病引起的胃肠胀气有意义。应作肝功能、乙型肝炎表面抗原、血清甲胎蛋白等检测。

3. 胰功能检查

胰功能检查可作 BT-PABA 试验，或用胰泌素与促胰酶素作胰腺外分泌功能试验，对有胃肠胀气的胰腺疾病有意义。

4. 小肠吸收功能试验

用右旋木糖吸收试验，可区别小肠吸收不良和胰源性腹泻。

5. 呼气检测

了解小肠细菌是否过度生长。

6. 胃液分析

可确定是否高酸或低酸、缺酸。

（四）其他辅助检查

1. 腹部平片

腹部平片能区别胃、小肠、结肠不同器官的胀气和气腹、腹水，也可对急性胃扩张、幽门梗阻、肠梗阻、肠麻痹等引起的腹胀做出诊断。

2. X 线钡剂造影

对胃肠道病变有诊断意义，但肠梗阻时禁忌口服钡剂造影。结肠梗阻可作钡剂灌肠造影。

3. CT 检查

对腹水、腹腔肿物，以及肝、胆、胰疾病的确定有诊断意义。

4. B 超检查

对肝、胆、胰疾病的确定和腹水、腹腔肿物的诊断很有价值。

三、诊断要点提示

（一）全腹或腹部部分胀满

腹部外形胀大而检查无明显压痛、腹水和肿块，或腹部外形无胀大。常伴有嗳气、矢气，或呕吐、腹痛，大便失调等。

（二）注意起病的缓急

进展的快慢和腹胀开始出现的部位，有无恶心、呕吐、腹痛、腹泻、便秘等，以及相关疾病病史和年龄、饮食等因素，从年龄、发病，以及伴随症状进行综合分析。

四　鉴别诊断

（一）腹水

腹部有移动性浊音。B 超、CT 检查都可以确定。X 线肠钡透和腹部平片也能诊断。

（二）胃肠道梗阻

患者多有相应部位腹痛、膨胀或胃肠型、振水声及高调肠鸣等，严重者呕吐大量宿食，根据病史诊断，结合腹部平片、胃镜检查等。

（三）肝硬化

早期患者由于消化功能障碍、小肠细菌增生，可出现顽固性腹胀，伴以纳呆、厌油、腹泻、消瘦、乏力等症状，对脂餐饮食耐受性差。如有腹水则更为明显，可通过临床表现及肝功能检查等确诊。

（四）消化不良

各种原因消化不良和吸收不良，由于提供肠道细菌过多的产气基质，均可表现腹胀。腹胀也可见于无器质性病变的消化不良或肠道易激综合征。患者多有腹痛和其他消化不良症状，在排除器质性疾病后才能诊断。

五、治疗

（一）病因治疗

查明病因，针对其病因进行治疗，可使症状缓解或消失。针对动力减退性腹胀，可以口服新斯的明、胃复安、吗丁啉、西沙必利和消胀片等药物；对于动力增强性腹胀，口服地巴唑或一些镇静剂，如利眠宁、安定等；对于消化不良性腹胀，可选用维生素 B 族及乳酶生；肝胆病患者，宜用多酶片、胰酶片和胆酸钠等；调整饮食成分，少食豆类、花生、薯类和乳制品。

（二）减少胃肠道积气

避免吞气，减少咀嚼口香糖、吸烟，宜缓慢进食。吞气症患者可采取口咬一根筷子或铅笔的简便方法，以防止不自主吞气，也可餐前服吸附剂如活性炭等。伴有小肠细菌过度生长者，可口服抗生素。此外，肛门排气、腹部热敷也可以。还可以用大黄苏打、硫酸镁、甘露醇等口服，对便秘伴腹胀者有良好效果。

（三）外科治疗

适用于内科治疗无效的幽门梗阻、肠梗阻和急性胃扩张等。

第三节　急性腹痛

急性腹痛（acute abdominal pain）是指发生于 1 周内、由于各种原因引起腹腔内外脏器病变而导致的腹部疼痛，属于临床上的常见症状。

一、发病机制

腹痛按传入神经特点及临床表现可分为三种。

（一）内脏性腹痛

脏腹膜所包裹的内脏受到刺激后发生的疼痛，称为内脏性疼痛。空腔器官的膨胀或张力增加经交感神经通过内脏神经输入脊髓到达中枢神经系统。其特点为：①症状出现较缓慢，范围弥散、定位不明确，多呈钝痛或隐痛。②常伴有自主神经功能紊乱的症状，如恶心、呕吐、出汗、缓脉等。③可以通过内脏运动反射，引起相应脊髓节段传出纤维冲动，形成相应部位皮肤感觉过敏以及腹肌紧张。临床上多见于胃肠道、输尿管、胆管、胰管痉挛或梗阻、早期阑尾炎、消化性溃疡和胆囊炎症等引起的疼痛。

胚胎发育来源于前肠的器官（胃、十二指肠及肝、胆、胰）的内脏性疼痛表现在上腹部，来源于中肠的器官（空肠、回肠及升结肠、横结肠）的疼痛在脐周，后肠的器官（脾曲以下结肠及直肠）的疼痛在下腹部。

（二）躯体性腹痛

分布于壁腹膜以及膈肌等的脊髓感觉神经末梢引起的疼痛，为躯体性腹痛，其特点为定位准确、发生急骤、消失也快，腹膜受机械性牵拉（体位变化、咳嗽）、化学性及炎性刺激，疼痛常加重。临床上多见于胃穿孔、阑尾炎伴局部或弥散性腹膜炎、腹腔内出血、化脓性胆囊炎等，压痛部位明确，腹肌反射性痉挛，甚至强直。

（三）牵涉痛

传入内脏神经在脊髓后根处，同时又经脊髓同位感觉神经纤维以同样冲动作用所致的疼痛，称为牵涉痛。

牵涉痛一般在强烈内脏神经刺激的情况下才会发生，除具备内脏痛的特征外，还有如皮肤感受器接受刺激后涉及深部组织疼痛的感觉，痛觉较尖锐，定位较明确。牵涉痛分为近位牵涉痛和远位牵涉痛。近位牵涉痛如阑尾炎引起上腹部疼痛，急性胃炎引起上腹部皮肤感觉和痛觉过敏等。远位牵涉痛如急性胆囊炎刺激膈神经引起同侧肩胛部位疼痛，输尿管的痉挛引起阴囊部位的疼痛等。

二、病因

尽管大部分患者的腹痛并非由严重甚至威胁生命的疾病引起，但约有 7% 的腹痛患者存在生命体征不稳定或存在威胁生命的疾病。且急性腹痛发病原因相当复杂，因而对于腹痛患者必须认真了解病史，进行全面的体格检查和必要的辅助检查（包括实验室检查与器械检查），在此基础上联系病理生理改变进行综合分析，才能判断是否存在威胁生命的外科急腹症，做出正确的诊断和治疗。引起腹痛的病因一般分为以下几类（表 2-2）。

表 2-2　急性腹痛常见病因

机制	疾病
腹腔器官急性炎症	急性胃炎、急性胰腺炎、急性出血坏死性肠炎、急性胆囊炎、急性肠炎、急性阑尾炎等
空腔脏器阻塞或扩张	肠梗阻、胆管结石、胆管蛔虫病、肠套叠、泌尿系统结石梗阻等

续表

机制	疾病
脏器扭转或破裂	肠扭转、肠绞窄、肠系膜或大网膜扭转、肝破裂、卵巢扭转、脾破裂、异位妊娠破裂等
腹膜炎症	大多数由胃肠穿孔引起，少部分为自发性腹膜炎
腹腔内血管阻塞	缺血性肠病、夹层腹主动脉瘤和门静脉血栓形成
腹壁疾病	腹壁挫伤、脓肿以及腹壁皮肤带状疱疹
胸腔疾病所致的腹部牵涉性疼痛	肺炎、心绞痛、心肌梗死、急性心包炎、胸膜炎、食管裂孔疝、肺梗死、胸椎结核
全身性疾病所致的腹痛	腹型过敏性紫癜、铅中毒、糖尿病酮症酸中毒、尿毒症、血卟啉病等

（一）平滑肌剧烈收缩或过度伸展

见于腹腔内空腔器官，如胃、小肠、结肠、胆囊、输尿管等。疼痛的性质为绞痛，阵发性发作，疼痛剧烈，多伴有自主神经功能紊乱。典型的腹部绞痛有肠绞痛、胆绞痛及肾绞痛。

（二）炎症

当内脏发生炎症时内脏感觉过敏，同时降低了神经末梢的痛阈，对原来的正常刺激可出现疼痛感。炎症使组织产生了一些物质，如缓激肽、组胺等，这些物质刺激神经末梢，对痛感的产生也起了一定的作用。

（三）缺血

当组织缺血时，其代谢产物在局部增加，如组胺、激肽、K^+、H^+、P物质，均有致痛作用。

（四）实质性脏器被膜的急剧扩张

如肝的急性充血、肾脏肿大。肠系膜、壁腹膜由于各种原因发生快速扩张，可产生疼痛，如逐渐扩张则没有痛感。

（五）直接侵犯痛觉神经纤维

如腹膜转移癌、胰腺癌等。许多腹痛患者经全面检查、分析后仍不能找到明确的病因，这类病因不明的腹痛是急诊科医师最常遇到的问题。研究显示，超过 40% 的急诊腹痛患者不能查出明确病因，国外称其为非特异性或不明原因腹痛。不明原因腹痛的诊断必须在排除其他严重或致命性疾病后做出，多数不明原因腹痛患者经随访证实为良性病程。

三、临床表现

（一）疼痛的部位

腹痛的部位常为病变的所在。胃痛位于中上腹部。肝胆疾病疼痛位于右上腹。急性阑尾炎疼痛常位于 Mcburney 点。小肠绞痛位于脐周。结肠绞痛常位于下腹部。膀胱痛位于耻骨上部。急性下腹部疼痛也见于急性盆腔炎症。

（二）疼痛的性质与程度

消化性溃疡穿孔常突然发生，呈剧烈的刀割样、烧灼样持续性中上腹痛。胆绞痛、肾绞痛、肠绞痛也相当剧烈，患者常呻吟不已，辗转不安。持续性广泛性剧烈腹痛见于急性弥漫性腹膜炎。剑突下突发阵发性钻顶样痛是胆管蛔虫的特征。脊髓痨（神经梅毒）胃肠危象表现为电击样剧烈绞痛。

（三）疼痛诱发加剧或缓解的因素

急性腹膜炎腹痛在静卧时减轻，腹壁加压或改变体位时加重；胆绞痛可因脂肪餐而诱发；暴食是急性胃扩张的诱因；铅中毒引起的腹痛常喜按；暴力作用常是肝脾破裂的原因；急性出血性坏死性肠炎多与饮食不洁有关。

（四）伴随症状

急性腹痛相继出现虚脱与休克，多发生在以下情况：消化道急性穿孔；腹腔内脏器严重感染致中毒性休克；急性腹内脏器或肿瘤绞窄；内出血；急性心肌梗死；夹层动脉瘤。

1. 伴有呕吐

其主要见于腹腔脏器炎症，如急性胆囊炎、急性胰腺炎、急性阑尾炎、胃肠道梗阻、胆管或泌尿系结石。

2. 伴有腹泻

其主要见于急性胃肠炎、急性肠炎、痢疾、溃疡性结肠炎、肠结核、Crohn 病、食物中毒等。

3. 伴有血便

其主要见于痢疾、肠套叠、急性出血坏死性肠炎、过敏性紫癜、绞窄性肠梗阻、肠系膜动脉血栓。

4. 伴有血尿

其主要见于泌尿系结石。

5. 伴有黄疸

其主要见于肝胆疾病、胰腺炎、胰腺癌。

6. 伴有呕血

其主要见于急性出血性胃炎、消化性溃疡、肝硬化食管胃底静脉曲张破裂出血、上消化道恶性肿瘤、胆管出血。

7. 伴有腹部包块

其主要见于炎症性包块、肿瘤、肠套叠、肠扭转、卵巢囊肿蒂扭转、蛔虫性肠梗阻。

如果将腹痛部位与伴随症状结合分析，那么许多腹痛病因的诊断将迎刃而解。

四、诊断要点

（一）病史

询问腹痛的部位、发病缓急、疼痛性质、有无牵涉性疼痛、腹痛的严重程度、与呼吸运动以及体位的关系、影响腹痛的因素，是否伴有恶心、呕吐、腹胀、腹泻、便秘、发热、便血、呕吐等；有无胸闷、气短、心悸、吃不洁食物、暴饮暴食史；有无溃疡病、胆囊炎、腹部手术史，以往有无类似发作。育龄妇女应询问月经史，有无闭经及阴道出血。

（二）全身情况

观察患者的生命体征十分重要，可初步判断患者病情的轻、重、缓、急，是否需紧急处置。体格检查应仔细而全面，注意腹部是否膨隆，皮下有无出血，有无胃肠型，有无压痛、反跳痛，腹肌是否紧张，有无肿物，有无移动性浊音，肝浊音界是否存在，肠鸣音有无异常，有无血管杂音、摩擦音，必要时进行直肠指检。

(三) 实验室及其他检查

通过三个层次的辅助检查，多数急性腹痛能得到及时有效的诊治：

一线检查：血常规、生化，胸腹腔的联合透视，有目的的超声检查。

二线检查：选择性 X 线胃肠造影、内镜以及腹腔穿刺等。

三线检查：ERCP/MRCP、CT、腹腔镜、选择性动脉造影等。

但要注意的是，不同检查对不同疾病的敏感性和特异性各不相同，需要充分了解后，合理选择使用，以免陷入诊断误区。

1. 血常规

40％的急性胆囊炎患者白细胞不升高，因此白细胞升高对胆囊炎不敏感，特异性更差。其对盆腔感染的敏感性也不高，仅为57％左右。白细胞的升高以及中性粒细胞比例的增加常常提示感染性疾病，但应注意从感染开始到白细胞升高往往需要一定的时间，通常是 6 h 以上。还有一种情况也较常引起白细胞的一过性升高，在发生急性腹部绞痛，疼痛程度非常剧烈时，可因为应激状态，引起皮质激素水平短期内迅速升高，使边缘池的白细胞释放入血而引起白细胞一过性升高，随着应激状态的改善，白细胞可逐步降至正常。

2. 腹部平片

X 线检查对于腹痛有重要的诊断价值。胸片可以明确或排除肺和胸膜病变。腹部平片检查在腹痛的诊断中应用最多，如观察膈下游离气体，有无肠梗阻，并可了解肾、输尿管以及胰腺内有无钙化点或结石阴影、脊柱侧弯等。其对肠梗阻的诊断敏感性为50％，特异性为 58％～80％；对急性阑尾炎诊断无价值；因胆管结石含钙量低，X 线穿透率超过 75％，因此腹部平片检查已被超声取代；平片检查对肠系膜动脉栓塞的诊断准确度仅为 28％。

3. 腹部超声

腹部超声对急性阑尾炎诊断敏感性为93％，特异性为91％，尤其适用于儿童与孕妇。其诊断腹主动脉瘤的敏感性接近100％，特别是对病情不稳定的患者，床旁超声有助于确定或排除诊断。超声检查也是胆管疾病的首选，其诊断敏感性与特异性分别为91％与98％。

4. CT

CT对急性阑尾炎早期诊断很有价值，敏感性和特异性超过90％。CT检查胆总管病下段病变优于超声检查；对小肠梗阻诊断敏感性超过95％，特异性为83％～96％，可鉴别小肠梗阻与结肠梗阻；对腹主动脉瘤的诊断敏感性接近100％，能清楚显示有渗漏的动脉瘤。

5. MRI/MRCP

基本与CT检查一致，但对于胆管疾病的敏感性和特异性明显高于超声和CT。

6. 诊断性腹腔穿刺

特别对于内脏破裂、癌结节破裂、急性重症胰腺炎以及腹膜炎有重要意义。穿刺液应做常规、生化检查，必要时需做细菌培养。

7. 心电图检查

对年龄较大的急性腹痛患者应做心电图检查，这不仅是为了排除心肌梗死，了解心脏、冠状动脉供血情况，也为采取一些应急措施做准备。

五、鉴别诊断

发生急性腹痛需要外科手术者，称为外科急腹症，是急性腹痛中最复杂、最危重的病症，需很快做出判断，并安排手术治疗。但有些疾病，如大叶性肺炎、急性心肌梗死，如误诊为胆囊炎、阑尾炎而进行手术，则会给患者带来严重后果。一般说来在有下述情况时，应考虑为外科急腹症：腹痛急速发生，多无前驱症状；

先有腹痛，然后有发热；腹胀；压痛明确而固定，有反跳痛，有明显肌紧张；触到腹部肿块；肝浊音界消失；以往无腹水而突然出现移动性浊音；肠鸣音减弱或消失；腹痛持续 6 h 以上不缓解；伴有休克。

突发的急剧腹痛，多见于胃、肠急性穿孔，肝、脾、异位妊娠破裂，肠扭转伴血液循环障碍、急性肠系膜上动脉梗死、胆管蛔虫病、急性心肌梗死。而炎症性疾病引起的腹痛往往是急性起病，逐步加重的，无突发腹痛的特点，如急性阑尾炎、胰腺炎、胆囊炎等。典型的腹主动脉瘤破裂呈急性背痛、侧腹痛或腹痛、低血压三联症，部分患者可触及腹部包块。但同时有这三联症的患者不到 25%，故误诊率可高达 30%～60%。异位妊娠多有停经史，尿人绒毛膜促性腺激素（β-human chorionic gonadotropin hormone，β-HCG）呈阳性，如β-HCG呈阴性，则基本可排除异位妊娠；双合诊检查发现宫颈举痛，阴道后穹隆穿刺抽出不凝固血液对确定诊断极有价值。超声检查也有助于诊断。急性心肌梗死可出现上腹痛，老年患者以及存在心脏病危险因素者发生上腹痛时，应将心电图作为常规检查。

腹痛的性质：阵发性绞痛见于空腔脏器的梗阻，如胆绞痛、肾绞痛、肠绞痛等。持续性腹痛多见于腹腔内脏器的炎症，如急性胆囊炎、阑尾炎、胰腺炎、腹膜炎。持续腹痛伴阵发性加剧，见于急性胰腺炎、急性胆囊炎、胆石症、绞窄性肠梗阻。

腹痛与体位的关系：痛时辗转不安、喜按，如胆管蛔虫病。痛时体位固定、不敢活动、拒按，如急性腹膜炎。

固定性压痛对确定病变部位更具有重要意义。腹痛部位的变动有时也可提供有用的诊断线索。如急性阑尾炎初期疼痛表现在上腹部或脐周，以后则转移到右下腹部。如输尿管结石，随着结石的下移，腹痛的部位也有改变（表 2-3）。

表 2-3　常见患病脏器牵涉痛部位

患病脏器	牵涉痛部位	患病脏器	牵涉痛部位
胃、胰	左上腹、肩胛间	阑尾炎	上腹部或脐周
肝、胆	右肩部	子宫与直肠疾病	腰骶部
消化性溃疡穿孔	肩顶部	急性心肌梗死	左臂、颈或下颌部
输尿管结石	大腿内侧、会阴部		

六、内科处理

对于急腹症患者，应常规进行血氧浓度监测，根据需要供氧、心电监护并留置静脉通道。必要时给予胃肠减压，缓解腹胀，也可保留尿管，监测尿量。

传统观点认为，急腹症患者在未明确诊断前不应予以止痛剂治疗，以免掩盖病情、改变体征，最终延误诊断和治疗，但该观点并无理论依据。随着影像学的快速发展，为急腹症诊断提供了极有价值的客观证据，越来越多的研究显示，使用吗啡 5 mg 或 0.1 mg/kg 能缓解患者的疼痛，而不会延误临床诊断或影响手术决定。静脉注射小剂量的止痛剂可以消除腹痛，但腹部压痛仍然存在，止痛剂能减少患者的烦躁，放松腹肌，这样可能有助于发现阳性体征。给予某些患者麻醉止痛剂以帮助诊断是安全和人道的，并且能提高诊断的准确度。目前没有证据证明使用止痛剂会掩盖腹部体征或引起病死率、致残率升高。

多次反复的评估和多科会诊有助于腹痛的及时诊断并了解疾病的进程。

七、外科处理

（一）手术适应证

需外科处理的急性腹痛称为急腹症。急腹症是指腹部、盆腔和腹膜后组织或脏器因急性炎症、穿孔、梗阻、绞窄或血管栓塞等引起以急性腹痛为主要症状的腹部疾病。急腹症往往发病急骤，进展迅速，病情较重，情况复杂，如不迅速做出诊断并及时进行治疗，患者的病情可能因被延误而加重，使治疗的难度增加，并可能影响患者的预后，甚至危及生命。通常诊断明确者，大多需行急诊手术。暂时难以明确诊断者，应采用积极的非手术治疗，密切观察，并进行各种必要的检查，以明确诊断。

外科急腹症的手术适应证为：①腹腔内活动性出血。②原发病变严重的炎症性或穿孔性急腹症。③梗阻性急腹症出现绞窄症状，疑有肠坏死。④病因一时难以明确，但症状、体征典型，无局限趋势。⑤经积极非手术治疗后腹痛不缓解，体征不减轻，病情反而加重。在紧急情况下，掌握剖腹探查适应证，比确定原发性疾病性质还重要。在某些外科急腹症时，开腹探查是最有效的诊断和治疗方法。

（二）手术方式

根据术前病因的诊断，选择恰当的手术切口，做到既满足手术需要，充分暴露病变部位利于手术操作，又尽可能减轻对患者腹壁的创伤。

对于炎症性的病变，治疗原则是尽快消除病因，使炎症与感染局限，清除、引流脓液或脓性渗出。如急性阑尾炎，行阑尾切除术，少数阑尾脓肿保守治疗无效时可行脓肿切开引流；急性化脓性胆管炎，手术方式力求简单有效，主要是胆管切开探查和引流术。对于外伤性肝脾破裂、腹腔内活动性出血的患者，开腹后，首先要找到活动性出血部位，并立即压迫、钳夹、缝扎止血或将破裂的脏器（脾、肾）切除，以挽救患者的生命。如术前对腹腔脏器损伤部位或出血部位诊断不明确，或怀疑有多个脏器损伤，必须按手术规程，系统、仔细而有序的探查腹内实质脏器和空腔脏器，如肝、脾、肾、胃、十二指肠、空肠、回肠、结肠和直肠，还要注意腹膜后脏器，如双肾、胰腺等，以防漏诊。对于完全性机械性肠梗阻患者，手术的目的是解除梗阻，恢复肠腔的通畅，当有肠绞窄时，应判断肠壁是否已发生缺血坏死，以决定是否需行肠切除以及切除的范围。

（三）术后并发症

急腹症的术后常见并发症有以下几种。

1. 内出血

内出血多因术中止血不完善、血管结扎线松脱或手术探查不彻底，遗漏了出血部位。对于此类情况，大多应再次手术止血。

2. 腹腔脓肿

急腹症的患者手术时往往腹腔内已有较重的炎症，甚至有脓液或肠内容物的污染，术后可在腹腔的不同部位形成残余脓肿。应及时行抗炎、理疗等治疗，无效时需行手术引流。

3. 肠瘘

多发生于肠道的吻合或修补术后、阑尾切除术后。如感染局限，体液和营养丢失较少，经抗炎、肠外营养等保守治疗，多数患者可自行愈合。

4. 粘连性肠梗阻

粘连性肠梗阻与手术损伤、异物刺激等因素有关，阑尾切除术后发生粘连性肠梗阻最为常见。约80%以上的粘连性肠梗阻患者经积极正规内科治疗后可以缓解，无效时应手术。

5. 切口感染

急腹症的手术切口多为Ⅱ、Ⅲ类切口，易发生术后切口感染，表现为切口处跳痛，局部红肿伴压痛，有脓性分泌物，体温升高等。此时应拆除部分缝线，引流伤口，如有坏死组织，应予以清除，经敷料交换促使其愈合，或待伤口内肉芽新鲜时行二期缝合。

第四节　慢性腹泻

腹泻是一种常见症状，是指排便次数增多（>3 次/d），粪质稀薄，水分增加（含水量>85%），每日排便量超过 200 g，可伴有黏液、脓血，或含未消化食物，常伴有排便急迫感及腹部不适，或肛门不适、失禁等症状。慢性腹泻（chronic diarrhea）指病程至少在 4 周以上，常超过 6～8 周，或间歇期在 2～4 周内的复发性腹泻。慢性腹泻属于中医的"泄泻"范畴。

一、病因病理

(一) 西医病因病理

慢性腹泻的病期在 6～8 周以上，常表现为脂肪泻、水泻或炎症性腹泻，病因比急性腹泻更复杂。

1. 病因及发病机制

(1) 肠道感染性疾病：慢性阿米巴痢疾、慢性细菌性痢疾、肠结核、梨形鞭毛虫病、肠道念珠菌病等常引起慢性腹泻。这是因病原体引起肠黏膜炎症，渗出大量的黏液和脓血，导致腹泻。

(2) 肠道非感染性炎症：如炎症性肠病（克罗恩病和溃疡性结肠炎）、放射性肠炎、缺血性结肠炎、尿毒症性结肠炎。这些疾病可引起肠黏膜充血、水肿、出血，甚至发生溃疡、坏死，而致腹泻发生。

(3) 肿瘤：如大肠癌、结肠腺瘤病（息肉）、小肠恶性淋巴瘤、胃泌素瘤、类癌、血管活性肠肽瘤等。可分泌血管活性肠肽，刺激肠黏膜分泌大量的黏液，或癌肿本身的溃疡、糜烂、出血，均可引起腹泻。

(4) 小肠吸收不良。①原发性小肠吸收不良：如热带性口炎性腹泻，成人乳糜泄。②继发性小肠吸收不良：消化不良（胰消化酶缺乏，如慢性胰腺炎，胰腺癌，胰瘘等）；双糖酶缺乏，如乳糖不耐受症等；胆汁排出受阻和结合胆盐不足，如肝外胆管梗阻、肝内胆汁淤积等；小肠吸收面积减少，即小肠切除过多（短肠综合征）等；小肠浸润性疾病（Wipple 病、系统性硬化症等）。这些疾病主要可致小肠黏膜的萎缩，吸收面积的减少，或某些酶、胆汁的缺乏，主要引起对脂肪的吸收障碍，而多发生脂肪泻。

(5) 动力性腹泻：肠蠕动紊乱（多数为加速）引起，如肠易激综合征、胃大部分切除术后、迷走神经切断后、部分性肠梗阻、甲状腺功能亢进、肾上腺皮质功能减退症等。可引起肠蠕动增快，致使应在肠道吸收的物质不能被吸收，而发生腹泻。

（6）药源性腹泻：泻药，如酚酞、番泻叶等；抗生素，如林可霉素、克林霉素等；降压药，如利血平、胍乙啶等；肝性脑病用药，如乳果糖、山梨醇等。这些药物，可使肠腔内渗透增加，影响水的吸收，肠内容积增大，使肠管扩张，肠蠕动加速，而发生腹泻。

2. 病理和病理生理

正常人每24h有大量液体和电解质进入小肠，约9 L以上，主要由小肠吸收，而随粪便排出体外的水分不到200 mL，这是水在肠道分泌和吸收过程动态平衡的结果，如平衡失调，每日肠道内只要增加数百毫升水分足以引起腹泻。从病理生理角度，可将腹泻分为肠腔内存在大量不能吸收、有渗透活性的溶质；肠腔内电解质的过度分泌；炎症所致病理渗出物大量渗出；肠道运动功能失调而致肠蠕动亢进。据此可将腹泻分为渗透性、分泌性、渗出性和胃肠道运动异常等4种类型。

（二）中医病因病机

1. 感受外邪

六淫之邪，能使人发生泄泻，其中以寒湿暑热等引起的较为多见。脾喜燥而恶湿，湿邪最能引起泄泻，其他寒邪或暑热之邪，除了侵袭皮毛肺卫之外，也能直接影响于脾胃，使脾胃功能障碍，而引起泄泻，但仍多与湿邪相兼为病。

2. 饮食所伤

饮食不节，宿食内停；或过食肥甘，呆胃滞脾；或多食生冷，误食不洁之物，损伤脾胃，大肠传导失职，升降失调，而发生泄泻。

3. 情志失调

平素脾胃虚弱，复因情志影响，忧思恼怒，精神紧张，以致肝气郁结，横逆乘脾，运化失常，而成泄泻。

4. 脾胃虚弱

脾主运化，胃主受纳，若因长期饮食失调，劳倦内伤，久病缠绵，均可导致脾胃虚弱，不能受纳水谷和运化精微，水谷停滞，清浊不分，混杂而下，遂成泄泻。

5. 肾阳虚衰

久病之后，损伤肾阳，或年老体衰，阳气不足，脾失温煦，水谷运化失常，而致泄泻；此外，肾司开合，开窍于前后二阴，为胃之关，关门不固亦可致泄。

泄泻的病变主要在脾胃与大小肠。其致病原因，有感受外邪、饮食所伤、七情不和及脏腑虚弱等，但主要关键在于脾胃功能障碍。慢性泄泻多与脾虚生湿，健运无权，或在脾虚基础上，肝气乘脾，或肾阳虚而不能助脾腐熟水谷所致，病属虚证或虚实夹杂证。

总之，脾病湿胜是导致本病发生的重要因素。外因与湿邪关系最为密切，湿邪侵入，损伤脾胃，运化失常，即所谓"湿胜则濡泄"，内因则与脾关系最为密切，脾失健运，水谷不化精微，湿浊内生，混杂而下，发生泄泻；肝、肾所引起的泄泻，也多在脾病的基础上产生。脾病失运，可造成湿盛，而湿盛又可影响脾的运化，故脾病与湿盛是相互影响的。

二、临床表现

慢性腹泻主要是指病程6～8周以上，以大便次数增多，粪质溏稀，甚至泻如水样，或夹有黏液，可有腹痛腹胀，且便后减轻，部分患者或有发热消瘦，主要的体征可有腹部压痛，或肠鸣音活跃。

三、实验室与其他检查

（一）粪便检查

粪便常规检查可发现出血、吞噬细胞、白细胞、原虫、虫卵、脂肪滴、未消化食物等。粪便培养可发现致病微生物，如弯曲杆菌属、沙门菌属、志贺菌属、艰难梭菌属等，通常水样便培养不易获得阳性结果。必要时行粪便电解质浓度和24h排量测定，粪便渗透压和血浆－粪便溶质差测定，及粪便滤液 pH 测定。

（二）血液检查

血常规和生化检查了解有无贫血、白细胞增多以及电解质和酸碱平衡情况。

（三）小肠吸收功能试验

1. 粪脂测定

粪脂量超过正常时反映小肠吸收不良，可因小肠黏膜病变、小肠内细菌过度生长或胰腺外分泌不足等原因引起。

2. D-木糖吸收试验

阳性者反映空肠疾病或小肠细菌过度生长引起的吸收不良。在仅有胰腺外分泌不足或仅累及回肠的疾病，木糖试验正常。

3. 维生素 B_{12} 吸收试验

在回肠功能不良或切除过多，小肠细菌过度生长及恶性贫血时，维生素 B_{12} 尿排泄量低于正常。

4. 胰功能试验

功能异常时表明小肠吸收不良由胰腺疾病引起。

5. 呼气试验

氢呼气试验，诊断乳糖或其他双糖吸收不良，小肠内细菌过度生长或小肠传递过速有价值；^{14}C-甘氨酸呼气试验，在回肠功能不良或切除过多及小肠细菌过度生长时，肺呼出的 ^{14}C 标记的 CO_2 和粪排出的 MC 标记的 CO_2 明显增多。

6. 乳糖耐量试验

给 50 g 乳糖，测定 2h 血糖浓度，正常人应提高 1.1 mmol/L（20 mg/dL），乳糖酶缺乏者低于此值。

（四）血浆激素和介质测定

对分泌性腹泻的诊断有重要或决定性意义。包括血浆活性肠肽（VIP 瘤）、促胃泌素（Zollinger-Ellison 综合征）、5-羟色胺、P 物质、组胺、降钙素（甲状腺髓样癌）、甲状腺激素（甲状腺功能亢进症）、尿 5-羟吲哚乙酸（类癌）等。

(五) X 线检查

根据病情需要，选择腹部平片、X 线钡餐、钡灌肠等检查。可以观察胃肠道黏膜的形态，胃肠道肿瘤，小肠的吸收分泌功能状态，胃肠动力功能，胆石、胰腺或淋巴结钙化。CT 和选择性血管造影检查以发现原发和转移瘤。

(六) 内镜检查

结肠镜检查和活检可以发现结肠肿瘤、炎症性肠病、放射性肠炎、缺血性肠炎和肠道特异性炎症等。小肠镜可观察十二指肠和空肠近端病变并做活检。怀疑胆管和胰腺疾病时，经内镜逆行胰胆管造影（ERCP）有重要价值。

(七) B 型超声显像

为无创伤和无放射性检查，怀疑肝胆胰的病变，应优先采用。

(八) 小肠黏膜活组织检查

某些寄生虫，如贾第虫属、类圆线虫等感染大便中难以检测到病原菌，弥漫性小肠黏膜病变，如热带口炎性腹泻、乳糜泻、Whipple 病、弥漫性小肠淋巴瘤等，可经口插入小肠活检管吸取小肠黏膜做病理检查以帮助诊断。

四、诊断与鉴别诊断

(一) 诊断要点

1. 西医诊断

多数慢性腹泻患者只需根据病史、体征及必要的实验室检查等可明确诊断，但对于常规检查不能确诊者，为进一步明确引起腹泻的病因，当结合患者的特点做出选择。同时在对腹泻患者进行诊断时，当详细了解患者以下几点情况。

（1）年龄、性别、籍贯、职业等一般资料：乳糖酶缺乏和先天性氯泻多从儿童期起病；功能性腹泻、溃疡型肠结核和炎症性肠病多见于青壮年；结肠癌多见于男性老年人；甲状腺功能亢进症多见于女性；血吸虫病见于流行区的农民和渔民等。

（2）排便情况与腹痛性质：病变在直肠和（或）乙状结肠的患

者多有便意频繁和里急后重，每次排粪量少，有时只排出少量气体和黏液，粪色较深，多呈胶冻状，可混有血液，如有腹痛，多为持续性，位于下腹或左下腹，便后可稍减轻。小肠病变的腹泻无里急后重，粪便稀烂成液状，色较淡；慢性胰腺炎和小肠吸收不良者，粪呈油腻状，多泡沫，含食物残渣，有恶臭。肠结核和肠易激综合征常有腹泻与便秘交替现象。肠易激综合征的功能性腹泻多在清晨起床后和早餐后发生，每日 2～3 次，粪便有时含大量黏液。

（3）其他症状和体征：慢性腹泻伴发热时，要考虑克罗恩病、溃疡性结肠炎、阿米巴病、淋巴瘤和肠结核等。显著消瘦和（或）营养不良要考虑引起小肠吸收不良的各种疾病、胃肠道癌和甲状腺功能亢进症。有关节炎症状的要考虑溃疡性结肠炎、克罗恩病、Whipple 病。腹块常提示肿瘤或炎性病变，炎性肿块的质地一般比肿瘤软，但压痛较显著。腹部显著压痛常见于结肠炎、结肠憩室炎、克罗恩病和阑尾脓肿等。

（4）实验室及其他检查包括粪便检查、血液检查、小肠吸收功能试验、血浆激素和介质测定、X 线检查、内镜检查、B 型超声显像、小肠黏膜活组织检查等，可帮助诊断。

2. 中医辨病与辨证要点

慢性腹泻相当中医的久泻，病机虚实错杂，临证宜加详辨。

（1）辨病要点：慢性腹泻，病程较长，以大便次数增多，粪质变稀为主要表现。粪质或清稀如水，或黄褐黏滞不爽，或臭如败卵。泄泻迁延日久，大便次数相对减少，粪质多溏，可夹有不消化食物或黏液，每因劳倦、受凉、饮食不慎及情志因素而发。本病当与痢疾、霍乱等相鉴别。其鉴别要点，见表 2-4。

表 2-4　泄泻、痢疾与霍乱的鉴别要点

	泄泻	痢疾	霍乱
病位	脾胃与大小肠	肠	肠胃
病机	脾虚湿盛	气血凝滞，脂络受损	感受秽浊时邪，损伤脾胃，升降失常，清浊相凝而下

续表

	泄泻	痢疾	霍乱
症状	便次增多，粪质变稀，可伴腹痛，腹胀，肠鸣	腹痛、里急后重，下痢赤白脓血为主	起病急骤，猝然发病，上吐下泻，腹痛或不痛不特征，可伴有皮肤弛皱，目眶凹陷等
治疗	重在健脾化湿	重在调气行血	重在辟秽泄浊

（2）辨证要点：泄泻一病，主要根据患者的主要症状、体征、舌象和脉象，并结合起病特点，进行辨证。①辨病位：慢性腹泻病位在脾，与肾肝密切相关。如大便时溏时泻夹有水谷不化，稍进油腻之物，则大便次数增多，面黄肢倦者，多为脾胃虚弱；如平时常感胸胁胀闷，嗳气食少，每因情志郁怒而发作或加剧者，多为肝郁犯脾；如腹泻常发生在黎明之前，伴有腹痛肠鸣，泻后则安，形寒肢冷，腰膝酸软者，多为肾阳虚衰。②辨寒热虚实：一般而言，粪质清稀如水，腹痛喜温，畏寒，完谷不化，手足欠温者，多属寒证；如粪便黄褐而臭秽，肛门灼热，泄下急迫，小便短赤，口渴喜冷饮者，多属热证；脘腹胀满，腹痛拒按，泄后痛减，小便不利者，多为实证；腹痛不甚，腹痛喜按，小便利，不渴者，多属虚证。黄白腻苔属湿热，白润腻苔属寒湿，舌质淡嫩属阳虚，舌质淡嫩而见黄白腻苔者为虚寒夹湿热之象。

（二）鉴别诊断

引起慢性腹泻的疾病有很多，在此仅介绍最常见的三种。

1. 慢性非特异性溃疡性结肠炎

好发于中青年，病变主要侵犯直肠、乙状结肠及降结肠，也可侵犯右半结肠。其粪便呈糊状或稀便，常混有黏液脓血，重者仅排出黏液脓血而无粪质。常伴有腹痛，里急后重等症状。少数病例可有关节痛、杵状指等症状。结肠镜可见：黏膜多发性溃疡，伴充血、水肿，病变多从直肠开始，且呈弥漫性分布；黏膜粗糙呈细颗粒状，血管模糊，质脆易出血；病变反复发作者可见假息肉，结肠袋消失，肠壁增厚等表现。黏膜活组织学检查呈炎性反应，同时可见糜烂、溃疡、隐窝脓肿、腺体异常排列、杯状细胞减少及上皮变化。X线钡剂灌肠可见：黏膜皱襞粗乱或有细颗粒变化；多发性浅龛影或小的充盈缺损；肠管缩短，结肠袋消失呈管状。

2. 克罗恩病

好发于青壮年，病变可侵及全消化道，但多见于回肠末端及其相邻近的盲肠、升结肠。腹泻的特点为每日大便 3～6 次不等，多为糊状或稀便，少有黏液脓血。右下腹常有压痛，有时右下腹可扪及包块。少数患者可有关节炎等肠外表现。肠镜可见跳跃式分布的纵行或匐行性溃疡，周围黏膜正常或增生呈鹅卵石样，或病变活检有非干酪样坏死性肉芽肿或大量淋巴细胞聚集。X线表现有胃肠道的炎性病变，如裂隙状溃疡、鹅卵石征、假性息肉、多发性狭窄等。

3. 肠结核

多见于青少年和壮年，女性多于男性。本病的好发部位是回肠末端或右半结肠。腹泻是溃疡型肠结核的主要症状，常与便秘交替出现，腹泻特点为粪便呈糊状或水样，每日 3～5 次，重者可达 10 次以上。常伴有发热盗汗等结核中毒症状。结肠镜检查可看到溃疡或增生性病变，活检若发现结核性病变（干酪性肉芽肿）则可确诊。X线钡剂检查可见回盲部有激惹、钡剂充盈缺损或狭窄等征象。结核菌素试验阳性，抗结核治疗 6 周后病情改善。

肠结核与克罗恩病鉴别诊断较为困难，尤其是与增生性肠结核的鉴别诊断非常困难，有时需手术探查，必要时可试行抗结核诊断性治疗。

五、治疗

(一) 中医治疗

慢性腹泻临床表现错综复杂，辨证时要首先区别寒热虚实，但病变过程中往往出现虚实兼夹，寒热互见，故而辨证时，应全面分析。在治法上，《医宗必读》提出治泄九法，淡渗、升提、清凉、疏利、甘缓、酸收、燥脾、温肾、固涩，在临床上可灵活使用。

1. 辨证论治

（1）寒湿困脾。

主要证候：大便清稀或如水样，腹痛肠鸣，脘闷食少，舌质淡，舌苔薄白，或白腻，脉濡缓。治法：温脾散寒，芳香化湿。

方药：藿香正气散。方中藿香辛温散寒，芳香化湿，是为主药；白术、茯苓健脾除湿；陈皮、厚朴、大腹皮理气消满，疏利气机；紫苏、白芷解表散寒；半夏曲醒脾燥湿；桔梗宣肺利膈，甘草大枣和中。本方既能散寒，又能化湿除满，健脾宽中，调理脾胃，使湿浊内化，脾胃功能得到恢复，而泄泻自止。

兼有表证者可加荆芥、防风，但中病及止，不可过汗；湿邪偏重，无表证者，症见胸闷、腹胀、尿少，肢体倦怠，苔白腻者，可用胃苓汤；寒湿化热者，去大枣，加黄连、黄芩、葛根；气虚者，加党参、山药；脾肾阳虚者，加附子、干姜。

（2）湿热蕴脾。

主要证候：腹泻腹痛，泄下急迫，肛门灼热，泄下不爽，粪色黄褐而恶臭，烦热口渴，小便短赤，舌质红，舌苔黄腻，脉濡数或滑数。

治法：清热利湿，升阳止泻。

方药：葛根芩连汤。方中黄芩、黄连苦寒清热燥湿；葛根解肌清热，升清止泄，甘草甘缓和中，调和诸药。

湿邪偏重，症见胸腹满闷，口不渴，或渴不欲饮，舌苔微黄厚腻，脉濡缓，可合平胃散；夹食滞者宜加神曲、麦芽、山楂；夏季盛暑之时，证见泄泻如水，自汗面垢，烦渴尿赤，可加藿香、香薷、扁豆衣。

（3）脾虚食积。

主要证候：腹痛肠鸣，大便溏薄，有腐臭气，排便不爽，伴有不消化食物，脘腹痞胀，纳少嗳腐，舌淡，苔腐或厚腻，脉弦缓。

治法：消食导滞，补脾健胃。

方药：保和丸。本方以消食导滞为主，并能和胃除湿，方中山楂、神曲、莱菔子消食导滞，宽中除满为主药；佐以陈皮、半夏、茯苓和胃祛湿；连翘以消食清郁热。腹胀重者，加槟榔、枳壳、木香、厚朴；呕吐加白豆蔻、砂仁；大便不爽加槟榔；食积化热，舌苔黄腻者，加黄连；脾虚明显者，可用健脾丸。

食滞者多损伤中气，气虚者食滞，食滞者宜消，气虚者宜补，若只健脾则愈补愈泄，必致气机不利，已滞之邪不得去，反之，单消不补，则正气愈虚，积滞难下，所以当消补兼施，避免闭门留寇。治疗同时当节制饮食。

（4）肝郁脾虚。

主要证候：素有胸胁胀闷，嗳气食少，每因抑郁恼怒或情绪紧张之时，发生腹痛腹泻，伴有腹部下坠感，舌淡红，脉弦缓无力。

治法：抑肝扶脾，调理气机。

方药：痛泻要方。方中白术健脾补虚；白芍养血柔肝；陈皮理气醒脾；防风升清止泄。久泄不止者，宜加酸收之品，加重白芍用量，并加少许石榴皮、乌梅、木瓜等；便秘与泄泻交替者，加木香、砂仁；胃中吞酸嘈杂者，加黄连、吴茱萸。

本证情志诱发最为关键，平素应注意心理治疗，辅助药物治疗。

（5）脾胃亏虚。

主要证候：大便时溏时泄，水谷不化，稍进油腻之物，则大便次数增多，饮食减少，脘腹胀闷不舒，面色萎黄，肢倦乏力，舌淡苔白，脉细弱。

治法：健脾益气，渗湿止泻。

方药：参苓白术散。方中用四君子汤以健脾益气为主，山药、白扁豆、莲子肉、砂仁、薏苡仁、大枣以健脾和胃，化湿止泻。桔梗为使，载药上行。形寒肢冷，脉沉迟，腹部冷痛，为脾阳不振，加炮姜、肉豆蔻；中气下陷，见气短少力，大便滑脱不禁，甚则肛门下坠或脱肛者，加黄芪、升麻、柴胡。

本证兼外感时，当标本兼顾，使扶正不留邪，祛邪不伤正。

（6）肾阳亏虚。

主要证候：泄泻多在黎明之前，腹部作痛，肠鸣即泄，泄后则安，形寒肢冷，腰膝酸软，舌淡苔白，脉沉细。

治法：温肾健脾，固涩止泄。

方药：四神丸。方中以补骨脂补肾阳；吴茱萸、肉豆蔻温中散寒；五味子涩肠止泄。

年老体弱，久泄不止，中气下陷，宜加黄芪、党参、白术，或合桃花汤；有血瘀者可用桂枝汤加当归、川芎、赤芍；肾泄为五更泄，但"五更泄"并不都是肾泄，如酒食积滞者，亦常在黎明之前即大便，但便下溏垢或夹有粪块，而无肾阳虚衰之征；此外，"五更泄"，应在睡前服药，若离腹泻时间较长，效果不佳。

2. 其他治法

（1）灌肠疗法：先排空大便，用 37.0～37.5℃ 的中药约 150 mL 保留灌肠，以 10～20 天为一疗程，常用的灌肠用药：白及、黄柏、黄芩、苦参、地榆、白矾或锡类散加味，并根据证候特点加减，如脾虚加黄芪，湿热加黄连等。

（2）脐疗：包括"填脐""敷脐"等法，寒湿腹泻可用石菖蒲、吴茱萸、胡椒研末；湿热腹泻可选用六一散、车前子研末；伤食腹泻用焦山楂、神曲、莱菔子研末；脾肾阳虚用肉桂、干姜末；滑泻不止用五倍子、石榴皮研末。依据病情可选用水、酒、醋调敷。脐疗用药后宜用热水袋加温片刻，以图迅速发挥药效；换药前应将脐眼洗净擦干，2～3h 后再上药；酒、醋等剂型有刺激性，如发现脐孔发红，糜烂应及时停药。

（3）针灸：取脾俞、中脘、梁门、天枢、足三里等穴。肾泄配命门、关元。针用补法，中脘、天枢、关元、命门等皆可用灸法，以温运脾肾阳虚。脾虚配脾俞、关元，肝郁配肝俞、行间；肾虚配命门、肾俞。腹泻特效穴：足外踝最高点之下，赤白肉际交界处，将艾柱或艾条点燃后，温和灸，左右两穴每次各灸 15 分钟，日灸 2 次。

（二）西医治疗

1. 病因治疗

（1）抗感染：适用于志贺菌属、沙门菌、弯曲杆菌、大肠杆菌等所致的腹泻的常用药物，有复方新诺明，每次 1～2 片，一日 2～3 次，口服，首剂加倍。喹诺酮类（诺氟沙星、氧氟沙星、环丙沙星），氧氟沙星每次 100 mg，一日 2～3 次，口服；艰难梭菌感染可用甲硝唑或万古霉素，甲硝唑每次 0.2～0.4 g，一日 3～4 次，口服。肠结核应三联或四联抗结核治疗。阿米巴痢疾可选用甲硝唑；炎症性肠病可选用柳氮磺胺吡啶或 5-氨基水杨酸制剂，如美沙拉嗪、柳氮磺胺吡啶开始每次 0.5～1 g，一日 3～4 次，如无反应可逐渐增至每次 1～1.5 g，每日 3～4 次。待症状好转后再减为维持量，每次 0.5 g，一日 4 次。美沙拉嗪：溃疡性结肠炎，每次 1.0 g，一日 4 次，维持治疗剂量为每次 0.5 g，一日 3 次；克罗恩病，每次 1.0 g，一日 3～4 次，儿童每日 20～30 mg/kg。

（2）其他：乳糖不耐受症不宜用乳制品，成人乳糜泻应禁食麦制品（包括大麦、小麦、燕麦和稞麦）。慢性胰腺炎应补充多种消化酶。因服药所致的腹泻应及时停用有关药物。消化道肿瘤可手术切除或化疗。生长抑制素，如奥曲肽可抑制肿瘤分泌激素，可用于类癌综合征及神经内分泌肿瘤引起的腹泻。

2. 对症治疗

（1）纠正水电解质平衡紊乱：有脱水者应补充液体，轻症用口服补液，病情较重者应静脉补液。根据脱水的性质和血清电解质状况补充氯化钠、氯化钾。有酸碱平衡紊乱者应及时纠正。

（2）纠正营养失衡：根据病情可以补充维生素、氨基酸、脂肪乳剂等营养物质。有缺铁、缺钙者亦应及时补充。

（3）黏膜保护药：硫糖铝、思密达等有黏膜保护作用，可用于感染性或非感染性腹泻，可口服亦可灌肠。

（4）微生态制剂：可以调节肠道菌群。常用制剂有双歧三联活菌每次 420 mg，一日 3 次。复方谷氨酰胺肠溶胶囊每次 2 粒，一日 3 次。

(5) 止泻药：有活性炭、氢氧化铝凝胶、复方地芬诺酯、洛哌丁胺等。氢氧化铝凝胶（含氢氧化铝3.6％～4.4％），每次 4～8 mL，一日 3 次，饭前 1h 和睡前口服。复方地芬诺酯，每次2.5～5 mg，一日2～4次，至腹泻被控制时，应即减少剂量；洛哌丁胺，成人首次 4 mg，以后每腹泻 1 次再服 2 mg，直至腹泻停止或每日用量达 16～20 mg，连续 5 日，若无效则停服。这些药物可引起肠动力障碍，使致病菌定植和侵袭，延长排泄时间，故不能用于感染性腹泻。

(6) 止痛药：654-2、丙胺太林等具有解痉作用，可用于缓解疼痛症状。654-2，每次 10 mg，一日2～3次；丙胺太林，每次15～30 mg，一日 3～4 次，餐前或睡前服，但青光眼、前列腺肥大者慎用。严重炎症性肠病患者中可诱发巨结肠，亦应慎用。

六、临床思路

慢性腹泻属于中医久泻范畴，以便次增多，粪质稀薄为主要特征，可伴有腹痛、腹胀等表现。是临床常见的消化系统疾病之一。病因病机以感受外邪，饮食所伤，七情不和及脏腑虚弱等，而致脾胃功能失常，水谷不化精微，湿浊内生，混杂而下，发生泄泻；脾病造成湿盛，而湿浊又易困脾，因此脾病与湿胜相互影响，互为因果，若进一步发展则损伤脾肾阳气，而致脏腑衰弱，病情缠绵，经久不愈。在治疗上以辨证论治为主，着重于寒热虚实的辨证。在此讨论脾胃亏虚者的中医中药治疗。

脾胃虚弱者，宜健脾益气。慢性腹泻以脾胃功能障碍为主要病机，脾胃为仓廪之官，在体为肉，开窍于口，脾主运化，输布水谷精微，脾胃表里相合，共司升清降浊。而小肠受盛胃中水谷，主转输清浊，清者输于各部，浊者渗入膀胱，下注大肠，大肠传送糟粕，以排出体外。脾胃受损，脾虚运化不及，胃失受纳腐熟，水谷停滞，清浊不分，混杂而下，发为泄泻；脾虚健运失职，则饮食减少，稍进油腻之物，则大便次数增多；脾虚湿阻，气机不畅，故脘腹胀闷不舒；脾胃虚弱，气血来源不足，故见面色萎黄，肢倦乏力，舌淡，苔白，脉细弱；久病及肾，脾肾阳虚可见肠鸣水泻，腹中冷痛，四肢不温，脉沉细。因此对于有脾胃虚弱表现者，临床当加用健脾益气升阳之品，常用的药物有葛根、升麻、苍术、白术等，对于脾肾阳虚者，当补脾益肾，常用药物有炮姜、吴茱萸、附子等。

七、转归与预后

慢性腹泻病程较长，且难治。肝郁、脾虚及肾阳虚泄泻者，病程迁延，经年累月；见目陷皮皱、大便直出无度、手足不温、水谷不入、下泻、呕吐或呃逆，舌红绛无苔，体虚衰而脉洪大者预后不良。泄泻见烦渴引饮、大汗肢冷、面色苍白、脉微欲绝或洪大无根，属危候，多难救治。极少数患者，年老体弱者，久泄不止，造成亡阴亡阳危候。属炎症性肠病者病程较长，预后一般。肠结核虽然病程较长，但通过系统的积极治疗，能够治愈，属恶性肿瘤引起的，预后极差。

八、预防及调护

注意饮食卫生，勿食馊腐不洁之物，勿过食生冷，或肥甘厚腻，或酒食无度，以防饮食所伤，脾胃功能失调；夏季或梅雨季节，勿贪凉露宿，冒雨涉水，或久卧潮湿之地，以防湿邪入侵；注意情志因素，以防肝郁乘脾；加强锻炼，增强体质。

第五节　便　秘

健康人排便习惯多为1日1～2次或1～2日1次，粪便多为成形或为软便，少数健康人的排便次数可达每日3次，或3日1次，粪便可呈半成形或呈腊肠样硬便。便秘（constipation）是指排大便困难、粪便干结、次数减少或便不尽感。便秘是临床上常见的症状，发病率为3.6%～12.9%，女性多于男性，男女之比为1：（1.77～4.59），随着年龄的增长，发病率明显增高。便秘多长期存在，严重时影响患者的生活质量。由于排便的机制极其复杂，从产生便意到排便的过程中任何一个环节的障碍均可引起便秘，因此便秘的病因多种多样，但临床上以肠道疾病最常见，同时应慎重排除其他病因。

一、病因和发病机制

（一）排便生理

排便生理包括产生便意和排便动作两个过程。随着结肠的运动，粪便被逐渐推向结肠远端，到达直肠。直肠被充盈时，肛门内括约肌松弛，肛门外括约肌收缩，称为直肠肛门抑制反射。直肠壁受压力刺激并超过阈值时产生便意。睡醒及餐后，结肠的动作电位活动增强，更容易引发便意。这种神经冲动沿盆神经传至腰骶部脊髓的排便中枢，再上传到丘脑达大脑皮质。若条件允许排便，则耻骨直肠肌、肛门内括约肌和肛门外括约肌均松弛，两侧肛提肌收缩，盆底下降，腹肌和膈肌也协调收缩，腹压增高，促使粪便排出。

（二）便秘的病因

以上排便生理过程中任何一个环节的障碍均可引起便秘，病因主要包括肠道病变、全身性疾病和神经系统病变（表2-5）。此外，还有些患者便秘原因不清，治疗困难，又称为原发性便秘、慢性特发性或难治性便秘。

表2-5　便秘的病因

部位	范围
肠道	结肠梗阻：腔外（肿瘤、扭转、疝、直肠脱垂）、腔内（肿瘤、狭窄）

续表

部位	范围
全身性	结肠肌肉功能障碍：肠易激综合征、憩室病
	肛门狭窄/功能障碍
	其他：溃疡病、结肠冗长、纤维摄入及饮水不足
	代谢性：糖尿病酮症、卟啉病、淀粉样变性、尿毒症、低钾血症
	内分泌：全垂体功能减退症、甲状腺功能减退症、甲状腺功能亢进症合并高钙血症、肠源性高血糖素过多、嗜铬细胞瘤
	肌肉：进行性系统性硬化病、皮肌炎、肌强直性营养不良
神经病变	药物：止痛剂、麻醉剂、抗胆碱能药、抗抑郁药、降压药等
	周围神经：Hirschsprung 病、肠壁神经节细胞减少或缺如、神经节瘤病、自主神经病
	中枢神经：肠易激综合征、脑血管意外、大脑肿瘤、帕金森病、脊髓创伤、多发性硬化、马尾肿瘤、脑脊膜膨出、精神/人为性因素

二、诊断

首先明确有无便秘，其次明确便秘的原因。便秘的原因多种多样，首先应排除有无器质性疾病，尤其是有报警症状时，如便血、消瘦、贫血等。因此，采集病史时应详细询问，包括病程的长短，发生的缓急，饮食习惯，食物的质和量，排便习惯，是否服用引起便秘的药物，有无腹部手术史，工作是否过度紧张，个性及情绪，有无腹痛、便血、贫血等伴随症状。体格检查时，常可触及存留在乙状结肠内的粪块，需与结肠肿瘤、结肠痉挛相鉴别。肛门指检可为诊断提供重要线索，如发现直肠肿瘤、肛门狭窄、内痔、肛裂等，根据病史及查体的结果，确定是否需要进行其他诊断性检查。

（一）结肠、直肠的结构检查

1. 内镜

内镜可直观地检查直肠、结肠有无肿瘤、憩室、炎症、狭窄等，必要时取活组织病理检查，可帮助确诊。

2. 钡剂灌肠

钡剂灌肠可了解直肠、结肠的结构，发现巨结肠和巨直肠。

3. 腹部平片

腹部平片能显示肠腔扩张、粪便存留和气液平面。

（二）结肠、直肠的功能检查

对肠道解剖结构无异常，病程达 6 个月以上，一般治疗无效的严重便秘患者，可进一步做运动功能检查。

1. 胃肠通过时间（GITT）测定

口服不同形态的不透 X 线标志物，定时摄片，可测算胃肠通过时间和结肠通过时间，有助于判断便秘的部位和机制，将便秘区分为慢通过便秘、排出道阻滞性便秘和通过正常的便秘，对后 2 种情况，可安排有关直肠肛门功能检查。

2. 肛门直肠测压检查

采用灌注或气囊法进行测定，可测定肛门内括约肌和肛门外括约肌的功能。痉挛性盆底综合征患者在排便时，肛门外括约肌、耻骨直肠肌及肛提肌不松弛。Hirschsprung 病时，肛门直肠抑制反射明显减弱或消失。

3. 其他

包括肛门括约肌、直肠壁的感觉检查，肌电记录及直肠排便摄片检查等。

（三）其他相关检查

在询问病史及查体时，还应注意有无可引起便秘的全身性疾病或神经病变的线索，如发现异常，则安排相应的检查以明确诊断。

三、治疗

应采取主动的综合措施和整体治疗，注意引起便秘的病理生理及其可能的环节，合理应用通便药。治疗措施包括以下几点。

（1）治疗原发病和伴随疾病。

（2）改变生活方式，使其符合胃肠道通过和排便生理。膳食纤维本身不被吸收，能使粪便膨胀，刺激结肠运动，因此对膳食纤维摄取少的便秘患者，通过增加膳食纤维可能有效缓解便秘。含膳食纤维多的食物有麦麸、水果、蔬菜、大豆等。对有粪便嵌塞的患者，应先排出粪便，再补充膳食纤维。

（3）定时排便，建立正常排便反射：定时排便能防止粪便堆积，这对于有粪便嵌塞的患者尤其重要，需注意训练前先清肠。另外，要及时抓住排便的最佳时机，清晨醒来和餐后，结肠推进性收缩增加，有助于排便。因此，应鼓励、训练患者醒来和餐后排便，使患者逐渐恢复正常的排便习惯。

（4）适当选用通便药，避免滥用造成药物依赖甚至加重便秘：容积性泻剂能起到膳食纤维的作用，使粪便膨胀，刺激结肠运动，以利于排便。高渗性泻剂包括聚乙烯乙二醇、乳果糖、山梨醇及高渗电解质液等，由于高渗透性，使肠腔内保留足够的水分，软化粪便，并刺激直肠产生便意，以利于排便。刺激性泻剂，如蓖麻油、蒽醌类药物、酚酞等，能刺激肠蠕动，增加肠动力，减少吸收，这些药物多在肝脏代谢，长期服用可引起结肠黑便病，反而加重便秘。润滑性泻剂，如液状石蜡能软化粪便，可口服或灌肠。

（5）尽可能避免药物因素，减少药物引起便秘。

（6）手术治疗：对 Hirschsprung 病，手术治疗可取得显著疗效。对顽固性慢通过性便秘，可考虑手术切除无动力的结肠，但应严格掌握手术适应证，必须具备以下几点：①有明确的结肠无张力的证据。②无出口梗阻的表现，不能以单项检查确诊出口梗阻性便秘。③肛管收缩有足够的张力。④患者无明显焦虑、抑郁及其他精神异常。⑤无肠易激综合征等弥漫性肠道运动的证据。⑥发病时间足够长，对发病时间短的或轻型患者，首选保守治疗，长期保守治疗无效才考虑手术治疗。

四、Hirschsprung 病（先天性巨结肠）

先天性巨结肠是由于胚胎时期肠管肌层副交感神经细胞自头端向尾端迁移过程中出现障碍所致。由于无神经节细胞的肠管无正常的肠蠕动波，因此对扩张反应表现为整体收缩，从而导致功能性肠梗阻。1888 年 Hirschsprung 系统描述该病以"结肠扩张与肥大引起新生儿便秘"为特征，因此国际上命名该病为 Hirschsprung 病，翻译为无神经节性巨结肠、肠无神经节症等。

发病率：性别差异很大，男女比为（3～4）：1。5%～10%的病例有家族史，以女性患者为甚。临床分型：神经细胞的缺如总是起始于肛门，而以不同的距离终止于近端肠管。临床上按照无神经节细胞肠管延伸的范围分为五型：①短段型：肠无神经节症仅累及直肠末端，约占该病的 10%。②普通型：病变累及乙状结肠，约占 75%。③长段型：病变累及降结肠以上，约占 10%。④全结肠型：全结肠及部分末段回肠受累，约占 5%。⑤全肠无神经节细胞症：罕见。

病理生理：正常肠管的运动是由肌间神经丛的神经节细胞支配，并与副交感神经纤维即节后胆碱能神经元相连接形成肌间Auerbach 神经丛，自主地发动和调节肠管蠕动。本病的无神经节细胞肠管的肠壁肌间神经丛和黏膜下神经丛的神经节细胞缺如，丧失了对副交感神经的调节，直肠环肌不断地受副交感神经兴奋影响，经常呈痉挛状态；同时副交感神经纤维增生，释放乙酰胆碱增多，胆碱酯酶活性增强，导致肠管呈持续痉挛状态。临床上表现为功能性肠梗阻症状。

（一）诊断

1. 临床表现

（1）胎粪排出延迟：约 90% 病例出生后 24 h 内无胎粪排出或仅排出极少量，2～3 d 后方排出少量胎粪，严重者甚至延迟至生后10 d 以上，因而出现肠梗阻症状，当胎粪排出后症状多能缓解。

（2）便秘、腹胀：经常出现慢性便秘或间歇性便秘，继之出现进行性腹胀、食欲不振、腹泻、乏力、生长发育不良等。

（3）呕吐：约 60% 病例出现胆汁性呕吐，其严重程度与便秘和腹胀程度成正比。临床上所见病变肠管越短，腹胀、呕吐等症状越明显。

2. 辅助检查

（1）肛门检查：对短段型，肛门指诊可探及直肠内括约肌痉挛和直肠壶腹部的空虚感；对普通型，示指可达到移行区而感到有一缩窄环。指检同时可激发排便反射，当手指退出时，有大量粪便和气体随手指呈喷射状排出。对长段型，可用肛管检查，当肛管顶端进入扩张肠段后同样有大量稀便和气体由肛管溢出。

（2）影像学检查：①腹部 X 线平片，为新生儿肠梗阻的常规检查，显示广泛的肠腔扩张、胀气，有液平面及呈弧形扩张的肠袢，直肠内多数不充气。②钡剂灌肠 X 线片是目前最常用的方法，可观察到肛管、直肠、乙状结肠及各段结肠的形态及蠕动。通常无神经节肠管呈痉挛状，其结肠袋袋形消失，变平直，无蠕动，有时因不规则异常的肠蠕动波而呈锯齿状；扩张段肠腔扩大，袋形消失，蠕动减弱；移行段多呈猪尾状，蠕动到此消失。在 24～48 h 后重拍腹部正位 X 线片，可见肠道钡剂滞留，这种延迟拍片比最初检查时更能清楚显示移行段及异常的不规则蠕动波。

（3）直肠内测压检查：正常小儿直肠扩张时，内括约肌表现为松弛现象。因此，当安置双腔测压管于齿状线上方 5～6 cm 处扩张气囊时，可看到肛门管的收缩波，2～3 s 后，即见内括约肌压力下降现象，然后慢慢恢复到基线。巨结肠患儿当直肠扩张时并不出现内括约肌压力下降，反而表现为明显的收缩压力增高。但是由于新生儿的直肠内括约肌反射尚未建立，因此除了年长患儿外，这种检查很少应用。

（4）直肠活检：是最准确的确诊方法。正常的直肠壁内，副交感神经纤维细而少，胆碱酯酶活性低。先天性巨结肠症直肠壁内，无髓的副交感神经纤维释放乙酰胆碱酯酶增多，活性增强，副交感神经纤维增多并变粗，直肠活检表现为黏膜及黏膜下 Meissner 神经丛、肌间 Auerbach 神经丛内特征性的神经节细胞缺如及神经干增生。

(二) 鉴别诊断

首先应与先天性肛门、直肠闭锁和狭窄，以及新生儿器质性肠梗阻等相鉴别，此外，尚须与下列疾病进行鉴别。

1. 胎粪塞综合征或胎粪性肠梗阻

多发生在未成熟儿，由于胎粪过于黏稠而填塞直肠下端。表现为胎粪排出延迟、腹胀，但很少呕吐。通过开塞露诱导或温盐水灌肠排出胎粪后，粪便即可自行排泄，不遗留任何后遗症状。

2. 特发性便秘

其症状与先天性巨结肠相似，但较轻缓，并常有污粪表现，而先天性巨结肠患儿的便秘无污粪表现。病理切片检查，肠壁的神经组织完全正常。

3. 内分泌巨结肠

多见于甲状腺功能减退等疾病，应用甲状腺素等治疗可以改善便秘。

4. 高镁血症、低钙血症、低钾血症等

(三) 治疗

婴幼儿先天性巨结肠病情变化很多，如不及时治疗，婴儿期有80%的患儿将因并发非细菌性非病毒性小肠结肠炎而死亡。目前建议在新生儿期即开展巨结肠根治手术。

新生儿期便秘首先进行肛门检查，在排除肛门狭窄等导致的器质性便秘后，进行温盐水低压灌肠，严重时留置肛管持续排出结肠内的积气、积液，缓解便秘导致的腹胀。

手术的主要原则：切除大部或全部无神经节肠管，保留其周围支配盆腔器官的神经，在齿状线上0.5 cm处行有神经节肠管与直肠吻合术。术前必须进行充分的肠道准备，包括至少2周的每日温盐水低压灌肠、口服甲硝唑和庆大霉素肠道杀菌、术前1日清洁灌肠等。传统的手术均通过下腹部切开进行。近年来，经腹腔镜途径成为一种新的可供选择的方法。单纯经肛门黏膜切除术仅适用于短段型巨结肠，对于全结肠病变的患者，需行回肠造瘘术。

第三章

■■■ ───────────────────────────────────── ■

食管疾病

第一节　胃食管反流病

一、引言

胃食管反流病是指由于胃十二指肠内容物反流至食管引起胃灼热等反流症状和食管黏膜破损，凡经内镜和（或）24 h 食管 pH 检查证实有食管炎，或胃食管有异常反流者称为胃食管反流病（gastroesophageal reflux disease，GERD）。有食管炎症并有食管 pH 改变者，称为反流性食管炎（reflux esophagitis，RE）。有典型症状，24 小时食管 pH 检查证实有酸反流，但内镜检查阴性，称为非糜烂性反流性食管炎（nonerosive reflux disease，NERD），或内镜阴性反流性食管炎。

GERD 在西方国家中十分常见，人群中 30％～40％有胃灼热症状，我国北京协和医院和上海长海医院 1996 年对两地区成年人 GERD 流行病学调查表明，胃食管反流症状发生率高达 97％，GERD 患病率为 5.77％，RE 发病率为 1.92％。

病理性胃食管反流的发生是多因素的，其中包括食管本身及其防御机制的缺陷、反流物的性质、外界环境的影响以及其他疾患的作用等。任何因素都对发病起一定的作用，最终导致食管组织的损害，形成各种程度的食管炎症。

GERD 的典型症状为胃灼热、胸痛和反酸、反食。容易并发消化道出血、吞咽困难。胃食管反流病诊断主要依据症状学、24 h pH 监测及胃镜检查有否食管炎症。三者之中，内镜检查诊断意义最大。

二、内镜诊断

（一）反流食管炎的内镜特征

食管炎是组织学的诊断，在炎症情况下，内镜检查可见黏膜发红、粗大、表面有炎性渗出物，黏膜脆性增加，触之易出血，齿状线模糊，黏膜血管紊乱；较严重的病例黏膜上皮脱落、坏死，形成出血点、糜烂，乃至溃疡；重度食管炎可出现食管狭窄及Barrett 食管。诊断食管炎必须有黏膜破损，如有出血点、出血斑、糜烂、溃疡等改变，而不能仅凭黏膜色泽改变，炎症必然有黏膜红肿，但黏膜红肿不一定意味有炎症。反流性食管炎形成是由于受反流的"酸"与"碱"的侵蚀，因而其发病部位均在食管中下段。最近有人将食管黏膜脆性增加以及食管黏膜血管的改变称为GERD 的微细改变。它可能是 GERD 的早期黏膜变化，也有人认为是 GERD 的黏膜改变。对内镜阴性反流性食管炎（非糜烂性反流性食管炎）患者在内镜检查时，食管黏膜没有肉眼上的变化，但用放大内镜或电镜病理观察，可发现一些血管纹理、基底细胞间隙增宽等微小改变。

（二）反流性食管的内镜分类

RE 分类方法繁多，现介绍三种最常用的分类。

1. Savary-Miller 分类法

Ⅰ级：一个或数个融合性黏膜病变，表现为红斑或表浅糜烂。

Ⅱ级：为融合性食管糜烂伴渗出性病变，但未累及食管全周。

Ⅲ级：全周食管糜烂，渗出性病变。

Ⅳ级：溃疡、食管壁纤维化、狭窄、缩短、瘢痕化等慢性黏膜病变及 Barrett 食管。

Ⅰ～Ⅲ级分别代表食管轻、中、重度病变，Ⅳ级为有并发症之食管炎，但此分类法将食管黏膜红斑列入轻度食管炎，因而将一些未达标准的病变亦列入本病，扩大了诊断范围，现已少用。

2. 洛杉矶分类法

1994 年第 10 届世界胃肠病会议推荐的分类法，至 1998 年在第 11 届会议上再次强调此分类法，洛杉矶分类亦为四级分类。

A 级：病灶局限于食管黏膜皱襞，直径＜0.5 cm。

B 级：病灶仍局限于食管黏膜皱襞，相互不融合，但直径＞0.5 cm。

C 级：病灶在黏膜顶部相融合，但不环绕整个食管壁。

D 级：病灶相融合，且范围＞75％的食管壁。

比较两者分类的不同，主要是洛杉矶分类将病变程度向前移，根据黏膜病损程度更精细地分为四级，将食管狭窄等病变归属反流性食管炎的并发症，不作为分类依据，这样有利于对轻中程度病变的判断。

3. 中国烟台会议分类法

1999 年 8 月由中华医学会消化内镜学分会召开的全国反流性食管病/炎研讨会上，对洛杉矶分类提出了适合国情的改良分类法。其内镜分级如表 3-1。

表 3-1　反流性食管炎的内镜诊断及分级

分级	内镜下表现	积分
0	正常（可有组织学改变）	0
I	点状或条状发红，糜烂，无融合现象	1
II	有条状发红，糜烂，并有融合，但非全周性	2
III	病变广泛，发红，糜烂融合成全周性，或溃疡	3

烟台会议分类法是基于洛杉矶分类中 A、B 二级均为黏膜破损，均无融合性病变，仅是破损大小之区分，临床上将其分为两类意义不大，II 级与 III 级相当于洛杉矶分类之 C 级与 D 级。烟台会议分类规定必须指明食管炎症的部位和长度，若有并发症，亦须加以指明。

（二）反流性食管炎的病理改变

RE 的基本病理改变是：①食管鳞状上皮增生，包括基底细胞增生超过 3 层和上皮延伸。②黏膜固有层乳头向表面延伸，达上皮层厚度的 2/3，浅层毛细血管扩张，充血或（及）出血。③上皮层内中性白细胞和淋巴细胞浸润。④黏膜糜烂或溃疡形成，炎细胞浸润，肉芽组织形成和（或）纤维化。⑤齿状线上＞3 cm，出现 Barrett 食管改变。

应该指出，反流性食管炎病理改变是非特异性的，其他病因亦可引起类似的病理变化，甚至在无反流性症状及内镜变化的人群中出现食管炎症变化。因而反流性食管炎的诊断不依赖于病理学检查。在送检病理时，应提供可靠的临床资料，表明取材部位（写明距齿状线几厘米）。

三、治疗

GERD 是一种慢性发作性疾病，即使不治疗也往往发展缓慢，绝大多数患者是采取内科治疗。治疗原则为：①减少胃食管反流。②减低反流液的酸度。③增强食管清除力。④保护食管黏膜。

（一）改变生活方式

改变生活方式是 GERD 的有效基本治疗。包括：①改变体位，餐后保持直立，避免用力提物，勿穿紧身衣服，睡眠时抬高床脚并垫高上身。②戒烟和停止过量饮酒。③改变饮食成分和习惯，减少每餐食量或酸性食物，睡前勿进食，控制体重。④免服促进反流的药物，包括抗胆碱能药物、茶碱、地西泮、钙通道阻滞剂等。

（二）药物治疗

1. 质子泵抑制剂

如奥美拉唑 20 mg 每日 1～2 次，雷贝拉唑 20 mg，每日 1～2 次，兰索拉唑 30 mg，每日 1～2 次，疗程 6～8 周。

2. 促动力药

GERD 是上消化道动力疾病，其治疗在理论上，首先应改善动力，增加 LES 张力，改善食管清除功能，增加胃排空。常用的促动力剂有多潘立酮（10 mg，每日 3 次）、西沙必利（5～10 mg，每日3 次）等。

3. 黏膜保护剂

当 GERD 引起食管炎症、糜烂或溃疡时，应用此类药物，可覆盖在病损表面形成一层保护膜，可以减轻症状，促进愈合。常用的药物有硫糖铝 1.0 g，每日 4 次，胶体次枸橼酸铋 110 mg，每日 4 次，餐前 1 小时及睡前服。其确切疗效尚有待研究。

（三）内镜介入治疗

GERD 的内镜治疗主要以减少反流为目的，如出现消化道出血、狭窄等并发症则进行相应的内镜处理。

1. 射频治疗（radiofrequency，RF）

内镜下将射频装置放入胃食管交界处（GEJ）（图 3-1A）；向囊内注气，使囊壁上的四个 Ni-Ta 电极刺入 GEJ 处的肌层，射频功率为 456kHz，2～5W，为防止黏膜温度过高，须用流水降温（图 3-1B）；射频治疗后，肌层可见多处热烧灼性病变（图 3-1C）；6 个月后，病灶愈合后，胶原增生，使 LES 加厚，起到防止反流作用（图 3-1D）。文献报道 6 个月的症状改善 87%，患者无须再服药。

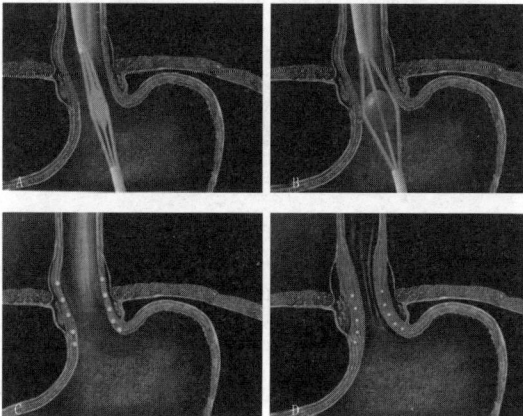

图 3-1　射频治疗 GERD 模式图

2. 内镜下结扎缝合法

经内镜活检孔道通过巴德缝合器，结扎贲门胃底黏膜，以减少胃内容物反流至食管。文献报道 6 个月后症状及 24 h 食管 pH 改善显著。

3. 内镜直视下胃底折叠术

胃底折叠术是治疗 GERD 最主要的手术，开腹或腹腔镜都是创伤性手术，胃镜直视下胃底折叠术是最理想的方法。图 3-2A 显示在反转情况下，胃底折叠器与胃镜的关系，内镜被包裹在折叠器中，远端均可作弯角运动。张开缝合器，将组织钩针刺入 GEJ 处的一侧黏膜，直达浆膜层（图 3-2B），牵拉组织钩，关闭缝合器（图 3-2C），浆膜对浆膜的折叠已形成，防止胃食管的反流（图 3-2D、E）。

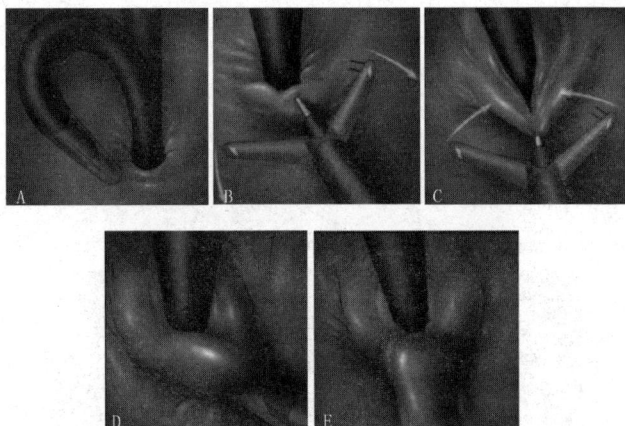

图 3-2　内镜下折叠术

A. 胃底折叠器与胃镜的关系；B. 张开缝合器，将组织钩针刺入 GEJ 处的一侧黏膜，直达浆膜层；C. 牵拉组织钩，关闭缝合器；D、E. 浆膜对浆膜折叠，防止胃食管的反流

4. 局部注射法

树脂玻璃（plexiglas PMMA）多为聚甲基丙烯酰树脂（polymethyl methacrylate，PMMA）在内镜反转时，沿齿状线下 2 cm，分点注入黏膜下，总剂量为 20～40 mL（平均 30 mL），局部肿胀

可减少胃食管反流。

（四）外科手术治疗

GERD 患者如产生严重并发症，如出血、狭窄、Barrett 食管等，某些经内科治疗无效患者以及某些碱性反流性食管炎患者，则应考虑作外科手术或腹腔镜下抗反流手术（如胃底折叠术等）。

第二节　Barrett 食管

Barrett 食管（Barrett's esophagus，BE）是指食管的复层鳞状上皮被化生的柱状上皮所替代的一种病理现象。长度大于 3 cm 的称为长节段 BE（long segment Barrett esophagus，LSBE），短于此长度标准的即为短节段 BE（short segment Barrett esophagus，SSBE）。为避免胃食管交界处正常柱状上皮被误诊为 SSBE，SSBE 限定为内镜下食管外观异常（内衬柱状上皮）小于 3 cm，活检见有肠化生者。因 BE 与食管腺癌的发生密切相关，为食管癌前病变之一，近年在临床上受到广泛重视。

一、流行病学

因 BE 本身不引起症状，目前其确切发病率仍不详，通常所说发病率为内镜检查资料。BE 的内镜检出率为 $0.3\% \sim 2\%$，在因胃食管反流症状而行内镜检查的患者中发现率约为 $8\% \sim 20\%$，其结果差异较大是因为不同的研究中 BE 的诊断标准不尽相同。一美国的资料报道，临床（内镜及活检）发现的 BE 为22.6 例/10 万人，经尸检得出的 BE 患病率为 376 例/10 万人，后者约高 17 倍，说明可能人群中大部分 BE 死前未被发现。BE 多见于中老年，平均发病年龄55 岁，也可发生于青少年和儿童，西方学者认为在儿童期还有一发病高峰。男性患者明显多于女性，男女之比为（2～4）：1。BE 主要见于白种人，在黑人和亚洲人中较少见，但近年随生活方式的改变，其发病率亦在上升。

食管腺癌除极少数发生于异位胃黏膜或黏膜下腺体外，绝大多数发生于 BE。研究报道 BE 中腺癌的发生率为 2%～9%，也有认为高达 15%，发生年龄 39～81 岁，平均为 60 岁，前瞻性研究结果为 BE 患者每年腺癌发生率 1/50～1/208，比一般人群高出 30～40 倍。随 BE 患者反流症状严重程度、发生频率和持续时间的增加，发生食管腺癌的危险性也升高。

二、病因及发病机制

BE 的病因尚不清楚，目前主要有两种学说，即先天性与获得性学说，赞同后者的学者较多，但也可能两种情况均参与了 BE 的发生。

（一）先天性学说

认为 BE 是由胚胎期食管上皮发育障碍引起。食管在形成初期表面为单层柱状上皮，大约从胚胎第 16 周起逐渐为复层鳞状上皮所取代，至出生前完成。若在这一过程中出现障碍，即可导致 BE 的形成。在儿童期发现较多 BE 支持这一理论。但该学说尚不能解释 BE 上皮中存在着肠型杯状细胞，因在胚胎初期及胎儿食管上皮中并无此种细胞。

（二）获得性学说

认为 BE 的形成是胃肠内容物反流持续刺激食管黏膜而发生的适应性变化，可造成胃食管反流的各因素均是 BE 的病因，另外不良的饮食习惯、吸烟、饮酒等可能与 BE 的发生也有一定关系。

三、病理

BE 大体所见可类似胃黏膜，有或深或浅的腺体开口小凹，也可呈绒毛状，类似小肠黏膜。BE 主要组织学改变为正常食管复层鳞状上皮由柱状上皮取代，黏膜固有层常有充血、水肿、炎细胞浸润及纤维化，但黏膜下及肌层结构正常。

四、临床表现

BE 患者的症状主要是由于反流性食管炎及其伴随病变引起，化生黏膜本身不引起症状。大多数患者有胃灼热、胸痛、反酸等胃食管反流症状，但症状发生率较之无 BE 的胃食管反流患者相对为低，可能是柱状上皮对消化液的刺激不如鳞状上皮敏感。吞咽困难也是常见症状，其中食管痉挛所致吞咽困难可缓解，而 BE 溃疡瘢痕狭窄、慢性食管炎引起管壁纤维化或发生于 BE 的腺癌所致的吞咽困难则为进行性的。

BE 可并发出血及穿孔。贫血约见于 1/3 的病例，一般为长期少量出血，出血量大者与溃疡侵蚀较大血管有关。BE 溃疡致食管下段穿孔可形成纵隔脓肿或食管瘘，从而引起相应症状，如穿入呼吸道可引起慢性咳嗽、呛咳或咯血。急性穿孔的病情凶险，可致休克。亦有溃疡穿入主动脉，引起致命性大出血的报道。但总的说来 BE 发生出血及穿孔并不多见。BE 患者发生腺癌的临床表现与食管鳞状上皮癌相似。

BE 无体征，偶可见由并发症引起的消瘦，面色苍白等。

五、诊断

(一) 内镜诊断

可直接观察食管黏膜并通过活检确定其病理类型、是否伴异型增生或癌变，为确诊 BE 的手段。据报道内镜检测 BE 的敏感性为 82%～90%，特异性为 81%。SSBE 面积很小，位于齿状线附近时内镜下常易漏诊，LSBE 的内镜诊断准确率为 55%，而 SSBE 仅为 25%。

BE 在内镜下的典型表现为食管下段粉红或白色的光滑鳞状上皮中出现柱状上皮区，呈天鹅绒样红色斑块，常较正常胃黏膜更红，亦可光滑或可呈结节状，与鳞状上皮分界明显。黏膜多见充血水肿，可伴有糜烂，甚至形成"打洞样"深溃疡，其底部覆有炎性坏死物构成的假膜，其内镜下表现与胃溃疡的特点相似。据报道 BE 患者中约 40% 发生食管狭窄，多见于鳞柱状上皮交界处，常较短，程度轻重不等，也可沿食管纵轴走行。早期狭窄仅为黏膜炎症所致，经药物治疗可缓解，但常复发，复发时若因 BE 的扩大出现齿状线上移，狭窄的位置也可向近端移动。一旦黏膜下层受累，出现纤维增生，则狭窄变为不可逆。发生于柱状上皮节段中的狭窄常由溃疡瘢痕或并发腺癌引起。病变后期食管呈高度狭窄，内镜不易通过。

总之，Barrett 食管的内镜下观察要点如下。

（1）鳞－柱状上皮交界（SCJ）内镜检查标志：食管鳞状上皮表现为淡粉色光滑上皮，胃柱状上皮表现为橘红色上皮，鳞－柱状上皮交界处构成的齿状 Z 线，即为 SCJ（图 3-3）。

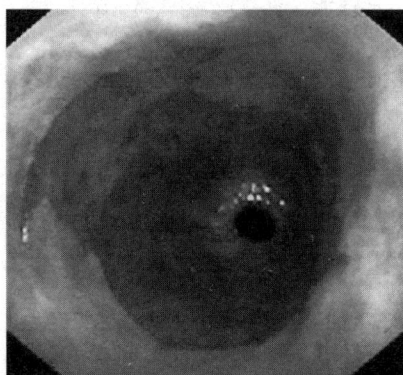

图 3-3　食管鳞－柱状上皮交界

（2）胃食管结合处（GEJ）内镜检查标志：GEJ 为管状食管与囊状胃的交界，其内镜下定位的标志为食管下端纵行栅栏样血管末梢或最小充气状态下胃黏膜皱襞的近侧缘。

（3）能明确区分 SCJ 及 GEJ 对于识别 BE 十分重要，因为在解剖学上 GEJ 与内镜观察到的 SCJ 并不一致且反流性食管炎黏膜在外观上可与 BE 混淆，所以确诊 BE 需要病理活检证实。

（4）BE 在内镜下的典型表现是 GEJ 的近端出现橘红色柱状上皮，即 SCJ 与 GEJ 分离。色素与放大内镜检查有助于对灶状肠上皮化生的定位，并能指导活检。

（二）病理学诊断

BE 的确诊要靠组织学检查发现柱状上皮，所以内镜检查时活检甚为重要。

1. 活检取材

首先取材部位应正确，位置不当可致 BE 的假阳性或假阴性诊断。有时在内镜下准确定位较困难，解剖标志（如腹膜折返或食管壁内肌束不同等）在临床上是无用的；齿状线（即鳞柱状上皮交界线）与 LES 之间并不一定完全吻合，尤其是全周型 BE 时齿状线明显上移，食管下段炎症可致齿状线模糊不清，均不能表示胃食管的真正交界。目前多以胃黏膜皱襞消失处之上数毫米至 1 cm 为胃食管交界标志。另外在胃 His 角水平有一条横行黏膜皱襞，为胃食管的肌肉交界在腔内的表现，也可表示胃食管交界。

推荐使用四象限活检法，即常规从 GEJ 开始向上以 2 cm 的间隔分别在 4 个象限取活检，对怀疑有 BE 癌变者应每隔 1 cm 进行4 个象限取活检，每间隔 1～2 cm 内各取一块活检，对有溃疡、糜烂、斑块、小结节狭窄及其他腔内异常者，均要取活检进行病理学检查。

2. 病理染色

活检标本除行常规 HE 染色外，还应行阿尔辛蓝黏液组化染色，以提高肠腺化生的检出率。病理检查不易区分 SSBE 与贲门肠化生，近来有报道应用胞浆结构蛋白标志物 CK7 和 CK20 免疫组化染色来进行鉴别，发现在 94％的食管腺癌和 100％的 LSBE 标本中可以测到浅表腺体 CK20 染色，浅表和深层腺体 CK7 浓染，称为 Barrett CK7/20 型，而胃贲门肠化生或胃癌患者中则不能见到这种表现。但此 CK 染色法还有待证实。

染色法检查：若 BE 病灶无法确定时，可从内镜活检孔向可疑病变区喷洒染料进行染色检查。2％～2.5％Lugol碘液可将鳞状上皮染成棕黑色，柱状上皮区不着色，而 1％～2％亚甲蓝（美蓝）或靛卡红则只在肠化上皮区染色，在这些特定部位取活检可提高肠化生上皮的检出率。

3. 组织分型

（1）胃底型：与胃底上皮相似，可见主细胞和壁细胞，但 BE 上皮萎缩较明显，腺体较少且短小。此型多分布在 BE 的远端近贲门处。

（2）贲门型：与贲门上皮相似，有胃小凹和黏液腺，但无主细胞和壁细胞。

（3）特殊肠化生型：又称Ⅲ型肠化生或不完全小肠化生型，分布于鳞状细胞和柱状细胞交界处。具有不完全小肠或结肠表型，表面有微绒毛和隐窝，杯状细胞是其特征性细胞。

4. 异型增生

（1）低度异型增生：组织结构正常，细胞核增大浓染，但胞核不超过细胞大小的 1/2，可见有丝分裂象。杯状细胞和柱状细胞的黏蛋白减少，并可见到萎缩的杯状细胞。

（2）高度异型增生：腺体结构发生改变，可有分支出芽，呈绒毛状伸向黏膜表面。细胞核浓染并超过细胞大小的 1/2。可不规则地分层，有丝分裂多见，杯状细胞和柱状细胞通常缺失，黏液产生缺失或减少，这种异常可延伸至黏膜表面。

5. 分型

（1）按化生的柱状上皮长度分类：①长段 BE（LSBE）：化生的柱状上皮累及食管全周且长度≥3 cm。②短段 BE（SSBE）：化生的柱状上皮未累及食管全周或虽累及全周但长度＜3 cm。

（2）按内镜下形态分类：分为全周型、岛型和舌型。

全周型：红色黏膜由胃向食管延伸，累及全周，与胃黏膜无明显界限；不伴食管炎或狭窄时多单纯表现为齿状线上移，但形状不规则，呈波浪状或指状，不对称或有中断，BE 黏膜内有时可见鳞状上皮岛。

岛型：齿状线以上出现一处或多处斑片状红色黏膜，与齿状线不相连。岛型 BE 与胃黏膜异位的表现有时极为相似，后者为食管鳞状上皮中存在的直径常小于 1 cm 的红色孤立胃黏膜岛，与周围的黏膜分界清楚，半数为多发，但位置较 BE 为高，常位于环咽肌附近，活检为正常胃底或胃窦型黏膜。

舌型：齿状线局限性舌形向上突出，红色黏膜呈半岛状。舌型 BE 若长度很短内镜下常不易发现。

（3）布拉格 C&M 分类法：C 代表全周型的化生黏膜的长度，M 代表化生黏膜最大长度。如：C3-M5 表示为食管圆周段柱状上皮为 3 cm，非圆周段或舌状延伸段在 GEJ 上方 5 cm；C0-M3 表示无全周段上皮化生，舌状伸展为 GEJ 上方 3 cm。此种分级对≥1 cm 化生黏膜有较高敏感性；而对＜1 cm 者则敏感性较差。

（三）X 线检查

食管吞钡透视检查是普遍应用的方法，可见到食管裂孔疝、食管溃疡、狭窄及钡剂反流，但对 BE 上皮本身的诊断率较低。BE 上皮的绒毛结构可在气钡双重造影下表现为食管下段黏膜呈网格状或颗粒状改变，但敏感性和特异性均不强。Barrett 溃疡通常位于食管后壁，呈深的纵长形火山口状，直径多大于 1 cm，其轮廓清晰，边缘规则而平。

（四）食管测压和食管 pH 及胆汁监测

BE 多存在食管运动功能障碍和食管廓清能力低下、食管酸及十二指肠内容物反流增加，但是否与无 BE 的反流性食管炎有区别仍有争议。近年十二指肠内容物（主要为胆汁和胰液）食管反流在 BE 发生中的作用受到广泛重视。

黏膜电位差测定：柱状上皮的黏膜电位差（大于－25 mV）明显高于正常鳞状上皮黏膜电位差［（－15±5）mV］，据此可识别 Barrett 黏膜。但因食管炎症、溃疡或腺癌时电位差与 BE 有较大重叠，目前应用较少。

（五）超声内镜（EUS）

EUS 检查能清楚显示食管壁及其周围组织的结构和层次，对食管肿瘤的定性和分期具有重要作用，但对 BE 及异型增生的诊断作用还有待于进一步研究。文献报道 EUS 下 BE 患者的食管壁较对照组厚。Adrain 等发现以黏膜的第二层低回声层比第一层高回声层更厚为诊断 BE 的标准，发现所有 BE 及对照组均可正确诊断，但异型增生患者不能鉴别出。说明目前的 EUS 技术还不能很好地预测 BE 黏膜内肿瘤的发生。

六、治疗

BE 治疗的目的是减轻反流，消除症状，治疗食管炎及防治并发症，而不是治疗 Barrett 化生本身。主要治疗措施如下。

（一）改变生活方式及药物治疗

改变生活方式包括体位方法、减肥、避免饱餐及进食一些可引起反流的食物和药物等，可减轻症状，减少反流的发生。药物治疗适应证为有反流症状，或内镜下有食管炎或糜烂、溃疡表现的良性 BE 患者。常用药物有抑酸剂及促动力剂。症状较轻者可单用 H_2 受体阻滞剂，症状较重或改善不明显者可加量或改用质子泵抑制剂，亦可一开始即选用质子泵抑制剂，症状控制后逐渐减量或改用低效药物。加用胆汁吸附剂（如铝碳酸镁）减少十二指肠胃食管反流可能对 BE 有益。症状或食管炎反复的患者应维持治疗。一般认为药物可改善症状及治疗食管炎，但不能消除 Barrett上皮，最近有报道奥美拉唑减少酸反流后，BE 上皮可部分或完全恢复到正常鳞状上皮，但结果有待证实。

（二）内镜介入治疗

近来，BE 内镜治疗发展非常迅速，并得到了广大医务人员和患者的认可。内镜治疗的安全性和有效性报道 BE 患者为 BE 治疗提供了乐观的前景。

内镜治疗的适应证：伴有异型增生和黏膜内癌的 BE 患者，超声内镜检查可排除淋巴结转移。内镜治疗方法主要有氩等离子凝固术、高频电治疗、激光治疗、射频消融、光动力治疗、内镜下黏膜切除术和冷冻消融等。

1. 热烧灼治疗 Barrett 食管

（1）氩离子凝固：APC 技术是将电极产生的电能通过以 $1\sim2$ L/min 的速度喷射的电离氩气传递至靶组织表面，引起大范围的靶组织非接触性损伤。一旦组织表面的黏膜炭化凝固，氩气将会停止释放，所以组织损伤的深度仅是 1～3 mm。APC 设备便宜，便于操作，可在各类内镜单位开展。

许多单位都对 APC 治疗 Barrett 食管的有效性进行评价，并且大多数研究均联用了 PPIs。但有五个研究是联用手术治疗控制反流。

内镜下 Barrett 黏膜完全消除的成功率是 60％～100％。在再生的鳞状上皮黏膜下，存在腺体和持续性肠化生的报道是 0～44％。长期随访内镜治疗成功的患者中有 0～68％会出现肠化生复发。此外，有报道内镜治疗已清除 BE 的患者，再生的鳞状上皮仍会出现新生腺癌。Kahaleh 等采用多变量分析发现短段 Barrett 食管（short-segment BE）的识别和酸暴露的正常化是长期维持上皮再生仅有的可预料的独立因素。

APC 治疗 BE 并发症较少，主要有胸部不适、疼痛恐怖，可抑酸、止痛等对症治疗。发热、出血、狭窄、穿孔甚至死亡，但发生严重并发症的概率<1％。

（2）电凝及热探头治疗：电凝法为经活检钳道送入电凝电极，将电极接触 BE 黏膜后接通高频交流电源，电流通过组织致其发热而坏死。报道多极电凝法较单极电凝效果好。热探头法为经活检钳道插入高温的探头，因通过热传导发挥作用，损伤较小，不易粘连。

多极电凝治疗（MPEC）是利用电能升高组织的温度，引起组织凝固、坏死。该技术需电极通过内镜通道，并和组织直接接触，直至组织出现白色凝块。

MPEC 报道的并发症包括暂时性的疼痛恐怖、吞咽困难、胸痛、发热、出血、狭窄等，但并无穿孔的报道。

（3）激光凝固法：经内镜导入激光照射 BE 黏膜，光能在组织内转变为热能使 BE 上皮凝固坏死。常用的有 Nd：YAG 激光、KTP 激光等。还有文献报道用氩光束等离子凝固法（ABPC）治疗 BE。

激光热凝是利用光能切除病变组织。氩激光、钕—钇铝石榴石（Nd：YAG）激光和三磷酸钾盐（KTP：YAG）激光常用于治疗 Barrett 黏膜。Nd：YAG 激光与氩激光、KTP：YAG 激光相比，有较强的穿透能力。激光的光导纤维通过内镜活检通道进行操作。KTP：YAG 和氩激光属于可见光光谱区，Nd：YAG 激光属于红外线光谱区，均需要瞄准器进行操作。激光可通过接触式和非接触式的方法传递能量至靶组织。

多个研究报道地激光照射首次切除的成功率是 22%～100%，复发率是 0～85%。激光照射相关的并发症包括胸骨后疼痛、吞咽困难、吞咽疼痛、恶心、呕吐、发热、上腹部疼痛、咽喉痛、头痛、食管狭窄、出血和穿孔。

（4）射频消融：BARRX 系统包括射频发生器和专用治疗性气囊导管。利用内镜使导管定位于需要治疗的部位后，射频能量短时、可控地释放以清除薄层 Barrett 黏膜，而不会破坏食管黏膜下层。虽然最近美国 FDA 批准了频率 510kHz 的射频清除 Barrett 黏膜，但还没有该治疗方法有效性的报道。

总之，APC、电凝、激光以及射频消融治疗 Barrett 黏膜均有研究。大部分报道入选的 BE 患者均无异型增生或仅为低级别上皮内瘤变（LGD），但仍有部分研究入选的患者包括 HGD。结果显示各个研究报道的鳞状上皮再生率变化很大。而且鳞状上皮黏膜下肠化生率很高，这将增加 Barrett 黏膜的随访监测的难度。长期随访还显示 Barrett 黏膜的复发率很高。鉴于以上原因，同时考虑操作相关的并发症，使得 Barrett 黏膜的热烧灼治疗在临床上的常规应用仍有问题需要解决。

2. 光化学治疗

光动力治疗（PDT）是采用光敏剂、特定波长的非产热光源和氧化物引起组织损伤。光敏剂在组织内被非产热光源直接照射后激活，并产生不稳定、高活性的氧化物造成局部组织损伤。

血卟啉衍生物（HpD）、卟菲尔钠（porfimer sodium、光敏素）、5-氨基乙酰丙酸（5-ALA）和间—四氢氯苯（mTHPC）是

BE 治疗常用的光敏剂。光敏素是一种较纯的 HpD，是在美国唯一批准用于治疗 BE 的光敏剂。光敏素一般在波长 630 nm 的光照射前 48 h 静脉注射 2.0 mg/kg。光敏素在组织的分布没有特异性，可造成食管全层组织坏死引起狭窄。光敏素可在体内存留 3 个月左右，为了防止光敏素激活，患者应避免阳光直射或强光照射。

5-ALA 是在欧洲常用的光敏剂。5-ALA 是一种口服的光敏剂前体药物，本身没有光敏物质。在体内 5-ALA 转化为光敏物质原卟啉Ⅸ，原卟啉Ⅸ几乎集中于黏膜内，仅造成组织表面黏膜的损伤，而减少了狭窄和穿孔的风险。5-ALA 口服 4～6 h 后予以波长 514 nm 或 635 nm 的光照射，其光敏性将在24～48 h内衰减。而在美国 5-ALA 应用于治疗消化道疾病还未商品化。mTHPC 是第二代光敏剂，通过静脉给药，可被波长 514 nm 或 652 nm 的光激活。与光敏素比较，mTHPC 对瘤组织有高选择性，在皮肤中的衰减周期约 2～3 周。在欧洲已用于治疗头颈部的早期癌，并开始治疗 Barrett 食管。

PDT 对 LGD 和 HGD 的疗效。在一项研究中，平均随访观察 19 个月，HGD 和 LGD 的患者中分别有 44％～50％可完全清除 Barrett 黏膜。经 PDT 后，34％的患者形成狭窄，6％的患者鳞状上皮黏膜下可出现腺体和早期癌变。另一项研究平均随访 50.7 个月，HGD 和 LGD 的患者中分别有 54％～71％可完全清除 Barrett 黏膜，30％的患者发生狭窄，4.9％的患者鳞状上皮黏膜下可出现腺体增生，4.6％的患者可出现鳞状上皮黏膜下腺癌。

Mayoclinic 研究者也报道了采用光敏素和 HpD 的治疗，BE 合并 HGD 的患者的 Barrett 黏膜完全消除率分别是 56％和 35％，狭窄的发生率分别是 25％和 27％，鳞状上皮黏膜下腺体再生分别是 0 和4％。对于 BE 合并 HGD 或 LGD 完全去除 Barrett 黏膜是可能的。然而，食管狭窄的发生率为 25％～34％，而且治疗后仍有发生食管腺癌的风险。5-ALA 治疗 BE 的安全性和有效性的研究也有报道。Ackroyd 等对 BE 合并 LGD 的一项随机、双盲、安慰剂对照试验显示与 33％使用安慰剂治疗的患者相比 5-ALA 治疗的患者未再发异型增生。随访 24 个月，未发现食管狭窄等短期或长期并发症。Ackroyd 还报道了另一项研究，平均随访 53 个月，97%的患者 LGD 消失，无患者出现狭窄。还没有所有患者均能完全清除 Barrett 黏膜的研究的报道。另一些研究对 BE 合并 HGD 的治疗也报道了相似的结果。HGD 异型增生的程度可减轻，并且无狭窄发生。研究显示 5-ALA 治疗不能完全清除 Barrett 黏膜。mTHPC 的治疗有两个研究，共 13 例患者。结果显示 mTHPC 可清除 Barrett 黏膜，减轻异型增生的程度，降低狭窄的发生率。

总之，PDT 可清除 Barrett 黏膜，减轻异型增生的程度。然而，还没有证据显示 PDT 可降低食管腺癌的发生率和死亡率。食管狭窄的并发症和治疗后应避免 3 个月光照的缺点使得 PDT 不易被患者接受。新一代的光敏剂需对异型增生和瘤组织有高选择性，并能快速激活，减少皮肤的光敏毒性。

3. 内镜下黏膜切除术（EMR）和黏膜剥脱术（ESD）

内镜下黏膜切除术和黏膜剥脱术是从黏膜下层的中层或深层完全切除病变黏膜。可治愈起源于黏膜且未发生淋巴结转移的癌症，切除的标本还可进行组织病理学分期，评价治疗效果。

常见方法是：①注射、切除。②注射、抬起、切除。③吸引帽辅助的 EMR，套扎。④ESD（图 3-4）。

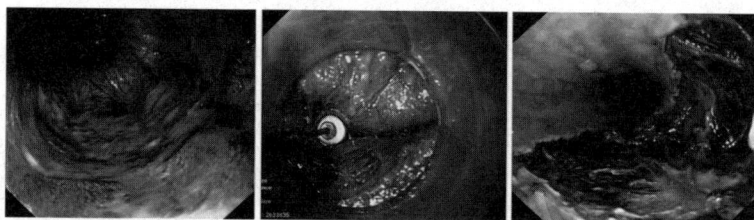

图 3-4　内镜下黏膜切除术和黏膜剥脱术

近年进行内镜介入治疗 BE 的报道逐渐增多，目的为消除 BE 上皮（尤其伴异型增生者），恢复正常鳞状上皮，治愈 BE。内镜下 BE 切除法主要包括内镜下激光治疗、光动力疗法（PDT）、电凝法、热探头及液氮冷冻治疗等，应同时用质子泵抑制剂进行强抑酸治疗，或用在抗反流手术后。原理为用内镜介入治疗使 BE 上皮坏死脱落，在无酸的环境内由鳞状上皮修复。

4. 内镜下行气囊或探条扩张术

对于并发食管狭窄的 BE 患者，可在内镜下行气囊或探条扩张术，但对狭窄明显，探条不易通过者，忌勉强扩张，以防食管破裂。

（三）手术治疗

对内科正规治疗后症状或食管炎仍不缓解或易复发者应行抗反流手术，近年运用腹腔镜行抗反流手术逐渐增多，可降低费用及手术风险。有严重出血、溃疡、狭窄、穿孔及恶变等并发症的 BE 患者需采取手术治疗，主要方式为病变食管切除术。BE 伴重度异型增生但未发现明确癌变者的处理尚有争议，有人主张立即行食管切除，但此手术有一定并发症及死亡率，也有人主张密切随访，因全身疾病而不能手术的患者可行内镜下切除治疗。但总的说来内镜下 BE 切除目前经验仍较少，若切除不完全可能刺激病变，其疗效及安全性尚待大量研究证实。

第三节　食管良性肿瘤

食管良性肿瘤很少见，在食管肿瘤中仅占 1%。发病年龄较食管癌小，症状进展缓慢，病期长。食管良性肿瘤根据组织发生及病变部位分三类：①管腔内黏膜型：发生于黏膜层向腔内生长，如息肉和乳头状瘤。②黏膜下型：发生于黏膜下层，如血管瘤。③黏膜外壁内型：发生于食管壁内肌层，如食管间质细胞瘤。

一．食管息肉

食管息肉的发病率仅次于间质细胞瘤，列食管良性肿瘤的第二位，起源于食管上皮细胞。男性多于女性，男性发病年龄较晚，多发生于 50 岁以后，女性发病较早，多发生于 30 岁以下。

食管息肉以位于颈段者居多。根据组织学不同而命名为真性黏膜息肉、纤维息肉、黏液纤维瘤、脂肪瘤和纤维肌瘤等。

小的食管息肉一般无临床症状，往往因其他表现行胃镜检查时发现，息肉较大者，可有进食哽噎感或吞咽困难。

X线钡剂检查可见管腔内有充盈缺损，表面黏膜光整，随吞咽或呼吸上下移动。

内镜所见食管息肉是边界比较清楚的肿瘤，圆形或半球形隆起，可呈分叶状、乳头状（图 3-5）或蕈状。其表面黏膜光滑，有时呈细而均匀的颗粒，可为广基或有蒂。与胃部息肉相似，根据山田分型分为四型：Ⅰ型为广基；Ⅱ型为无蒂；Ⅲ型为有亚蒂；Ⅳ型为有蒂。

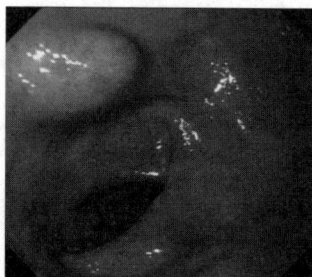

图 3-5　食管息肉

食管息肉的诊断主要靠内镜检查和内镜下活检，临床上常将食管间质细胞瘤、食管乳头状瘤等误诊为息肉。当鉴别诊断有困难时，有时需要借助内镜下超声检查，息肉和乳头状瘤为黏膜病变，而间质细胞瘤为黏膜下肿物，一般能鉴别。

食管息肉多可在内镜下用圈套器电凝切割而摘除。内镜下摘除食管息肉，一定要掌握好凝切的功率和时间，以免造成食管穿孔，而危及生命。如考虑食管息肉基底部有较粗的供血血管，也可先用尼龙结扎圈套扎基底部，然后再行凝切。部分大的息肉需要切开食管直视下摘除。

二、食管间质细胞瘤

食管间质细胞瘤是最常见的食管良性肿瘤，发生于固有肌层，也可来自食管壁内的血管肌层和迷走的胚胎肌组织。好发于食管中下段。男性多于女性，好发年龄为 20～60 岁。

食管间质细胞瘤外形多呈圆形或椭圆形，其他有马蹄形、哑铃形、条索形等。瘤体表面光滑，有完整纤维包膜，质地坚硬。显微镜下见肿瘤由相互交织的长梭形平滑肌细胞组成，含丰富的嗜酸性胞浆，胞核也为梭形，无间变和核分裂象。

吞咽困难是本病最常见的临床症状，多为轻度间歇性或缓慢进行性。吞咽困难的程度主要与肿瘤环绕食管管腔的多少有关。其他症状有胸骨后痛、烧灼感或不适，上腹疼痛、不适、心慌、胸闷和消瘦等。

食管钡餐造影检查对食管间质细胞瘤的诊断有较大价值。其典型的 X 线表现为边界清楚的充盈缺损，与正常食管之间相交为锐角，钡剂抵达肿瘤上缘时通过缓慢，少量存留的钡剂可勾画出肿瘤上下两极，表现半圆形垂直于食管长轴的"杯形征"。

内镜检查可见圆形、椭圆形黏膜下隆起，表面黏膜正常（图 3-6），蠕动时可见肿物在黏膜内上下滑动。肿瘤大时食管腔呈偏心性狭窄，但管腔不僵硬，内镜可以通过。除非肿瘤表面黏膜有溃疡或糜烂，常规活检很难取得深层的组织而确诊。超声内镜检查可明确肿瘤是腔内或腔外生长，并可判断肿瘤的性质。

CT 和磁共振检查有助于与黏膜下生长为主的食管癌相鉴别，显示肿瘤与主动脉的关系，明确肿瘤的大小和范围，但此两相检查不作为常规检查。

手术切除肿瘤是治疗本病的首选。可采用黏膜外肿瘤摘除加肌层修补术及食管—胃部分切除和重建术。对较小的且向腔内生长的肿瘤可在内镜下采用高频电凝的方法摘除。而向壁内生长的肿瘤经内镜治疗容易造成食管穿孔。因此，有条件的医院在内镜治疗食管间质细胞瘤之前，应先行超声内镜检查，确保治疗的安全性。

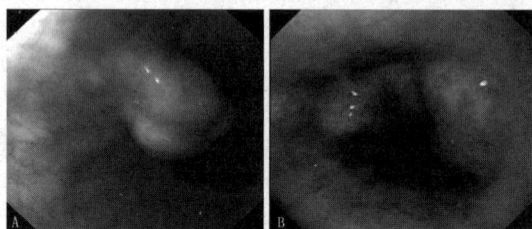

图 3-6　食管间质细胞瘤
A. 单个；B. 多个

三、食管乳头状瘤

食管乳头状瘤为良性鳞状上皮的息肉样肿瘤。其可能的发生原因与以下因素有关：①黏膜损伤后再生。②人类乳头状瘤病毒的感染。③致瘤物质的作用。④遗传因素等。本病发病率0.01%～0.04%。男女发病率相近。好发年龄为40～70岁。

食管乳头状瘤的生长方式为：①外生型：本型最多见，有一个光滑的指样或树枝状的外形，其中纤维血管延伸并接近乳头的表面。②内生型：外形光滑，呈圆形，表皮向内翻，呈乳头瘤样增生。③峰型：为峰形的鳞状上皮增生，有显著的角化过程和突出的上皮颗粒。细胞学检查表层为增生的鳞状上皮，中间为血管结缔组织。鳞状上皮保持了正常的细胞极向和分化，无分化不良。

常见的临床表现有吞咽困难、胸骨后痛、上腹痛、消化不良等，可有黑便及缺铁性贫血。食管乳头状瘤常与其他部位的肿瘤同时存在，如软腭癌、喉癌、肺鳞癌等。所有的临床表现均无特异性。

食管乳头状瘤的内镜表现为球形或半球形隆起，多无蒂，呈浅桃红色，质软，弹性尚可，大小一般为0.4～0.6 cm，多为单个，常位于食管中段（图3-7）。少数为扁平状隆起，呈白色。通常被误诊为食管息肉。

本病的治疗多采用内镜下高频电凝切的方法摘除，摘除后大部分患者症状可以改善。摘除后一般不复发。本病是否癌变仍有很多争论，有待进一步研究。

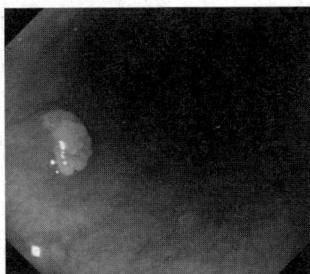

图 3-7　食管乳头状瘤
瘤体为颗粒样隆起

四、食管囊肿

食管囊肿分为先天性和后天性两种。先天性食管囊肿多为下呼吸道和胃形成过程中原肠发育异常引起，为胚胎性遗留物。在胚胎发育过程中，前肠形成多种小憩室，它们不退化而逐渐膨大形成囊肿。也有认为是由于从前肠来的多潜能内胚层组织，未能很快融合成管腔，而形成分泌旺盛的局灶型前肠上皮细胞，而形成囊肿。这类囊肿常位于食管的右前方，多为圆形或沿食管方向的管状肿物，其特点是囊肿必须位于食管壁内。分为食管重复畸形性囊肿、食管胃源性囊肿和食管包涵性囊肿。一般按良性肿瘤处理。其发生率占食管良性肿瘤的 $8\%\sim20\%$。75% 发生于儿童。后天性食管囊肿亦称为潴留性或炎性囊肿，是由于食管慢性炎症引起腺体导管狭窄、分泌物潴留形成。

成年人的囊肿一般呈椭圆形，管壁内肿物与肌肉或黏膜无紧密的粘连。大小一般在 $5\sim10$ cm 之间。婴儿囊肿有时更巨大。最常见的类型是纤毛柱状上皮，其次为鳞状上皮，再次是混合型。偶在囊肿中发现软骨。

在儿童主要表现为呼吸道症状。如胸闷、咳嗽和呼吸困难等。因囊肿内壁常为胃黏膜，可形成溃疡，亦可穿透气管及大支气管导致咯血。成人开始时多无症状，当囊肿囊内出血或感染引起囊肿扩大时方出现症状，表现为吞咽困难或胸骨后痛。

胸部前后位 X 线片可见气管移位，侧位片见心包后、纵隔内有块影。X 线钡餐造影表现与食管间质细胞瘤相似，为光滑的充盈缺损，不同之处是上下缘与正常食管之间常形成钝角斜坡，而不成锐角。

内镜下可见食管腔内光滑似腊肠样隆起，质地柔软，色泽正常，触之有波动感，多位于食管右侧壁，超声内镜表现为无回声隆起（图 3-8）。

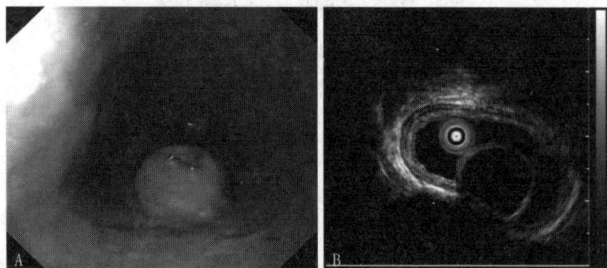

图 3-8　食管囊肿

A. 囊肿表面有糜烂；B. 食管囊肿的 EUS 检查，显示囊腔（无回声区）

本病的治疗多采用手术切除病灶，手术前应行脊髓照片以了解囊肿是否来源于脊索。手术应彻底清除囊肿黏膜，以避免术后复发。在婴儿中有时与相邻组织紧密粘连，血供丰富，切除有危险时，可行囊内壁剥除术。也可在内镜下将囊肿穿破引流或切除，缓解症状。本病预后良好。

五、孤立性食管静脉瘤

孤立性食管静脉瘤系指蓝色或浅蓝色局部隆起的食管黏膜下静脉扩张，并排除潴留性囊肿及门脉高压者。也称为孤立性静脉扩张。随着消化内镜检查的普及以及人们对本病认识的加深，报道日渐增多。其发生机制为食管上皮或黏膜下食管固有静脉丛部分由于先天或后天性血管闭塞、狭窄导致近端血管扩张，呈非连续性、孤立性或散在性的蓝色囊状静脉瘤（图 3-9）。

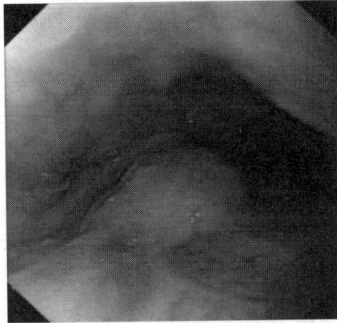

图 3-9　食管孤立性静脉瘤

　　多数孤立性食管静脉瘤患者无明显临床症状，多在胃镜检查时发现。静脉瘤较大者可有进食时胸骨后哽噎感、胸骨后疼痛等症状。可以单发或多发，多发者要与食管静脉曲张加以鉴别。

　　由于孤立性食管静脉瘤增长极慢，很少出血，一般不需特殊治疗，但医源性活检或擦伤可导致出血，对于出血或有出血倾向者，可选用硬化、圈套结扎等治疗，疗效确实。较大者内镜下治疗危险性大，易发生穿孔、出血等并发症，最好选择外科手术治疗。

六、食管白斑

　　食管白斑是出现于食管黏膜的白色斑块状变化，是由于黏膜发生角化而形成，可作为黏膜白斑病的局部表现或仅限于食管的疾病。常因食用刺激性食物所致，如过热食物、烈性酒等。男性多于女性。好发于中老年患者。

　　食管白斑的病理改变为上皮角化过度并有不同程度的角化不良，棘细胞层增厚，棘细胞内外广泛性水肿导致细胞间连接断裂，真皮有轻度炎细胞浸润。

　　本病常无临床症状，多因其他病变检查时发现。少数患者对过热或刺激性食物较为敏感或进食后胸骨后疼痛感。

　　X 线钡餐检查对本病无价值。

内镜检查显示食管黏膜有单个或散在的白色斑块，略为高出正常食管黏膜，边界清楚，也可见整个食管黏膜全部发白。

食管白斑一般无须特殊治疗，但应去除诱因，对增生较为明显的病灶可在内镜下局部切除或灼除。本病预后良好。

第四节　食管癌

食管癌是指发生在食管上皮组织的恶性肿瘤，占所有恶性肿瘤的 2%。全世界每年约有 30 万人死于食管癌，我国占半数以上。世界卫生组织 1977 年公布的统计表明，食管癌的世界调整死亡率以中国为最高，占全部恶性肿瘤死亡的比例也比世界其他国家高。据我国 1978 年全国肿瘤防治研究报道的资料，男性食管癌列为恶性肿瘤死亡的第二位，仅次于胃癌；女性食管癌则占第三位，次于胃癌和宫颈癌。

一、流行病学

据我国对食管癌的死亡回顾性调查资料，本病在各地的发病率差异较大，有其独特的地理分布，高发区异常集中。河南、河北、山西三省交界的太行山区，以河南省林县、河北省磁县及山西省阳城县为代表的发病率最高；四川盆地的西北部及苏北地区、鄂皖交界的大别山区、闽粤交界地区、新疆哈萨克族聚居地区等处均有相对集中的食管癌高发区，这些地区食管癌年平均死亡率超过100/10 万，食管癌死亡人数占居民总死亡人数的 12%～20%。近年据各地食管癌死亡回顾性统计，本病在二三十年来发病率与死亡率尚无明显下降。近 20 年来，欧美食管腺癌的发病率呈明显上升趋势，而我国仍以鳞状细胞癌占绝大多数。

本病的男女之比约为 2∶1。年龄分布主要在 40 岁以上，65～69 岁最多见，但高发区的患病年龄则一般偏低，约比低发区提前10 年。

二、病因

食管癌的病因尚未完全明了，可能与以下因素有关。

（一）饮食因素与食管慢性刺激

一般认为热烫饮食、快食、进餐不规律，喜食干硬粗糙食物等不良饮食习惯是食管癌发病的重要危险因素。实验证实，70℃以上的烫食会对食管黏膜上皮细胞的增殖周期产生严重影响，并为细胞在有害代谢产物作用下产生癌变创造有利条件。长期反复的热刺激及物理刺激，有可能促使食管发生癌变。某些食管病变如食管贲门失弛缓症、慢性食管炎、食管良性狭窄、食管白斑病、食管憩室、食管裂孔疝等的食管癌发病率较高，也表明食管癌可能与食管黏膜遭受长期刺激与损害有关。

（二）亚硝胺及其前体

亚硝胺已被公认为一种化学致癌物，其前体包括硝酸盐、亚硝酸盐、二级或三级胺等，均普遍存在于食管癌高发区居民的食物和饮水中。这些前体在胃内酸性条件下，合成亚硝基化合物，成为体内亚硝胺的主要来源，特别是在维生素 C 摄入不足情况下，更有利于体内亚硝胺的积聚。另一方面，当地居民喜食霉变食物，真菌不仅能还原硝酸盐为亚硝胺，且能分解食物蛋白质增加二级胺含量，从而促进亚硝胺的合成。酸菜等霉变食物中还能检出含有苯并芘、多环芳香烃等，均已证实为致癌物。现已发现 10 多种亚硝胺可特异地诱发动物食管癌，具有明显的组织亲和性。

（三）营养因素和微量元素

肉、蛋、奶、新鲜蔬菜、水果等摄入量低，体内胡萝卜素，硫胺素，维生素 A（视黄醇），膳食纤维，维生素 E、维生素 B、维生素 C 等多种维生素及钙、磷、硒等微量元素缺乏，使患食管癌的危险性增加。一项由中国医学科学院肿瘤研究所与美国国立癌症研究所合作在我国食管癌高发区河南林县开展的营养干预试验证实，补充某些微营养素/矿物质能降低普通人群总死亡率、癌死亡率，逆转食管癌细胞增生。食管癌高发区水土中的钼、硒、锌、镁、钴、锰等微量元素含量偏低，可能和食管癌的发病有关。调查证明食管癌高发区土壤缺钼，已受到更多重视，因为钼是硝酸盐还原酶及一些氧化酶的结构成分，缺钼时植物中硝酸盐积聚，则可增加食物中的亚硝胺前体；此外，由于铜对钼有生理拮抗作用，如果铜/钼的比例增高，则可使缺钼的影响更明显。另据食管癌高发区居民头发硒含量调查，发现明显低于低发区，认为硒是某些酶生成不可缺少的元素，能催化致癌物代谢，从而有抑癌作用，硒缺乏可为食管癌发病的条件之一。研究还发现缺锌引起食管上皮角化，可增加亚硝胺致癌的发生率。

（四）遗传因素

据统计在食管癌高发区，本病有阳性家族史者达 27%～61%。这种家族聚集现象除上述环境因素外，遗传易感性问题已引起重视。研究发现患者家族的外周血淋巴细胞染色体畸变率较高，认为可能是决定高发区的食管癌易感性之遗传因素。调查还发现河南林县高发区的居民迁至其他县后，食管癌发病率与死亡率仍保持较高水平。这些现象说明遗传因素在食管癌的发病中占有一定地位。随着分子遗传学、细胞遗传学、分子流行病学的发展，许多学者从基因和染色体水平对食管癌的病因进行广泛深入的研究，发现了多种有意义的基因，以及食管癌患者染色体经常变化的区域和可能的特有脆性部位。这些结果均证明，从上一代遗传下去的并非是肿瘤本身，而是对肿瘤的遗传易感性。

（五）其他因素

有人在食管上皮不典型增生和癌标本中找到人乳头状瘤病毒（HPV），故认为食管癌可能与病毒感染有关。另外，食管腺癌唯一得到证实的危险因素是 Barrett 食管。

总之，食管癌的发病是环境、精神、遗传等多方面共同作用的结果，这些因素的作用是相互影响、共同作用的，并且不同地区和人群对各种危险因素的暴露水平不同，起主要作用的因素也就不同，仍需进一步深入地研究。

三、病理

食管鳞状上皮细胞增生和食管癌的关系密切。据组织发生学观察，认为食管癌的发生由基底层开始，上皮细胞增生或不典型增生可进而发展为原位癌。食管癌高发区食管上皮增生的发生率高，因此目前多主张食管上皮增生特别是不典型增生为食管癌前病变，应列为重点防治对象。

食管癌的发生部位以中段为最多，约占 50％；下段次之，上段最少，分别约占 30％与 20％。部分的食管下段癌由胃贲门癌延伸所致，常和食管下段原位癌在临床上不易区别，故又称食管贲门癌。

（一）病理分期

据 1976 年全国食管癌防治会议制定的临床病理分期标准，食管癌分早、中、晚三期。1987 年国际抗癌联盟（UICC）提出了食管癌的 TNM 分期标准，和我国的分期标准比较，其 0 期、Ⅰ期和我国标准一致，但其Ⅰ期包括了病变在黏膜、黏膜下层或肌层，并有局部淋巴结转移者，故我国分期略偏严。

（二）病理形态

早期食管癌一般根据食管镜或手术切除标本所见，分为四型：①隐伏型：是食管癌的最早期发现，仅见食管局部黏膜光泽较差，稍呈潮红，或伴细颗粒状，本型多经脱落细胞学普查发现，易在食管镜检查中被遗漏。②糜烂型：黏膜有局部糜烂，边缘清楚，呈不规则地图样，糜烂面红色，有细颗粒状。③斑块型：黏膜有色泽灰白的局部扁平隆起，有时伴随糜烂。④乳头型：病变呈结节、乳头或息肉状。以上各型以②与③型较多见。

中晚期食管癌的病理形态也分为四型：①髓质型：癌瘤呈坡状隆起，侵及食管壁各层及其周围组织，切面色灰白如脑髓，可伴有溃疡，本型多见，恶性程度最高；②蕈伞型：癌瘤呈圆形或椭圆形，向食管腔内生长，边缘外翻如蕈伞状，表面常有溃疡，属高分化癌，预后较好。③溃疡型：主要为较深的溃疡，边缘稍隆起，多不引起食管梗阻。④缩窄型，癌瘤呈环形生长，质硬，涉及食管全周径，引起食管梗阻，本型较少见。此外，尚有少数病例的病理形态不能分型，称为未定型。

（三）组织学分类

绝大多数为鳞状细胞癌，据统计在我国约占 90％。少数为腺癌，来自 Barrett 食管或食管异位胃黏膜的柱状上皮。另有少数为恶性程度很高的未分化癌。

（四）扩散与转移

食管癌的扩散和转移有 3 种途径：①直接浸润：食管壁内扩散极常见，系通过黏膜下层淋巴管，主要纵行向上下扩散，达到距原发癌灶数厘米以外或更远的范围，可被误认为多中心癌。也可浸润至肌层及食管外，容易直接侵犯邻近器官。②淋巴转移：最多转移到纵隔淋巴结，其次是腹部和颈部淋巴结，部分病例的淋巴结转移呈跳跃式，肿瘤局部淋巴结无转移，而远隔部位却出现转移。③血行转移：晚期食管癌可血行转移至肺、肝、肾、骨、肾上腺、脑等处。

四、临床表现

（一）进行性咽下困难

咽下困难是本病的早期症状。起初仅在吞咽食物后偶感胸骨后停滞或异物感，并不影响进食，有时呈间歇性，故可不引起重视。此后出现进行性咽下困难，每当进食即感咽下困难，先对固体食物后发展至对半流质、流质饮食也有困难，过程一般在半年左右。

（二）咽下疼痛

在咽下困难的同时，进食可引起胸骨后灼痛、钝痛，特别在摄入过热或酸性食物后更为明显，片刻自行缓解，系因癌糜烂、溃疡或近段伴有食管炎所致。疼痛可涉及胸骨上凹、肩胛、颈、背等处。晚期患者因纵隔被侵犯，则呈持续性胸背疼痛。

（三）呕吐

由于食管梗阻的近段有扩张与潴留，可有呕吐，多出现于晚期患者。呕吐物含黏液，有时是血性，混杂隔餐或隔日食物，有宿食馊味，甚至可见坏死脱落组织块。

（四）其他

长期摄食不足导致明显的慢性脱水、营养不良、消瘦与恶病质。有左锁骨上淋巴结肿大，或因癌扩散转移引起的其他表现，如喉返神经麻痹或反流吸入性喉炎所致声嘶、食管气管或支气管瘘所致的呛咳与肺部感染、食管纵隔瘘所致纵隔炎或脓肿、食管气管瘘所致颈胸皮下气肿等。

五、内镜检查和内镜表现

（一）适应证

（1）凡具有进行性吞咽梗阻或有早期食管癌症状的患者。

（2）食管吞钡 X 线检查发现异常，需进一步明确性质。

（3）食管拉网等脱落细胞检查阳性，需明确病变部位。

（4）食管癌手术、放射治疗、化疗后观察疗效和追踪随访或治疗后复出现症状，需排除复发的患者。

（5）食管癌癌前病变的追踪观察（如：中、重度食管炎，贲门失弛缓症，食管裂孔疝，食管憩室、息肉，乳头状瘤，Barrett食管等）。

（6）食管癌高危地区普查，以期发现早期癌。

（7）食管癌的内镜治疗。

（二）食管癌的内镜表现

1. 早期食管癌的内镜表现和分型

凡局限于食管黏膜内及黏膜下层的食管癌，称为早期食管癌。主要特征为局限性充血、浅表糜烂、粗糙不平等黏膜浅表病变。不易与良性病变鉴别，共分 4 型（图 3-10）。

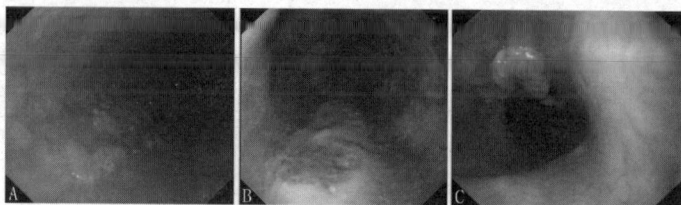

图 3-10　各型早期食管癌

A. 充血型；B. 糜烂型；C. 乳头型

（1）充血型：病变区黏膜平坦，表现为小片状不规则充血，色泽潮红，与正常黏膜界限不清，质脆，触之易出血，管腔壁蠕动正常。

（2）糜烂型：病变黏膜在充血基础上出现中央轻度凹陷，呈大小不一，边界不规则的点、片状糜烂或浅溃疡。表面附白色或灰白色苔，质脆，触之易出血，管腔尚柔软，舒张度正常。该型在食管癌中最常见，约占45％。

（3）斑块型：病变黏膜变白，表面轻度隆起，粗糙不平，呈橘皮样、颗粒样改变，质脆，触之易出血，较大病灶可伴有浅表糜烂。浸润深度较充血型、糜烂型深，但管壁扩张度正常。

（4）乳头型：病变黏膜不规则增厚，呈乳头样，小结节息肉样隆起，直径小于1 cm，基底宽，表面充血，浅表糜烂，偶有出血。该型少见，约占早期食管癌3％左右。

虽然早期癌灶比较小，但如果仔细观察是不会遗漏的，对于这些小的病变，特别是表面光滑、颜色基本正常，类似于良性病变，活检就非常重要。

2. 中晚期食管癌的内镜表现和分型

中晚期食管癌具有肿块突出或有深溃疡、管腔狭窄的特点，容易辨认诊断，共分为5型（图3-11）。

（1）肿块型：亦称蕈伞型或息肉型，瘤体向腔内生长，呈息肉样、结节样、菜花状突起。直径大于3 cm，表面糜烂，边界清晰，肿瘤周围黏膜正常。引起管腔不同程度狭窄。

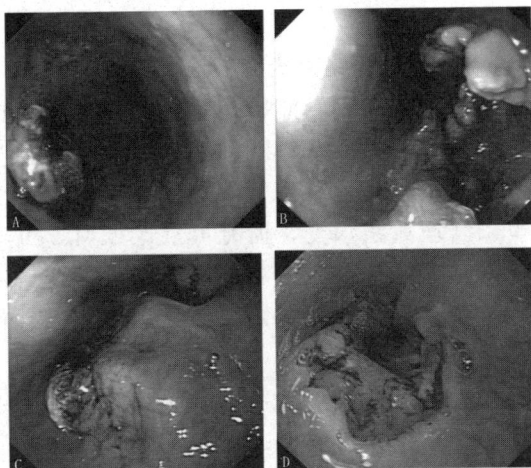

图 3-11　各型中晚期食管癌
A. 肿块型；B. 溃疡型；C. 肿块浸润型；D. 溃疡浸润型

（2）溃疡型：癌瘤沿管壁生长，占食管周径一半，溃疡基底高低不平，覆污秽苔或出血。边缘呈结节状、围堤状隆起，充血、糜烂。于溃疡边缘取活检阳性率高。

（3）肿块浸润型：除具肿块型特征外，肿瘤边缘黏膜已受侵犯，表现为边界不清，表面粗糙不平，僵硬，浅表糜烂或浅表溃疡。

（4）溃疡浸润型：溃疡范围较广，超过食管周径一半以上，除具有溃疡型的特征外，因周围黏膜已受侵犯，表现为管腔僵硬，蠕动差。

（5）周围狭窄型：癌侵犯食管全周，形成环形狭窄，境界不清，表面呈溃疡或结节颗粒样改变。镜身难以通过。由于癌向黏膜下层生长，故活检可为阴性。

食管癌的内镜活检率一般在90%以上。活检时注意病变四周及中央的不同部位钳取，共4～6块。要求第1块取准，避免活检部位出血后影响准确钳取病变组织。若配合细胞刷刷取细胞涂片等辅助措施，可提高阳性率。

食管癌管腔明显狭窄，或肿块型表面黏膜完整，不易准确钳取到癌组织，活检多为阴性。

（三）食管癌的特殊内镜检查

为发现早期癌，提高食管癌检出率，为癌分期、选择治疗方案提供依据，可以采用下列特殊内镜检查。

1. 染色内镜检查法

内镜直视未发现典型病变，但有可疑改变时，可进行局部染色，根据染色差异取活检，能发现早期癌。常用染色剂如下。

（1）复方碘溶液（Lugol 液）：正常鳞状细胞因含糖原而着棕褐色，癌变黏膜则不着色。

（2）甲苯胺蓝－复方碘溶液：甲苯胺蓝为亲肿瘤细胞核的染料，可以浸透 5～6 层细胞深度，染成蓝色。周边正常黏膜不着色。其缺点是炎性细胞亦着色，出现假阳性。复方碘溶液使正常鳞状上皮内的糖原染成棕褐色，病变上皮不着色。若与甲苯胺蓝进行双重染色，可清晰显示癌变部位。

2. 超声内镜检查（EUS）

能清楚显示出癌组织侵犯食管壁的深度和范围，周围器官和淋巴结有无转移，为食管癌分型、分期和制订治疗方案提供可靠依据（图 3-12）。

超声内镜通过观察纵隔、贲门部淋巴结来判断转移的可内镜显示局部隆起、糜烂，超声见第 1、2、3、4 层均明显增厚，呈低回声，第 5 层完整能性。若淋巴结直径小于 5 mm，很少有转移。淋巴结直径大于 10 mm，若为圆形，50％以上转移为阳性；若为椭圆形，则有 14.3％转移为阳性。

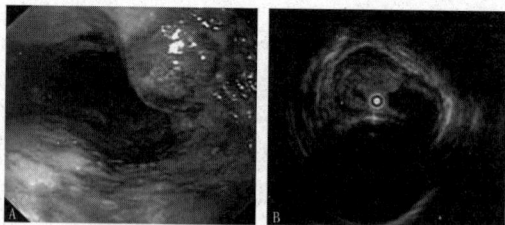

图 3-12　食管癌超声内镜检查

六、其他实验室检查

(一) 食管脱落细胞学检查

吞入带有乳胶气囊与套网的乙烯塑料管，充气后缓慢将充盈的囊从食管内拉出，用套网擦取物涂片做细胞学检查，这是食管癌高发区进行普查的主要手段，对有咽下困难的患者应列为常规检查，用以确定诊断，据统计阳性率可达 90% 以上。在细胞学检查阳性的早期患者中，食管吞钡 X 线检查阳性者仅占 1/2，食管镜检查阳性者约占 3/4。

(二) 食管 X 线检查

吞钡后进行食管 X 线气钡双重对比造影，有利于观察食管黏膜形态。在食管癌可见食管局部黏膜增粗或中断，有时呈小龛影。当癌瘤在壁内扩散，可见食管壁局部僵硬，不能扩张。后期则见病变处有不规则狭窄、黏膜皱襞明显破坏与充盈缺损，其近段有轻至中度扩张与钡剂潴留。有条件时可进行 CT 检查，可显示食管壁厚度、食管与邻近纵隔器官关系，明确癌外侵范围，有利于制订治疗方案，但不能发现早期癌。

七、诊断和鉴别诊断

本病的早期发现与早期诊断十分重要。凡年龄在 50 岁以上（高发区在 40 岁以上），出现进食后胸骨后停滞感或咽下困难者，应首选内镜检查，以明确诊断。对食管贲门失弛缓症、慢性食管炎、食管良性狭窄等患者，须警惕食管癌变，应作定期检查。

鉴别诊断包括下列疾病。

(一) 食管贲门失弛缓症

由于迷走神经与肠肌神经丛退行性变，或对促胃液素作用过分敏感，引起食管蠕动减弱与食管下端括约肌持续痉挛，使食物不能正常通过贲门。咽下困难多是间歇性发作，病程较长，无进行性发展。食管下段扩张更为明显，食管反流常见，反流量较大，不含血性黏液。无进行性消瘦。X 线吞钡检查所见贲门梗阻呈梭状或鸟嘴状，边线光滑，吸入亚硝酸异戊酯或舌下含硝酸异山梨酯 5～10 mg 可使贲门松弛，钡剂随即顺利通过。

（二）反流性食管炎

因食管下端括约肌功能失常，引起胃十二指肠内容物经常反流进入食管，导致食管黏膜慢性炎症，甚至形成溃疡。也可表现为胸骨后灼痛，或伴有咽下困难。内镜检查见黏膜炎症、糜烂或溃疡，但无肿瘤证据。

（三）食管良性狭窄

多由腐蚀性或反流性食管炎所致，也可由长期留置胃管、食管损伤或食管胃手术引起。由瘢痕狭窄所致的咽下困难，病程较长。X 线吞钡检查可见管腔狭窄，但边缘整齐，无钡影残缺征象。内镜检查可确定诊断。

（四）其他

尚须和纵隔肿瘤、食管周围淋巴结肿大、胸内甲状腺肿大、左心房明显增大、主动脉瘤等压迫食管，或一些全身性疾病如皮肌炎、系统性硬化症、强直性肌营养不良等所致的咽下困难进行鉴别。也须和癔球症引起的"咽下困难"区别，这是吞咽时咽部出现的一种局部团块感，发生在自主神经功能紊乱的患者。

八、治疗

本病的根治关键在于早期发现与早期诊断。对于没有淋巴结转移的早期食管癌及其癌前病变可采用内镜下黏膜切除术、内镜下黏膜下剥离术、氩离子凝固术、射频消融术等技术治疗，而对于中晚期食管癌患者为解决进食进水困难可以采用支架植入、光动力治疗、局部注射抗癌药、内镜激光、微波和食管扩张等方法，也可同时配合化疗、放疗，晚期食管癌患者行食管支架置入术及内放疗支架治疗晚期食管癌能明显提高生活质量、延长生存期。

目前我国食管贲门癌的手术切除率一般已达到 74%～95%；由于手术方法的改进，手术死亡率已明显降低。食管癌术后 5 年存活率已由建国初期的 10% 提高到 30% 以上。河南省林县早期食管癌术后5年存活率已高达 90.3%，远较国外报道的为高。

放射治疗主要适用于上段及不能切除的中、下段食管癌。这些患者一般用照射量 30～40Gy（3000～4000rad）。也可采用手术前放射治疗，使癌缩小，有利于提高手术切除率与 5 年存活率。化学治疗一般用于食管癌手术切除后，常用药物为顺铂（DDP）、长春地辛（VDS）及 5-氟尿嘧啶（5-FU），单独用化疗的效果很差。

九、预后

症状出现后未经治疗的患者一般在一年内死亡。自 20 世纪 70 年代以来，我国对本病高发区的普查工作为早期发现、早期诊断与早期手术创造了条件，预后显著改善。食管癌位于食管上段、病变长度超过 5 cm、已侵犯食管肌层、癌细胞的分化程度差及有转移者，预后不良。

第四章

胃部疾病

第一节　慢性胃炎

一、引言

慢性胃炎是消化系统中最常见的一类疾病，国内胃镜检查的资料中本病占胃镜检查受检人数的37.0％～75.2％。慢性胃炎是指胃黏膜的慢性炎症，它可引起多种消化道症状，发病原因与 Hp 感染等有关，慢性胃炎中肠腺化生及不典型增生均与胃癌发生有关，糜烂性胃炎是上消化道出血原因之一。

二、慢性胃炎的内镜分类

慢性胃炎在内镜学上先后采用过 Schindler 分类法、悉尼分类法（1990）和新悉尼分类法（1994）。2000 年中华消化病学分会在江西井冈山举行了慢性胃炎研讨会，提出了共识意见，作为国内研究胃炎的指南。

（一）Schindler 分类法

将慢性胃炎分为原发性与伴随性（如与溃疡与胃癌等共存），原发性胃炎又可分为以下三大类（图 4-1）。

1. 慢性浅表性胃炎

胃镜下可见充血性斑点状红斑，或散在出血点及小糜烂、黏膜水肿，并有黏液附着。

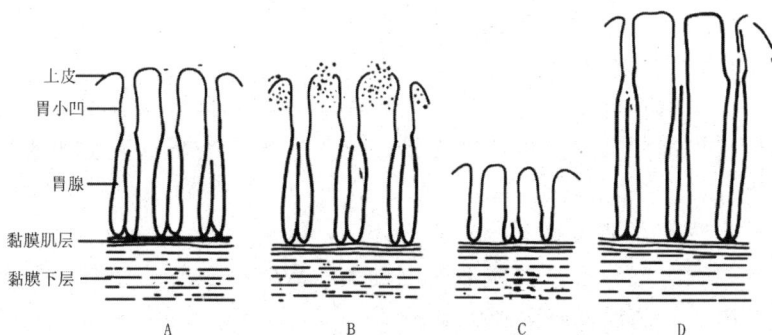

图 4-1　各类胃炎模式图

A. 正常；B. 慢性浅表性胃炎（黏膜浅层水肿、炎性细胞浸润；覆盖
上皮缺损，腺体正常）；C. 单纯性萎缩性胃炎（腺体减少或消失，黏
膜变薄）；D. 肥厚性胃炎

2. 慢性萎缩性胃炎

其特点为黏膜变薄，黏膜下血管透见，可伴增生或肠腺化生
等改变。若伴有红色小颗粒状增生，称为萎缩增生性胃炎，在重
度肠化生的萎缩性胃炎时，可见白色扁平隆起（卵圆石型），但大
多数"肠化"需活检证实。

3. 肥厚性胃炎

胃黏膜粗大且有炎症改变，目前对此类胃炎大多持有怀疑态
度，因而极少单独做出肥厚性胃炎诊断。现在应用的胃巨黏膜症
与肥厚性胃炎是不同概念，前者是指由于肿瘤浸润或 Ménétrier 病
时的炎症改变使胃黏膜巨大成脑回状。

（二）悉尼分类法（Sydney 分类）

1990 年悉尼第九届世界胃肠病大会提出此分类方法，即根据
病因、组织分类（急性、慢性）及部位（胃体、胃窦）、形态所见
（炎症、萎缩、活动性肠上皮化生、Hp 等）及内镜所见（水肿、
红斑、渗出、糜烂、血管透见等）分为红斑渗出性、平坦糜烂性、
隆起糜烂性、黏膜肥大性、萎缩性等胃炎。国内曾应用多年，后
认为此种分类过于繁琐，不实用，已很少使用。

(三) 2000 年井冈山会议分类

1. 非萎缩性胃炎

同义语有表浅性胃炎、慢性胃窦炎、间质性/滤泡性胃炎、糜烂性胃炎等。由于浅表性胃炎沿用已久，建议逐步过渡至非萎缩性胃炎。

2. 萎缩性胃炎

（1）A 型胃炎：胃体部高度萎缩，胃窦部正常，伴胃酸分泌显著减少及高促胃液素血症等。

（2）B 型胃炎：胃窦部明显萎缩，胃体部轻度萎缩。

三、慢性胃炎的内镜学诊断

(一) 非萎缩性胃炎 (慢性浅表性胃炎)

非萎缩性胃炎是慢性胃炎中最常见的一种类型，在胃镜检查中占慢性胃炎的 51.7%～85.45%。非萎缩性胃炎可以完全治愈，也可发展为慢性萎缩性胃炎。在胃镜检查中，常可见慢性浅表性胃炎与慢性萎缩性胃炎同时存在。

1. 非萎缩性胃炎胃镜所见的特征

（1）充血性红斑：因胃黏膜表层毛细血管充血所致的红斑是慢性浅表性胃炎最主要的表现，轻度浅表性胃炎常仅见充血性红斑，而其他表现不显著。充血性红斑多呈斑片状，亦可呈斑点状或条状，色暗红，边界略模糊，在胃镜下与周围正常黏膜的橘红色很易辨别，呈局限性或广泛性分布。斑点状红斑可使胃黏膜呈麻疹样外观。整个胃黏膜呈均匀一致的弥漫性充血少见（术后胃除外），如出现此种表现，在排除其他因素的影响后，则为炎症重的表现。胃分泌功能旺盛、情绪激动，特别是不同光源的影响等，都可使胃黏膜呈均匀一致的弥漫性发红。

（2）黏膜水肿：胃黏膜水肿在胃镜下表现为胃黏膜肿胀、柔软而湿润，反光度增强，颜色较正常为淡，黏膜皱襞增厚而柔软。胃黏膜水肿程度与充血程度成正比，轻度水肿肉眼常不易看出。

（3）附着性黏液：慢性浅表性胃炎胃内除正常稀薄透明的黏

液量增多外，并出现附着性黏液。附着性黏液由破坏的黏膜组织、炎性渗出物和黏液组成，呈白色、黄白色或灰黄色，糊状，紧密附着于黏膜表面，不易冲夫，当用水冲去后可能见到糜烂面。附着性黏液是浅表性胃炎的主要表现之一，但仅在炎症较明显时始出现。它需与吞下的唾液相鉴别，唾液色白，泡沫状，明显高出黏膜面，而附着性黏液呈黄白或灰黄色，不含泡或含泡甚少，紧密附着于有病变的黏膜，很少隆起。远望时两者可能混淆，仔细近看不难分辨。

（4）出血、糜烂：非萎缩性胃炎可伴有黏膜出血、糜烂。黏膜出血、糜烂是炎症重的表现。出血可以是黏膜内出血（瘀点、瘀斑），也可以是黏膜外出血（如渗血）。黏膜内出血可呈斑点、斑片或条索状，新鲜出血呈红色，陈旧性出血呈暗红或棕黑色。若见黏膜外出血，则无论肉眼能否见到糜烂面，必然已有糜烂形成。糜烂面可呈圆形、线形或不规则形，糜烂面上常覆有附着性黏液，周围常有红晕。

2. 组织学改变

非萎缩性胃炎的组织学改变局限于黏膜的浅表 1/3，有时亦可累及黏膜的全层，有水肿及淋巴细胞、浆细胞浸润，也可有少数中性粒细胞浸润。黏膜上皮变平、形态不规则，可有糜烂，无腺体萎缩。按病变程度不同分为三级：①轻度（炎细胞浸润较轻，且仅限于黏膜的浅表 1/3，其他改变均不甚明显）。②中度（病变程度介于轻度与重度两者之间）。③重度（炎细胞浸润较重，有时达黏膜全层，伴有显著黏膜上皮变性、坏死或胃小凹扩张、变长，常伴有黏膜浅层的肠腺上皮化生）。

（二）萎缩性胃炎

萎缩性胃炎多由非萎缩性胃炎发展而来，但其病因及发病机制是多方面的，包括免疫学的和非免疫学的，近年的研究证明，部分萎缩性胃炎的发病与自身免疫因素有关。萎缩性胃炎比较常见，在国内纤维胃镜检查的资料中，萎缩性胃炎约占慢性胃炎的

11.5% ~ 50.5%，发病率随年龄的增大而明显增多。

1. 慢性萎缩性胃炎在胃镜下的特点

慢性萎缩性胃炎胃镜下可见：①黏膜颜色改变。②黏膜下血管显露。③黏膜皱襞细少或消失。④可能伴有增生或肠腺化生等改变。轻度萎缩性胃炎常无肉眼可见的改变，诊断需依靠胃黏膜活检标本的组织学检查。

（1）单纯性萎缩性胃炎：①黏膜颜色改变：病变黏膜失去正常橘红色，呈苍白、灰白或灰黄色，呈斑片状或弥漫性分布，边界多不清楚。黏膜颜色的改变是由于腺体被破坏，黏膜变薄，呈现出黏膜下层疏松结缔组织的颜色所致。它是黏膜萎缩在胃镜下最早出现的征象，随后才出现黏膜下血管显露。但单凭黏膜颜色的改变诊断萎缩性胃炎是不可靠的。②黏膜下血管显露：由于腺体萎缩，黏膜变薄，黏膜下血管可被透见。透见的血管有两种形态，一种为暗红色网状细小血管，另一种是蓝色树枝状较大血管。黏膜下血管显露是诊断萎缩性胃炎的可靠指标，但需注意：胃底易被充气扩张，故正常胃底部也可透见血管；过度充气，胃内压过高（充气 2000 mL，压力 20 mmHg）时，正常的胃黏膜也可透见血管。③黏膜皱襞细少或消失：胃黏膜的萎缩使黏膜皱襞变得细少甚至消失，观察黏膜皱襞的大小亦需注意充气量的影响。④萎缩性胃炎常同时伴有不同程度的慢性浅表性胃炎，这时可见充血性红斑、反光度增强及附着性黏液等浅表性胃炎的变化。

（2）伴有增生的萎缩性胃炎：慢性萎缩性胃炎可伴胃小凹上皮增生（萎缩增生性胃炎）。在胃镜下，病变黏膜粗糙或呈颗粒状甚至结节状，黏膜下血管显露的特征常被掩盖（图 4-2）。若过度增生，则需与肥厚性胃炎相鉴别，后者光滑、柔软，呈天鹅绒样。有时也需与 Borrmann Ⅳ 型胃癌相鉴别，后者常有糜烂、溃疡及僵硬等改变。萎缩性胃炎的增生性改变有时很局限，如颜色发灰，则与Ⅱa型早期胃癌很难区别（有赖于活检证实）。

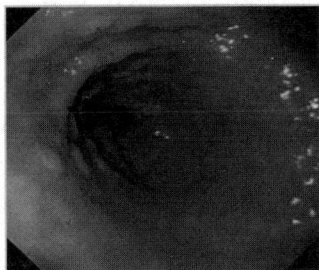

图 4-2　萎缩增生性胃炎

（3）伴有肠腺上皮化生的萎缩性胃炎：慢性萎缩性胃炎可伴有肠腺上皮化生，肠腺上皮化生可轻可重。轻者肉眼不可见，仅在活检组织学检查时始获诊断。重者有时可出现肉眼可见的变化。其内镜表现横山将其分为四型：①特异型：该型是具有内镜及组织学特征的唯一类型，故称特异型，其内镜表现为大小不等、表面光滑、灰白色的扁平隆起，故又称卵圆石型。病变主要限于胃窦部，但也可散在性分布。组织学检查证实隆起处为黏膜增生伴有显著肠腺上皮化生，隆起之间的低凹处为黏膜重度萎缩而无肠腺上皮化生存在。②石板瓦型：在相对平坦的黏膜面上有多数乳白色黏膜颜色改变区，该处即肠腺化生处。③米粒撒布型：胃窦部的黏膜面上有散在灰白色隆起，宛如散布的米粒。④雪点型：自胃角向上的胃体部有多数白色小颗粒，宛如雪点。上述肠腺上皮化生的病变，可由于光源性质的不同、胃壁扩张度的不同以及浅表性胃炎的存在而使其内镜表现有很大变化。必须指出，肠腺上皮化生仅仅只有组织学能够诊断，由于内镜器械的改进及染色法内镜检查的开展，对某些类型的肠腺上皮化生，内镜有可能初步加以辨认。

（4）萎缩边界与萎缩类型：胃黏膜萎缩区与非萎缩区的交界称萎缩边界。一般来说，随着年龄的增长，萎缩性胃炎的范围也以小弯为主，从幽门向上扩大，萎缩边界逐渐上移。在内镜下辨认萎缩边界可依据萎缩的黏膜有色泽改变、可透见血管及黏膜面较低凹等特点来与邻近的非萎缩区划界。

从临床出发可将萎缩边界简单地分为两种类型：①突变型：萎

缩区与非萎缩区的分界线较清楚。③渐变型，萎缩区与非萎缩区之间有一移行带，分界线不明确。内镜下的萎缩边界与组织学上的萎缩边界基本是一致的，但后者较前者略近贲门（萎缩区略大）。

　　按萎缩边界位置的不同，而有不同的萎缩类型，萎缩类型可分为两大类：①关闭型（close type）：胃小弯的萎缩边界未达贲门，又可分为 C-1、C-2 及 C-3 三亚型。C-1：萎缩边界在胃窦部。内镜下无明显萎缩像，仅组织学上提示胃窦部萎缩。C-2：内镜下胃窦部有萎缩改变，小弯的萎缩边界向上扩展到胃角上部。C-3：胃体中上部可见萎缩，萎缩边界高达胃体小弯的中上部。②开放型（open type）：胃小弯黏膜已全部萎缩，又可分为 O-1、O-2、O-3 及 O-4 四亚型。O-1：胃窦部及胃体小弯全部萎缩，萎缩边界位于小弯与胃体前后壁交界处。O-2：萎缩区继续向胃体前后壁扩展，萎缩边界在胃体前后壁上。O-3：萎缩边界在胃体大弯与前后壁交界处。O-4：全胃萎缩，无萎缩边界存在（图 4-3）。萎缩边界的位置与年龄有密切关系，即随着年龄的增长而逐渐上移。正常人 30 岁时萎缩边界一般在胃角上方附近，50 岁以上可高达胃体中上部。故按萎缩边界高低的不同而有所谓"胃年龄"。若患者胃年龄与其年龄相当，则这种萎缩仍应属生理范畴；若患者胃年龄大于其年龄，则具有病理意义。

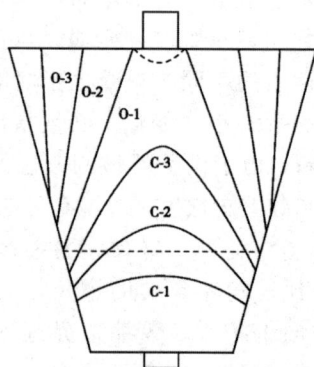

图 4-3　萎缩性胃炎（示萎缩边界）

2. 组织学改变

慢性萎缩性胃炎的组织学改变主要为黏膜腺体减少甚至消失，如病变累及胃体部，则壁细胞和主细胞减少或消失，腺体呈黏液腺型（假幽门腺化生）。黏膜覆盖上皮部分脱落，黏膜水肿使胃小凹扭曲。黏膜层的浅表 2/3 甚至整个黏膜层有淋巴细胞及浆细胞浸润，亦可有中性粒细胞浸润。黏膜层变薄（正常胃黏膜平均厚度为 $0.52\sim0.54\,mm$，萎缩性胃炎时平均厚度为 $0.45\sim0.47\,mm$ 或更薄）。常伴有纤维组织增生、肠腺上皮化生、黏膜肌层增厚及淋巴滤泡形成。伴有增生性改变时可见胃小凹延长、扭曲或呈螺旋状。

（三）**特殊类型胃炎**

有些胃炎无论在形态上还是在病理上均不同于非萎缩性胃炎和萎缩性胃炎，其病因与发病机制尚不清楚，暂称为特殊类型胃炎。

1. 巨大肥厚性胃炎

巨大肥厚性胃炎又称 Ménétrier 病，是胃黏膜覆盖上皮良性过度增生所致。胃腺常被增生的表层上皮所代替。同位素[131]I 标记的血浆清蛋白的检查研究证明，本病有大量血浆蛋白从胃液中丢失。本病的临床表现有上腹痛、呕吐、上消化道出血、低血浆蛋白血症及由此而引起的水肿。X 线及胃镜检查可发现胃黏膜皱襞异常肥大。胃酸常减低。

本病的胃镜所见与慢性肥厚性胃炎相似，但黏膜皱襞常异常巨大，呈结节状或脑回状，皱襞间有大量胶冻状黏液，与肥厚性高分泌性胃病变的胃内有大量清亮液不同。可伴有多发性糜烂，但较少有深溃疡。病变常为弥漫性，亦可呈局限性。本病在胃镜下需与恶性肿瘤浸润所引起的恶性巨皱襞相鉴别，后者常伴有溃疡、僵硬、范围较局限，而本病虽可有糜烂，但很少有深溃疡，较柔软，范围常较广泛，但肉眼鉴别往往都很困难，需依赖组织学检查证实。

组织学改变可见黏膜覆盖上皮良性过度增生，胃小凹延长、扭曲、分支或扩大，正常的胃腺被增生的表层上皮所代替。常可见黏液囊肿形成。黏膜可有不同程度的炎细胞浸润，这可能是继发于黏膜的糜烂和感染。

2. 糜烂性胃炎

"糜烂"是指黏膜层的缺损，其深度不超过黏膜肌层。浅者仅为覆盖上皮的剥脱，深者可达黏膜肌层。缺损如超过黏膜肌层，则称为溃疡，但在内镜下常无法鉴别糜烂和浅表溃疡。糜烂性胃炎，由于在组织学上可以完全没有炎细胞浸润，所以近年来多主张称胃糜烂而不称糜烂性胃炎。它是引起上消化道出血的重要病因之一，因而受到临床重视。糜烂性胃炎的分类及命名比较混乱，有学者参照 Yoshitoshi 等意见，将糜烂性胃炎分为急性糜烂性胃炎和亚急性或慢性糜烂性胃炎两大类。

（1）急性糜烂性胃炎：急性糜烂性胃炎是以糜烂为主的急性胃黏膜病变，又称出血性糜烂性胃炎、急性出血性胃炎等，亦有与 Cushing 溃疡、Curling 溃疡混称者。近年来对胃黏膜的急性糜烂、出血以及溃疡称之为急性胃黏膜病变（acute gastric mucosal lesion，AGML），它包括急性糜烂性胃炎与急性胃溃疡。急性糜烂性胃炎常由于对胃黏膜有害的物质（如酒精、阿司匹林、反流的胆汁等）以及应激等因素破坏了胃黏膜屏障所引起，是急性上消化道大出血的重要病因之一，占上消化道出血的 9%～20%。如致病因素消除，则病变常在数日内愈合，不留痕迹。X 线检查常不能显示病变，故对疑为本病所致的上消化道出血患者，应在 24～48 h 内进行内镜检查。

胃镜下急性糜烂性胃炎可表现为无数针头大小的出血或胃黏膜渗血，病变呈弥漫性或局限于胃窦部或胃底部，也可表现为单个或多个平坦的糜烂面，呈圆形、不规则形、点状或线形，上覆血凝块或白色渗出物，周围有红晕或无红晕（图 4-4）。有时可见到糜烂面正在出血，并伴有多数黏膜下出血斑。

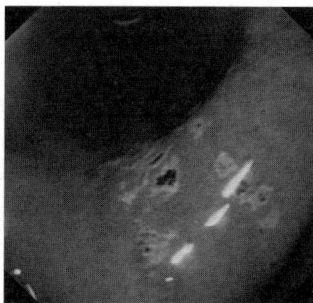

图 4-4　急性糜烂性胃炎

广泛的出血性糜烂病变，黏膜呈弥漫性出血、明显水肿、不平，覆盖以多数血凝块及白色渗出物。若发生在胃窦部，可使胃窦部显示狭窄，此时需与进行性胃癌相鉴别，本病有时亦需与遗传性出血性毛细血管扩张症相鉴别，后者常伴有口腔等其他部位黏膜的毛细血管变化。有时需靠病史及血液病学检查与应用抗凝剂引起的出血和紫癜相鉴别。

组织学上胃小凹间有大量红细胞渗出，表面上皮剥脱，覆盖纤维素性渗出物。黏膜及黏膜下层血管充血。有时可见糜烂或浅表溃疡。

（2）慢性糜烂性胃炎：慢性糜烂性胃炎又称天花疹样糜烂。常与溃疡病特别是十二指肠溃疡并存，临床并不罕见。

胃镜可见亚急性或慢性糜烂性胃炎病变的特征为中央呈脐样凹陷的隆起形病变，中央凹陷处即糜烂所在，形如天花疹，故又称天花疹样糜烂。病变好发于胃窦部及胃体下部略微肥大的黏膜皱襞上，排列呈串或呈簇，亦可为单发性。有时可见于胃体中、上部或胃底部。佐田认为其发生部位与萎缩性胃炎相似，随着年龄的增长而上移。在急性期，糜烂面为变性血红素覆盖呈黑色，24～48 小时内即可被纤维素样坏死物代替而呈白色或灰黄色，当糜烂面为新生的上皮覆盖后则呈红色。脐样凹陷在糜烂愈合后常依然存在，亦可消失。

Kawai 将亚急性或慢性糜烂性胃炎分为两型（图 4-5）：①未

成熟型：本型的隆起性病变由于组织水肿所致，因此病变可在数日内消失，一般不超过三个月，故又称消失型。好发于胃窦部比较肥大的皱襞上，其形态的特点是隆起基底部是逐渐高起的，隆起较低，中央脐样凹陷较大而浅。有时隆起病变消退后，在胃窦部仍遗留较肥大的皱襞，在X线下这种肥大的皱襞以及可能出现的局部胃壁僵硬和蠕动消失，可导致误诊为胃窦癌，而胃镜检查可见胃窦部皱襞肥大，大量充气后，胃窦可以扩张并反射性地引起胃蠕动，有助于除外恶性病变。本型病变可由于结缔组织增生而转变为成熟型。②成熟型：本型的隆起性病变由于纤维化所致，隆起持续存在，不易消失，故又称持续型或疣状胃炎。其形态特征是隆起较高，中央凹陷较小而深，大多呈圆形，或有脐样凹陷呈天花疹样，或无凹陷呈息肉样，少数呈香肠形或迂曲形（图4-6）。按其大体形态可分为天花疹型、节段膨大型、蛇行型、息肉型及胃炎型，前三型多见于胃窦部；息肉型多见于胃角部，即胃底腺与幽门腺交界部位。胃炎型在内镜下与萎缩增生性胃炎很难区别。本型病变有时需依赖活检及细胞学检查与胃息肉及Ⅰ型、Ⅱa型、Ⅱa＋Ⅱc型或Ⅱc型早期胃癌等相鉴别。有时还需与小的良性溃疡相鉴别。

  亚急性或慢性糜烂性胃炎与急性糜烂性胃炎肉眼形态上的区别在于：前者病变隆起，后者平坦，故又有人称前者为隆起型，后者为平坦型。糜烂面的外观则因病期的不同而异，早期有出血、血凝块附着或黑色变性血红素覆盖，继而为白苔覆盖，当为再生的上皮覆盖后则发红（有时可呈灰色或青绿色），这是糜烂面已修复的表现，最后消失。

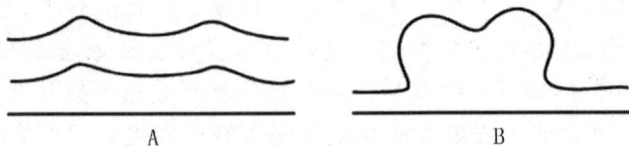

A   B

图 4-5　慢性糜烂性胃炎分型

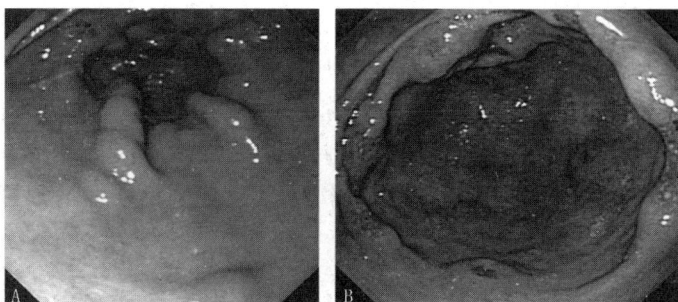

图 4-6　疣状胃炎的两种形态

A. 疣状隆起沿纵轴排列；B. 疣状隆起沿横轴排列

　　组织学上亚急性或慢性糜烂性胃炎隆起部的组织学改变，在成熟型，胃窦部病变的活检示幽门腺增生，有时可见纤维化；胃体部病变的活检为胃小凹上皮增生，有的病例胃小凹延长、屈曲，并有囊样形成。在未成熟型，见炎细胞浸润，一些幽门腺或胃体腺增生。由于糜烂可以很快愈合，因此不一定有糜烂存在。

　　3. 良性淋巴样增生

　　良性淋巴样增生又称慢性淋巴细胞性胃炎、慢性滤泡性胃炎、反应性淋巴网状细胞增生等，是一种罕见的特殊类型胃炎。病因未明。本病多伴有胃溃疡或有溃疡病病史，故可能是胃溃疡的一种特异组织反应，临床上可出现恶心、呕吐、体重减轻等症状，亦可引起上消化道出血。X线检查常被疑为恶性病变。中村等将本病分为两大类型：①局限、肥厚型：病变通常位于胃底腺区域，为局限性肥厚性病变，形成肿块，肿块上有溃疡，或呈脑回状。肉眼观与胃癌、胃恶性淋巴瘤等病变相似。本型可能是胃溃疡的一种特异组织反应。②弥漫、扁平型：通常为胃窦部广泛糜烂性病变，常形成浅表溃疡，与Ⅲ型早期胃癌相似。本型可能是一种特殊类型胃窦部胃炎。

　　本病的内镜表现是多种多样的，可仅见一良性溃疡，溃疡周围黏膜活检，在组织学上可证明有本病存在；或表现为与胃癌或胃恶性淋巴瘤相似的肿块上溃疡或巨大皱襞伴溃疡；也可表现为黏膜高低不平，呈大小不等的结节样隆起，或多发性小溃疡；或表现为糜烂而与Ⅱ型早期胃癌相似，需活检证实。

组织学改变见黏膜固有层内有大量淋巴滤泡，并有淋巴细胞、巨噬细胞、浆细胞及多形核白细胞浸润。细胞浸润可限于黏膜及黏膜下层，亦可累及胃壁全层。黏膜面常有糜烂或溃疡形成。常需与恶性淋巴瘤相鉴别。

四、慢性胃炎内镜活检取材及报告书写要求

（一）内镜活检要求

慢性胃炎的诊断主要依靠病理检查，直视下胃黏膜活检的方法，常用的有两种，即选择性活检法与定位活检法。为了判定或证实肉眼所见病变的性质和程度，可采用选择性活检法，选择肉眼所见病变最可疑或最显著的部位进行活检；为了进一步研究胃炎的性质、分布、范围及程度等，可采用定位活检法，定位活检法有多种，如三处、四处、八处、九处及十二处活检法等。三处活检法的取材部位为胃窦小弯、胃体中部小弯及胃体大弯各取一块胃黏膜组织；四处活检法的取材部位一般为胃窦小弯、胃角小弯、胃体中部小弯及胃体大弯各一块；八处活检法的取材部位为胃窦小弯、胃角小弯、胃体下部小弯及该三处同一平面小弯以外病变最明显处，和胃体上部小弯、胃体大弯各一块；九处活检法的取材部位为胃窦小弯、胃角小弯、胃体中部小弯及该三处同一平面的胃前壁和胃后壁各一块。另外还有十二处活检法。钳取组织时活检钳应尽可能与黏膜面垂直，取材最好深达黏膜肌层。活检组织块黏膜面向上，正位放在吸水纸上以保证切片的正确，然后分别装瓶固定，并标明取材部位。

2000年中华消化病学会井冈山会议上对慢性胃炎活检要求建议如下：①用于研究时，希望根据悉尼系统的要求取5块标本，胃窦2块取自距幽门2～3 cm处的大弯和小弯；胃体2块取自距贲门8 cm处的大弯和小弯（约距胃角近侧4 cm）；胃角1块。对可能或肯定存在的病灶要另取标本。标本要足够大，达到黏膜肌层。

②用于临床时，建议取2～3块标本，胃窦小弯1块（和大弯1块）及胃体小弯1块。③不同部位的标本须分开装瓶。④须向病理科提供取材部位、内镜所见和简要病史。

（二）特殊染色

对炎症明显而HE染色片上未见Hp的标本，要做特殊染色仔细寻找。可用较简便的Giemsa染色或Warthin-Starry染色。对于肠化如认为有必要，可作AB-PAS和HID-AB染色。

（三）病理报告的要求

病理检查要报告每块活检标本的组织学变化情况。萎缩性胃炎的病理诊断标准暂定为：同一部位（胃窦或胃体，胃角标本作胃窦计算）的2块或2块以上活检标本都有萎缩和（或）肠化时可诊断为萎缩性胃炎；如仅1块标本有萎缩和（或）肠化，应诊断为"慢性胃炎伴萎缩和（或）肠化"。诊断应包括部位特征和形态学变化程度，有病因可循的要报告病因。胃窦和胃体都有炎症的慢性胃炎不再称全胃炎，称为慢性胃炎即可；但当胃窦和胃体炎症程度相差两级或以上时，加上"为主"修饰词，例如"慢性（活动性）胃炎，胃窦为主"。慢性胃炎有许多同义词，统一使用萎缩性胃炎、非萎缩性胃炎和特殊类型胃炎三大类。

（四）慢性胃炎的内镜报告

慢性胃炎的内镜报告应包括以下内容。

（1）形态描述：如非萎缩性胃炎应记录有否红斑（点、片状、条状），黏膜粗糙不平，出血点/斑；萎缩性胃炎则重点描写黏膜是否呈颗粒状，黏膜血管有否显露，色泽是否灰暗，黏膜皱襞细小、变平等。

（2）病变的分布和范围：胃窦、胃体和全胃。

（3）分类：内镜下慢性胃炎分为非萎缩性胃炎和萎缩性胃炎。如同时存在平坦糜烂、隆起糜烂或胆汁反流，则诊断为非萎缩性或萎缩性胃炎伴糜烂或伴胆汁反流。

（4）活检取材情况及Hp检查结果。

五、治疗

(一) 消除或削弱攻击因子

(1) 根除 Hp。

(2) 抑酸或抗酸治疗：适用于胃黏膜糜烂或以胃灼热、反酸、上腹饥饿痛等症状为主者。可根据病情或症状的严重程度，选用抗酸剂、H_2 受体阻断剂或质子泵抑制剂。

(3) 针对胆汁反流或服用非甾体类抗炎药（NSAIDs）等情况作相应治疗和处理。

(二) 增强胃黏膜防御能力

适用于胃黏膜糜烂、出血或症状明显者。药物包括兼有杀菌作用的胶体铋、兼有抗酸和胆盐吸附作用的铝碳酸制剂和具黏膜保护作用的硫糖铝等。

(三) 促动力剂

适用于以上腹饱胀、早饱等症状为主者。

(四) 中医、中药

辨证施治，可与西药联合应用。

第二节　胃溃疡

胃溃疡（gastric ulcer，GU）是常见的消化性溃疡，其发生是多因素造成的，其中包括胃酸和胃蛋白酶的侵袭、幽门螺杆菌感染、胃的运动异常、精神及饮食等，但是总的说来，其发生机制可概括为侵袭因素超过黏膜防御机制。

一、临床表现

本病的临床表现不一，部分患者可无症状，或出血、穿孔等并发症作为首发症状。多数消化性溃疡有以下一些特点：①慢性过程呈反复性发作，病史可达几年甚至十几年。②发作呈周期性，与缓解期相互交替。缓解期长短不一，短的只是几周或几个月，长的可达几年。发作有季节性，多在秋冬和冬春之交发病，可因精神、情绪不良或服 NSAIDs 诱发。③发作时上腹痛呈节律性。腹痛为主要症状，可为钝痛、灼痛、胀痛或剧痛，但也可仅有饥饿样不适感。典型者有剑突下持续性疼痛，可被抗酸药或进食所缓解。十二指肠溃疡（duodenal ulcer，DU）患者约有 2/3 的疼痛呈节律性，夜间痛明显；GU 规律性疼痛不典型，餐后痛出现早，约 1/2～1 小时出现，午夜痛也可发生，但不如 DU 多见。溃疡活动时剑突下可有一固定而局限的压痛点，缓解时无明显体征。

二、诊断

（一）病史

典型的周期性和节律性上腹痛是诊断消化性溃疡的主要线索。但必须指出，有溃疡症状者不一定患有消化性溃疡，而相当部分消化性溃疡患者的上腹痛常不典型，更有一部分患者可无疼痛症状。因而单纯依靠病史难以做出可靠诊断。确诊需要依靠 X 线钡餐和（或）内镜检查，内镜检查尤有诊断价值。

（二）X 线钡餐检查

溃疡的 X 线征象有直接和间接两种。龛影是直接征象，对溃疡诊断有确诊价值。良性溃疡凸出于胃、十二指肠钡剂轮廓之外，在其周围常见一光滑环堤，其外为辐射状黏膜皱襞。间接征象包括局部压痛、胃大弯侧痉挛性切迹、十二指肠球部激惹和球部畸形等，间接征象仅提示有溃疡。

（三）胃镜检查和黏膜活检

胃镜检查不仅可对胃十二指肠黏膜直接观察、摄影，还可在直视下取活检做病理检查和 Hp 检测。

三、胃溃疡的内镜诊断

对胃溃疡的诊断，胃镜检查和 X 线钡餐检查可相互补充。胃镜检查还可以发现 X 线检查难于发现的表浅溃疡及愈合期溃疡，并可对溃疡进行分期（活动期、愈合期及瘢痕期），结合直视下黏膜活检及刷检，对判断溃疡的良恶性有较大的价值，而且还可以发现胃溃疡的伴随病变，如慢性胃炎等。

慢性胃溃疡常呈圆形或卵圆形，其表面的炎性渗出物和坏死物形成胃镜所见的特征性白苔，溃疡边缘清楚、光滑。溃疡趋于愈合时，周围出现红晕，常有黏膜纹向溃疡集中。慢性胃溃疡在内镜下的表现有：①胃壁组织缺损形成凹陷，表面覆有白色或黄白色苔。②溃疡周围炎症性变化：发红、水肿、细胞浸润及纤维化所引起的边缘隆起与皱襞肥厚。③瘢痕性或功能性收缩引起的黏膜皱襞集中。④胃内腔的变形包括胃壁弧的变形、胃小弯缩短与"沙钟胃"等。

胃镜检查中应注意溃疡的部位、形态、大小、深度、病期以及溃疡基底、边缘及周围黏膜的情况，并应常规作活检及细胞学检查。浅小的溃疡常被附着在溃疡表面的黏液所遮盖，故对附着在黏膜面上的黏液，特别是溃疡好发部位如胃角或胃角附近黏膜面上的黏液，必须通过导管用水冲去，仔细观察，以免漏诊。

（一）溃疡的部位

胃溃疡绝大多数位于胃小弯，特别是胃角或胃角附近。位于胃大弯的溃疡常为恶性溃疡（溃疡型癌），但少数胃（良性）溃疡亦可发生在胃大弯。

胃溃疡绝大多数都发生在靠近幽门腺与胃底腺交界线的胃窦侧，随年龄的增长，幽门腺与胃底腺交界线逐渐上移，胃溃疡的发生部位亦上移，胃体高位溃疡亦逐渐增多。若采用刚果红染色法观察，溃疡仍在幽门腺的领域内，如确认溃疡在胃底腺的领域内，则癌性溃疡的可能性极大。胃体高位溃疡常位于胃体后壁近小弯处，胃镜检查时如不注意，容易漏诊。

（二）溃疡的数目

胃溃疡多为单个。胃内有两个或两个以上的溃疡称多发性胃溃疡，多发性胃溃疡约占胃溃疡的 2%～3%。胃溃疡合并十二指肠溃疡称复合性溃疡。

（三）溃疡的大小及深度

胃溃疡的直径一般在 5～25 mm 间，溃疡直径达 25 mm 或以上者，称巨大溃疡。虽然恶性溃疡一般较良性为大，但不能单凭溃疡大小决定溃疡的性质。内镜下溃疡的良恶性主要看周边黏膜的形态。

在胃镜下精确地估计溃疡大小常有一定困难，特别是物镜与溃疡间的距离不同易造成判断的误差。估计溃疡大小的方法有：①凭检查者的经验做出估计。胃角自前壁至后壁约长 5 cm，可作衡量溃疡大小的参考，如溃疡占胃角的 1/5，则溃疡直径为 1 cm 左右。②以活检钳接近溃疡，将钳瓣全部张开，以钳瓣开口部的大小（约为 5 mm）与溃疡进行比较。此法估计溃疡大小一般比较可靠。③用特制的测量尺从胃镜活检孔插入，直接测量溃疡的大小。

除非用超声胃镜（EUS）来观察，一般判断溃疡的深度比较困难，当溃疡面有黏液等覆盖时，需从活检孔插入塑料导管注水冲去溃疡表面覆盖物后，再衡量其深度；按溃疡深度的不同将其分为四级：①U1-Ⅰ：组织缺损限于黏膜层内（即糜烂）。②U1-Ⅱ：组织缺损超过黏膜肌层达黏膜下层。③U1-Ⅲ：组织缺损达固有肌层。④U1-Ⅳ组织缺损穿透固有肌层，固有肌层断裂。一般说，如溃疡深凹如凿或有明显的黏膜集中及胃角变形等，常示溃疡已深达固有肌层或穿透固有肌层（图 4-7）。

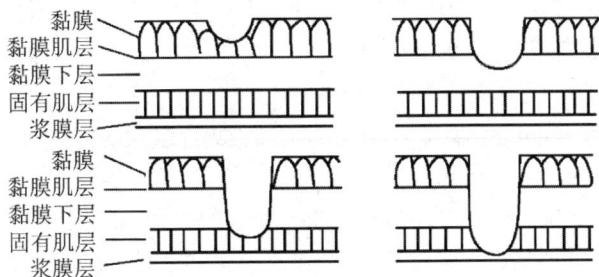

图 4-7　溃疡的深度分级

（四）溃疡的形态

胃溃疡多呈圆形或卵圆形，亦可呈不规则形或线形。溃疡基底平整，覆盖清洁白色或黄白色苔，在急性期，有时可见新鲜或陈旧性出血，使苔污秽。胃后壁穿透性溃疡暴露出胰腺组织时，基底呈结节状。溃疡边缘清晰而整齐，较深的溃疡内缘如凿。溃疡周围黏膜除急性期因水肿而高起外，一般与周围正常黏膜相平，少数可由于炎症及纤维化引起溃疡周围略隆起且皱襞肥厚。溃疡趋于愈合时，周围出现红晕，并有黏膜皱襞向溃疡集中，皱襞尖端逐渐变细，边缘光滑，有时可见皱襞中断，但中断的皱襞顶端圆钝，呈手指端状，边缘光滑。

在胃溃疡中，有一类形态较特殊，即线形溃疡。它可以是溃疡形成之初即为线形，也可以是圆形溃疡在愈合过程中所形成。线形溃疡常位于胃小弯，自前壁走向后壁，与胃长轴相垂直，少数与胃长轴相平行。线形溃疡常在其顶端或某一位置上有一个或多个圆形溃疡，此时线形溃疡似自圆形溃疡伸出如彗星之尾。线形溃疡的瘢痕可引起溃疡四周黏膜颜色改变、高低不平、皱襞中断及局部小弯变狭，有时伴瘀斑，容易误诊为胃癌。

（五）溃疡的病期

慢性胃溃疡自急性期至痊愈，一般可分三期，即活动期（active stage，A 期），又称厚苔期；愈合期（healing stage，H 期），又称薄苔期；瘢痕期（scarring stage，S 期），又称无苔期。各期又可分为两个阶段，即 A_1、A_2、H_1、H_2、S_1 及 S_2。各期溃疡的形态特征。

1. 活动期

（1）A_1 期：溃疡苔厚而污秽，周围黏膜肿胀，无黏膜皱襞集中。

（2）A_2 期：溃疡苔厚而清洁，溃疡四周出现上皮再生所形成的红晕，周围黏膜肿胀逐渐消失，开始出现向溃疡集中的黏膜皱襞（图 4-8）。

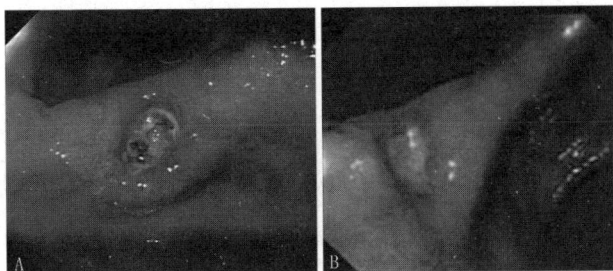

图 4-8　胃角活动性溃疡

A. A$_1$ 期；B. A$_2$ 期

2. 愈合期

愈合期的特征为溃疡苔变薄，溃疡缩小，四周有上皮再生形成的红晕，并有黏膜皱襞向溃疡集中。H$_1$ 期与 H$_2$ 期的区别在于后者溃疡已接近完全愈合，但仍有少许薄白苔残留（图 4-9）。

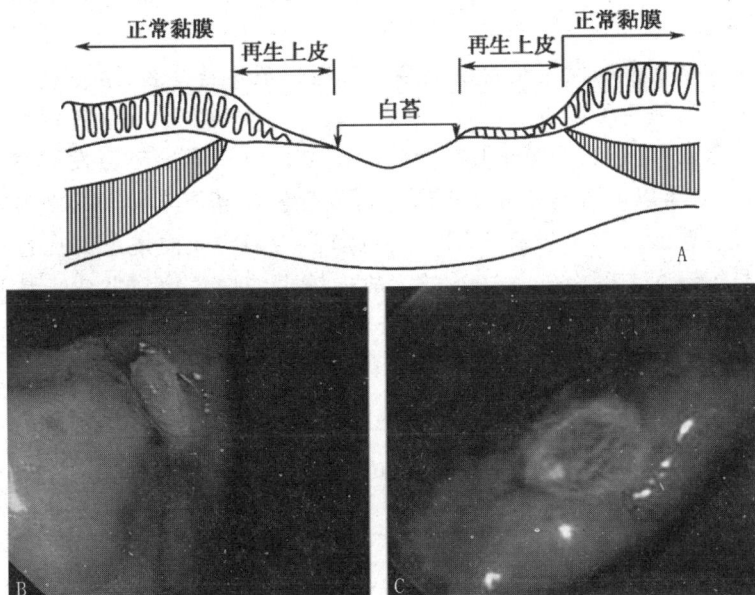

图 4-9　胃角愈合期溃疡

A. 黏膜变化模式；B. H$_1$ 期；C. H$_2$ 期

3. 瘢痕期

(1) S₁ 期：溃疡苔消失，中央充血，瘢痕呈红色，又称红色瘢痕期。

(2) S₂ 期：红色完全消失，又称白色瘢痕期。

综上所述，在活动期，以厚苔为主要特征，伴周边黏膜肿胀；在愈合期，以薄苔为主要特征，溃疡四周出现较明显的红晕及黏膜皱襞集中；瘢痕期则白苔消失。

(六) 溃疡的愈合及再发

绝大多数溃疡在愈合过程中逐渐变小、变浅，最后仅遗留一颜色较淡的平坦凹陷，或不留任何肉眼可见的痕迹。少数溃疡在愈合过程中可形成一串小的圆形溃疡或线形溃疡，最后呈一线形瘢痕。溃疡在愈合过程中形成的线形溃疡一般都与胃长轴相垂直，但大溃疡在愈合过程中可形成与胃长轴相平行的线形溃疡。

内镜下判断溃疡是否已愈合，一般以溃疡苔是否已消失为准。已愈合的溃疡可以再发，1/3 的患者在 2 年内再发。有学者观察发现溃疡的再发可以是每年在相同的季节，或间隔数年再发，亦可长达 10 年以上再发。且几乎所有再发患者，其原来溃疡的瘢痕都是红色瘢痕，非再发患者则以白色瘢痕为多，而内镜下的白色瘢痕与组织学上的瘢痕是一致的。故内镜下的白色瘢痕期代表溃疡痊愈并稳定，而红色瘢痕期仍不稳定，可以再发。未完全愈合（愈合期）的溃疡再呈活动状态，则称再燃。

(七) 胃溃疡的间接征象

1. 胃壁弧变形

与胃长轴相垂直的胃壁多呈弧形，特别是胃角，其次是胃窦部。位于胃角、胃角附近或胃窦部的溃疡，常引起胃角或胃窦的弧变形。恶性肿瘤、胃内充气量过少、胃外肿块压迫或粘连等，也可引起胃壁弧变形。

Henning 最早描写溃疡引起胃角弧变锐，即所谓哥德式弧形成，故此种使胃角变锐的弧变形称 Henning 征。对口溃疡、线形溃疡及胃癌则往往引起胃角呈梯形变形图，胃癌也可以引起胃角弧向胃腔内突出。良性病变与恶性病变引起的胃角变形的主要区别，在于后者僵硬而表面凹凸不平，或弧向腔内突出（图4-10）。

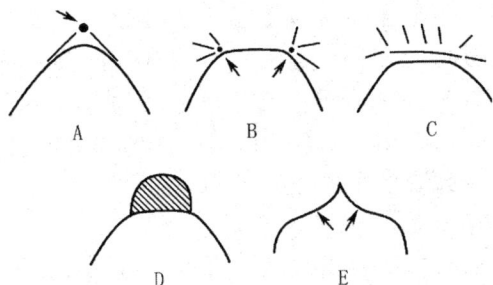

图 4-10　胃角弧变形

弧变形的各种形态（箭头表示病变部位）A. Henning 征；B. 对口溃疡引起的胃角梯形变形；C. 线形溃疡引起的胃角梯形变形；D. 癌浸润引起的胃角梯形变形；E. 癌浸润引起的胃角变形，箭头表示胃窦小弯癌环堤的侧面像，弧向腔内突出。

2. 胃小弯缩短

胃小弯缩短多见于线形溃疡、对口溃疡或穿透性溃疡。线形溃疡多发生于胃角或胃体下部。Murakami 认为其瘢痕所致的胃小弯缩短主要是溃疡远侧即溃疡至幽门的距离缩短。胃小弯缩短时，胃镜可见胃角变宽钝甚至无法辨认，胃角与大弯间的距离增大及胃角向幽门靠近等征象。

（八）溃疡的伴随病变

胃溃疡与慢性胃炎常合并存在，特别是胃窦部的炎症，可能与胆汁反流有关。一般认为胃炎是原发，胃溃疡是继发。溃疡愈合后，胃炎常仍然存在。如前所述，胃溃疡一般均发生于靠近胃底腺领域的有炎症的幽门腺领域内，随着年龄的增长，胃底腺渐趋萎缩，幽门腺与胃底腺交界线逐渐上移，胃溃疡的发生部位亦上移。与此相同，溃疡部位越高，萎缩性胃炎的范围也越大。除幽门前区溃疡外，胃溃疡的位置常是反映胃炎范围大小的一种指标。

（九）难治性溃疡

经正规内科治疗三个月而未愈合的溃疡，称难治性溃疡。溃疡是否难愈与溃疡深度的关系远较与溃疡大小的关系密切。深而瘢痕多的溃疡，再生上皮不易覆盖，故难愈合。多发性溃疡与单发性溃疡的愈合情况相同，但沿胃横轴排列的多发性溃疡以及单发性溃疡中的线形溃疡较难愈合。以溃疡的部位而言，胃角及胃窦部溃疡较胃体部溃疡难愈合，而前壁溃疡较后壁溃疡易于愈合。其他如老年患者的溃疡亦较难愈合。

胃镜下难治性溃疡的特征为：①溃疡深而大，溃疡壁如凿。②溃疡周围隆起显著，且有结节。③伴弧变形。④溃疡周围黏膜皱襞集中显著，特别在胃角部。⑤线形溃疡。

（十）良性溃疡与恶性溃疡的鉴别

鉴别溃疡的良、恶性是胃镜检查的主要目的之一。必须指出，无论是溃疡的位置、大小以及形态等，良、恶性溃疡之间都没有绝对的界限。因此，即使最有经验的内镜工作者，单凭肉眼形态观察亦难以做出肯定的结论，往往需经直视下活检、细胞学检查以及严密随访来协助诊断。

一般而言，胃大弯的溃疡、巨大的溃疡常为恶性，但单凭溃疡的部位及大小来判断其良、恶性常不可靠。过去认为恶性溃疡不能愈合，近年来，大量资料说明恶性溃疡可以缩小、变浅甚至愈合（癌性上皮覆盖）。因此，随访观察溃疡是否缩小及愈合以判断其为良性或恶性也不完全可靠。良、恶性溃疡各有其形态特征，良性溃疡的形态特征已如上述，恶性溃疡常呈不规则形，基底凹凸不平，或呈阶梯状凹陷，或有"岛"形成，苔多污秽，常有出血，边缘不清晰常呈虫咬状，周围黏膜常有糜烂、出血、高低不平、结节、僵硬及颜色变灰，向溃疡集中的黏膜皱襞或呈杵状，或突然中断，或突然变尖，或互相融合，或边缘呈虫咬状，局部蠕动消失。但少数良性溃疡亦可具备恶性溃疡的某些特征，而恶性溃疡的形态有时也与良性溃疡酷似，特别是Ⅲ型早期胃癌，故肉眼形态的鉴别有时也不准确。因此，凡遇可疑病例，应做多块活检和细胞学检查，并应严密随访。即使溃疡已愈合，亦应取活检，并严密随访半年。对不典型的或难愈合的溃疡，即使活检及细胞学检查阴性，亦应考虑手术治疗为宜。

四、胃溃疡的鉴别诊断

胃溃疡的主要临床表现为上腹痛，所以需与其他有上腹痛症状的疾病鉴别。

(一) 消化功能不良

仅有症状，但内镜检查正常。

(二) 慢性胆囊炎和胆石症

本病典型病例不难与消化性溃疡鉴别，本病的上腹痛与进食油腻有关，疼痛常位于右上腹、多放射至背部，伴发热、黄疸。

(三) 胃癌

详见相关章节。

(四) 促胃液素瘤

亦称 Zollinger-Ellison 综合征，是胰腺非 β 细胞分泌大量促胃液素所致。其特点为溃疡发生在胃、十二指肠球部和不典型部位（十二指肠降段、横段、甚至空肠近端）、溃疡为多发性；其溃疡具有难治性；胃液测定示基础泌酸和最大泌酸明显增高；空腹血清促胃液素＞200pg/mL（常大于 500pg/mL）。

五、并发症

(一) 出血

出血是消化性溃疡最常见的并发症，也是上消化道出血最常见的病因，其发病率约占本病患者的 20％～25％。

(二) 穿孔

消化性溃疡穿孔可引起三种后果：①溃破入腹腔引起弥漫性腹膜炎。②溃疡穿孔至并受阻于毗邻实质性脏器如肝、胰、脾等。③溃疡穿孔入空肠器官形成瘘管。

（二）幽门梗阻

约见于 2% ~ 4%的病例，主要由 DU 或幽门管溃疡引起。溃疡急性发作时可因炎症水肿和幽门痉挛而引起暂时性梗阻，可随炎症的好转而缓解，慢性梗阻主要由于瘢痕收缩而呈持久性，非经外科手术而不能自动缓解。

（四）癌变

胃溃疡癌变至今仍是个争论的问题。一般估计，胃溃疡癌变的发生率不过 2% ~ 3%，十二指肠球部溃疡并不引起癌变。在胃溃疡癌变的病例中，有一部分可能一开始就是溃疡型胃癌，而非溃疡癌变。

六、治疗

消化性溃疡的治疗多采用综合性治疗措施，包括内科基础治疗、药物治疗、并发症治疗和外科治疗。

（一）内科基础治疗

1. 生活

消化性溃疡属典型的心身疾病范畴，心理－社会因素对发病起着重要作用，因此乐观的心情、规律的生活、避免过度紧张与劳累，无论在本病的发作期或缓解期均很重要。当溃疡活动期，症状较重时，应卧床休息。

2. 饮食

有规律地定时进食以维持正常的消化活动的规律；注意营养，无须规定特殊食谱，在急性期应戒烟酒。

3. 避免损伤胃黏膜的药物

应停用诱发或加重溃疡或引起出血的有关药物，其中水杨酸盐及非类固醇抗炎药最为重要。

（二）药物治疗

包括抗酸、抑酸治疗，根除幽门螺杆菌治疗、保护胃黏膜等。

（三）外科手术治疗

对顽固性溃疡、高级别上皮内瘤变、严重并发症（如难以控制的出血、保守治疗无效的幽门梗阻）等可考虑手术治疗。

（四）并发症的治疗

1. 出血的治疗

出现消化道出血时，应该先内科保守治疗，给予抑酸、止血、补液，对症治疗，必要时行内镜下止血治疗。如内科治疗无效，考虑外科手术。

2. 幽门梗阻的治疗

因炎症水肿和幽门痉挛而引起暂时性梗阻，先禁食、胃肠减压、口服 H_2 受体阻滞剂等，梗阻可随炎症的好转而缓解。上述治疗不能缓解症状或瘢痕挛缩引起者，传统的治疗方法是进行手术治疗。目前无创伤、痛苦小的内镜介入治疗成为治疗首选。

目前幽门梗阻的介入治疗主要有电化学介入配合支架和金属记忆支架。

电化学介入就是在胃镜监视下，用一根很柔软的电极从口腔导入幽门的梗阻部位进行治疗，使其周围组织发生一系列电化学变化，消融瘢痕组织，使狭窄的幽门部位变得通畅。然后在胃镜监视下置入幽门支架，撑开幽门可保持幽门部位的长期通畅，治疗过程痛苦小，无创伤，即使是体质虚弱、伴有并发症的患者也可以承受，是目前治疗幽门梗阻最理想的方法。

支架的置入操作方法：左侧体位插入胃镜，抽出胃内液体，找出狭窄通道开口，采用烧灼术及探条扩张术扩张狭窄通道直径达1.5 cm，将内镜插入十二指肠降部，后退检查扩张后狭窄通道情况满意后，顺内镜管道插入导引钢丝至十二指肠降部，留置钢丝缓慢退出内镜，依狭窄部情况选择相应内支架，支架网管长度要较癌狭窄段长 1.0～1.5 cm，将选好的支架安装入支架置入器内，顺导引钢丝将支架置入器头端送入胃窦癌狭窄段，在内镜监视下将内支架缓慢置放于该狭窄段，并在内镜下调整支架位置，见支架膨胀良好，管腔通畅，两端均超出癌狭窄段边缘约 0.5 cm，内镜通过顺利，术毕。

3. 穿孔的治疗

诊断为穿孔的患者，首先禁食，镇痛，吸氧，监护血压、脉搏、呼吸的变化，同时给予患者补液，胃肠减压，应用抗生素。经非手术治疗，病情不见好转者，给予手术治疗。

第三节　早期胃癌

一、引言

根据胃癌组织侵犯胃壁的深度，有以下几种情况：①癌局限在黏膜内。②侵及黏膜下层。③侵犯至固有肌层。④深达浆膜下层。⑤侵犯胃壁全层。胃癌仅侵犯黏膜、黏膜下层而未侵及固有肌层者，称为早期胃癌；若癌未穿透黏膜肌层，则又称为黏膜内癌；若超过黏膜下层者，称中晚期（进展期）胃癌；如侵及但未超过固有肌层，则又称固有肌层内癌（pm 癌）。

二、早期胃癌的临床特点

目前早期胃癌的诊断，主要是靠 X 线和内镜检查。X 线检查的阳性率一般比窥镜低。国内报道其符合率仅 23.7%，若采用双重对比造影，其诊断阳性率可显著提高。随着内镜检查的普遍开展，早期胃癌的检出率逐年增加，但国内的统计，早期胃癌检出率占胃癌总数的 7.7%～15% 左右。

早期胃癌以男性居多，男女之比为（2～3）：1。发病年龄大多在 45 岁以上。除普查发现者外，大多数患者均有不同程度的上消化道症状，如不规则上腹部疼痛、反酸、嗳气等，这些症状与常见的慢性良性胃部疾病的症状并无区别。早期胃癌也可以急性上消化道出血为主要表现而就医。因而，对中年以上有上消化道症状的患者进行内镜检查，是目前发现早期胃癌的主要方法。通过普查，可发现一些没有症状的患者。

早期胃癌的发生部位以胃窦及胃体小弯处最多，约占 83.5％，河原统计的 117 例早期胃癌中，76％发生在幽门腺区域，15.4％在胃底腺及幽门腺交界处（即胃角切迹附近），而发生在胃底腺区域者仅占 8.6％。

三、早期胃癌的分型与内镜特征

（一）早期胃癌的分型

至今，有关早期胃癌的分型都采用日本内镜学会的分类法（图 4-11）。

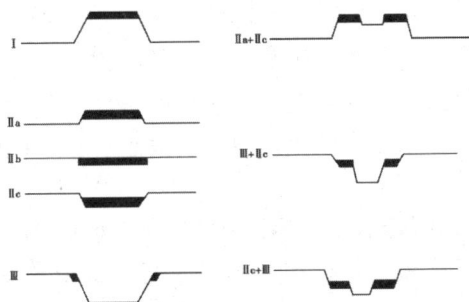

图 4-11　早期胃癌的内镜分型（日本内镜学会）

Ⅰ型：隆起型（息肉型），病变向胃腔内突出，呈息肉状（图 4-12）。

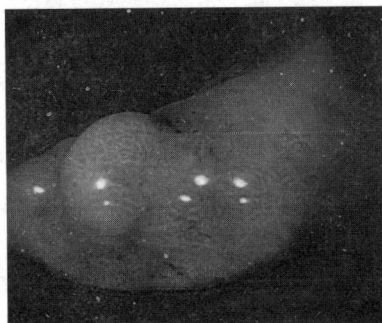

图 4-12　早期胃癌

（Ⅰ型，胃角部腺癌，深达黏膜下层）

Ⅱ型，平坦型，病变隆起及凹陷均欠显著，此型又可分为以下三个亚型。

Ⅱa型：表浅隆起型，病灶轻度隆起。

Ⅱb型：表面平坦型，病灶凹陷和隆起均不显著。

Ⅱc型：浅凹陷型，病灶轻微凹陷，相当于糜烂。

Ⅲ型：深凹陷型，病灶凹陷较显著。

若病灶有两种形态，则称为混合型，记录时将主要类型写在前面，次要类型标在后面。如病变隆起中央有浅凹陷，则为Ⅱa+Ⅱc型；溃疡边缘有浅糜烂，为Ⅲ+Ⅱc型；糜烂中央有深凹陷，为Ⅱc+Ⅲ型等。Ⅲ+Ⅱc型及Ⅱc+Ⅲ型是两种最常见的混合型早期胃癌。

亦有人认为上述分类过于繁杂，将其简化为以下三型。

隆起型：包括所有的隆起性病变，如Ⅰ型、Ⅱa型等。

溃疡型：凡呈凹陷病变者，均属溃疡型，如Ⅱc型、Ⅲ型、Ⅱc+Ⅲ型、Ⅲ+Ⅱc型等。

混合型：同时有隆起及凹陷，如Ⅱa+Ⅱc型等。

在各类早期胃癌中，以溃疡型Ⅱc型、Ⅲ型及Ⅱ+Ⅲ型为最多，占早期胃癌的2/3以上。发病年龄与型别有一定关系，年龄越轻，凹陷型越多；随着年龄的增长（如>60岁），则隆起型亦逐渐增多。隆起型早期胃癌一般比凹陷型为大，微小癌大多为Ⅱc型。

（二）各型早期胃癌的内镜特征

1. Ⅰ型早期胃癌

凡病变隆起高度超过黏膜厚度2倍的早期胃癌，称Ⅰ型早期胃癌。一般隆起高度大于0.5 cm，直径多大于2 cm，无蒂或有亚蒂，隆起表面不平，呈颗粒状或结节状。正面观呈虫咬状或桑葚形，表面可有发红、出血及糜烂等变化。在隆起部做活组织检查阳性率较高。本型需与BorrmannⅠ型中晚期胃癌、平滑肌肉瘤、良性息肉、黏膜下肿瘤等相鉴别。其鉴别要点列于表4-1。

表 4-1　Ⅰ型早期胃癌的鉴别诊断

	Ⅰ型早期胃癌	BorrmannⅠ型中晚期胃癌	良性息肉	平滑肌肉瘤
大小	2～3 cm	＞3 cm	＜3 cm	＞3 cm
蒂	无或有亚蒂	无	大多有	无
基底部上升形态	陡	陡		与周围黏膜自然延伸
表面	不平，通常无白苔及出血	显著不平，结节状，常有厚苔、出血及发红	光滑，可有轻度发红	光滑，与周围黏膜色泽相同
顶部凹陷	可有轻度凹陷	常见轻度凹陷	无	常见，且较深
好发部位	胃窦	胃窦	胃窦	胃体上部

2. Ⅱa型早期胃癌

为扁平状隆起，其高度不足黏膜厚度的 2 倍，故又称表浅隆起型早期胃癌，隆起形态不一，可呈圆形、椭圆形、葫芦形、蚕豆形、马蹄形、桑葚形及菊花形等。色泽与周围黏膜相似或稍带苍白，表面可有出血、糜烂及白苔附着。若注气过多，较小的隆起可以消失。

下述病变在窥镜下可类似Ⅱa型早期胃癌，需注意鉴别。

（1）异形上皮灶：亦为一扁平状隆起，窥镜下较难与Ⅱa型早期胃癌相鉴别，但异形上皮一般较小（小于 2 cm）。活检可以协助诊断。

（2）肠腺上皮化生：多为米粒大小的苍白小隆起，呈多发性，需与多发性Ⅱa型早期癌相区别，后者一般较大。

（3）萎缩增生性胃炎：为多发性红色小隆起，边界不清楚，小隆起随观察方向及胃蠕动时相的不同而形态有明显的改变。

（4）天花疹样胃炎：病变常为多发性，隆起顶部有糜烂浅凹陷，一般较小。

（5）胃异位胰腺组织、胃嗜酸性细胞肉芽肿等黏膜下肿瘤：边界不清楚，隆起部与周围黏膜色泽相同，顶部可有凹陷。

3. Ⅱa＋Ⅱc型早期胃癌

Ⅱa＋Ⅱc型早期胃癌的形态为浅隆起，顶部有浅凹陷。本型可因Ⅱa型早期胃癌顶部坏死或Ⅱa型隆起呈马蹄状连接而形成，也可是Ⅱc型早期胃癌周围黏膜因癌浸润隆起所致（图4-13）。

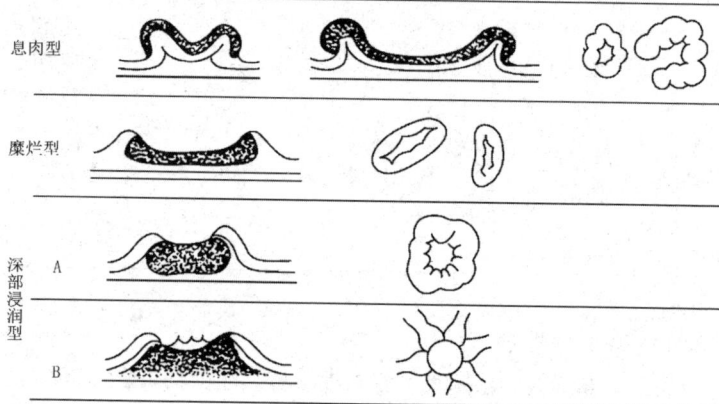

图4-13　Ⅱa＋Ⅱc型早期胃癌的分型

按肉眼形态本型可分为三个亚型：①息肉型：隆起较显著，仅病灶顶部有浅凹陷。②糜烂型：隆起不显著，注气过多隆起消失后可类似Ⅱc型，胃内压降低时又呈Ⅱa＋Ⅱc型。本型一般浸润较浅。③深部浸润型：由糜烂型进一步向黏膜下浸润而成，故形态类似BorrmannⅡ型中晚期胃癌，病灶周围有黏膜集中而成的环堤。本型预后较差，易发生肝脏转移。

Ⅱa＋Ⅱc型早期胃癌需与下述疾病相鉴别。

（1）Ⅱa型早期胃癌：Ⅱa型早期胃癌顶部可稍有凹陷，但无白苔，病灶较Ⅱa＋Ⅱc型柔软。

（2）BorrmannⅡ型胃癌：较Ⅱa＋Ⅱc型为大，环堤显著，但侵及浅固有肌层之 Borrmann Ⅱ型中晚期胃癌与侵及黏膜下层之Ⅱa＋Ⅱc 型早期胃癌形态十分相似，内镜下不易鉴别。

（3）良性胃溃疡：某些慢性良性溃疡边缘可形成环堤，但较光滑，不呈结节状，溃疡较深。短期追踪观察溃疡可逐渐变浅、变小。

（4）天花疹样胃炎：胃窦部较多，呈多发性，病灶有柔软感。常伴有十二指肠球部溃疡。

4. Ⅱb 型早期胃癌

癌灶隆起及凹陷均不明显，故称为表面平坦型早期胃癌。在各型早期胃癌中，本型最少见。

病灶完全平坦者，又称为典型Ⅱb 型早期胃癌，此型特点是黏膜褪色，失去黏膜原有的光泽。也可呈斑片状发红，触之易出血，表面常有黏液附着。典型的Ⅱb 型早期胃癌病灶大多在 1 cm 以下，所谓微小型早期胃癌大多属此型。

平坦型早期胃癌黏膜多少可有些隆起或凹陷的变化，故分别称为Ⅱa 样Ⅱb 或Ⅱc 样Ⅱb。

在隆起型（Ⅰ型或Ⅱa 型）或溃疡型（Ⅲ型或Ⅱc 型）病变的周围黏膜，也可出现比较平坦的癌灶，此种在隆起或凹陷病灶周围出现的平坦型癌灶称为伴随性Ⅱb 型早期胃癌。实际上这是混合型早期胃癌的一种，即Ⅰ＋Ⅱb 型、Ⅱa＋Ⅱb 型、Ⅱc＋Ⅱb 型等。

平坦型早期胃癌由于黏膜隆起或凹陷均不显著，故诊断最为困难。凡黏膜有色泽或轻微隆起及凹陷变化者，均应做活组织检查，以确定病变性质。下述三种情况有时易误诊为Ⅱb 型早期胃癌，需注意鉴别。

（1）缩斑：边界不清楚，光泽无变化。常同时伴有溃疡瘢痕存在。

（2）腺交界区域：在胃底腺与幽门腺交界部位的胃角前壁及胃角小弯处黏膜可较粗糙，应加注意，勿误认为Ⅱb 型早期胃癌。

（3）确切因素所致的斑影：有时可误认为Ⅱb 型病变，这种斑影一般边界不明确，无光泽改变，随内镜移动形态可有改变。

6. Ⅱc 型及Ⅱc＋Ⅲ型早期胃癌

本型为最常见的一类早期胃癌，占早期胃癌的 1/3～1/2。内镜下的特征如下。

（1）凹陷的边界：边界清楚、呈阶梯状凹陷是Ⅱc型早期胃癌的主要特征之一，常以此与良性糜烂相鉴别。

（2）凹陷周围黏膜皱襞的变化：凹陷周围黏膜皱襞的改变，是判断病变性质与深度的一个重要标志。黏膜皱襞改变有：①无黏膜皱襞中断，末端光滑变细。②黏膜皱襞光滑地中断。③黏膜皱襞突然中断。④呈虫咬状中断。⑤黏膜皱襞不规则凹陷。⑥黏膜皱襞不规则变细。⑦黏膜皱襞呈阶梯状凹陷。⑧皱襞末端呈笔尖样中断。⑨皱襞末端急剧变细。⑩皱襞末端变色呈虫咬样中断。⑪皱襞呈鼓槌样增粗及虫咬样中断。⑫邻近皱襞靠拢并呈虫咬状中断。⑬邻近皱襞融合呈 "V" 形或 "H" 形。⑭融合的皱襞形成环堤（图 4-14）。除①、②为良性病变外，其余均提示为恶性病变。在Ⅱc型早期胃癌中，以虫咬状中断、末端呈鼓槌样增粗最为常见（图 4-15）。

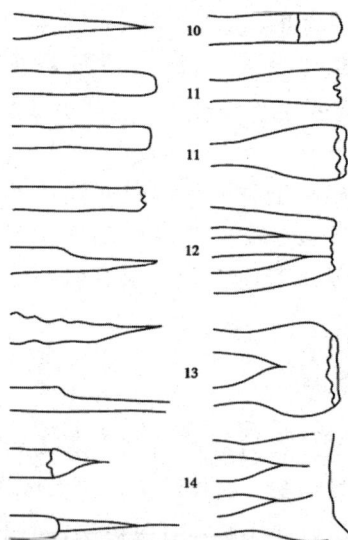

图 4-14　溃疡性病变周围黏膜皱襞的各种改变

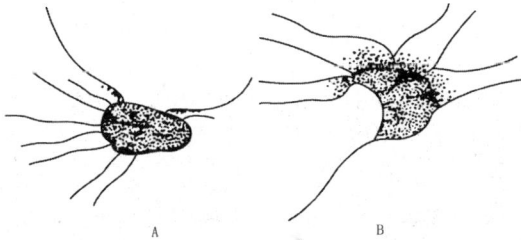

图 4-15　溃疡型早期胃癌常见的周围黏膜皱襞变化

A. 黏膜皱襞呈鼓槌样增粗，虫咬状中断；B. 黏膜皱襞突然中断，虫咬状变细

（3）凹陷部表面：凹陷部表面凹凸不平，有不均匀白苔。可有岛状黏膜隆起及出血，常使凹陷表面呈多彩性改变。

（4）弧变形：从侧面观察Ⅱc型病变，可呈现出僵硬、凹凸不平的胃壁弧变形，多呈梯形弧变形。

Ⅱc型早期胃癌癌灶大小不一，大者可至 10 cm 以上而未向深层扩散，此种特殊类型之Ⅱc型早期胃癌又称表层扩散型早期胃癌；小者可不足 1 cm，易被误认为良性糜烂。

在浅凹陷癌灶中央有深凹陷，则称为Ⅱc＋Ⅲ型早期胃癌，在内镜下深凹陷处有厚白苔被覆，其他改变与Ⅱc型相同

6. Ⅲ型及Ⅲ＋Ⅱc型早期胃癌

凹陷较深的早期胃癌称为Ⅲ型早期胃癌。实际上癌灶均在溃疡边缘较为平坦或凹陷的部位，因此单纯的Ⅲ型早期胃癌较难发现，临床上以Ⅲ＋Ⅱc型为多见。

与良性胃溃疡相似，早期胃癌的恶性溃疡亦有其生命周期。如图 4-16 所示，Ⅲ型早期胃癌相当于活动期（A_1 期）；Ⅲ＋Ⅱc型相当于 H_1 期；Ⅱc＋Ⅲ型相当于 H_2 期；Ⅱc型相当于瘢痕期（S期）。因而若在不同阶段观察，其型别完全可变。在随访观察过程中，也不能单凭溃疡是否趋于愈合来判断其良恶性。

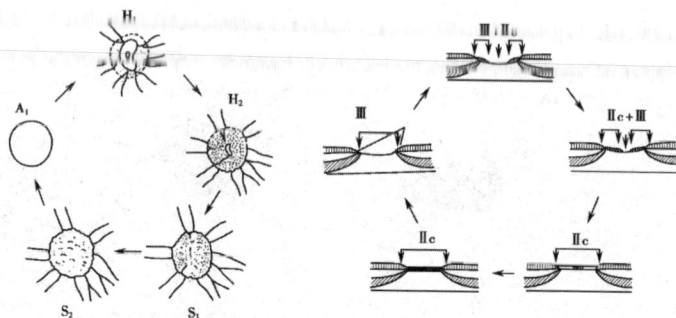

图 4-16　溃疡型早期胃癌的恶性生命周期

A₁. 厚苔，边缘肿胀；H₁. Ⅱc 部有岛状黏膜残存，黏膜皱襞变细及出血；H₂.
中央厚苔、Ⅱc 部薄苔，周围黏膜皱襞变细、中断及有出血；S₁. Ⅱc 部凹凸不
整，中心部充血；S₂. Ⅱc 部凹凸不整，上有癌性上皮覆盖

　　溃疡型早期胃癌（包括Ⅱc 型）边缘可见到充血的岛状黏膜，
周围有一薄层白苔，特别在黏膜皱襞断端延长部位或黏膜皱襞集
中处最明显，此种红斑与周围环苔现象（red patch and circum-
scribed coating）称为 RC 征（图 4-17），这种充血的岛状黏膜包含
再生上皮及癌细胞，在白苔部分亦有癌细胞存在。RC 征仅出现于
恶性溃疡生命周期中，因而发现此类现象，则有利于溃疡型早期
胃癌的诊断。

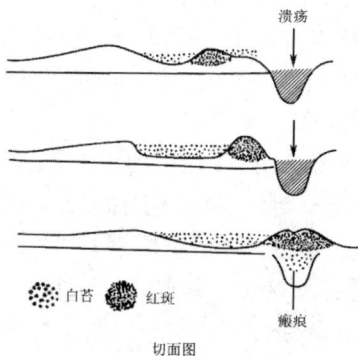

图 4-17　RC 征示意图

　　Ⅲ型早期胃癌的形态介于良性溃疡与 Borrmann Ⅱ型中晚期胃

癌之间，因而诊断较难。良性溃疡边缘光滑，无黏膜皱襞中断及RC征；中晚期胃癌黏膜皱襞在溃疡缘急速中断并融合成环堤；而Ⅲ型早期胃癌介于其间。正确的诊断需靠手术切除标本的病理检查。

四、早期胃癌的诊断

一般早期胃癌的诊断过程可分为以下三个阶段：①根据内镜下的形态特征及活组织检查，确定是否为恶性病变（定性诊断）。②根据病灶形态及周围黏膜皱襞特征，作型别及侵犯深度判断（深度及型别诊断）。③将手术切除标本作详尽的病理检查，以最后确定是否为早期胃癌。

五、早期胃癌的治疗

对局限于黏膜层级黏膜下层的早期胃癌可行内镜下黏膜切除术和内镜下黏膜剥离术，如切缘病理结果阴性，则密切随访，如切缘与淋巴结有癌细胞转移则应及时手术治疗；也可直接行手术治疗。

六、预后及演变

(一) 预后

早期胃癌预后良好，五年生存率在 90％以上。本田统计1780 例早期胃癌十年生存率为 80.2％，若除去其他疾病死亡者，则达 91.8％。早期胃癌的预后与下述诸因素有关。

1. 癌侵犯胃壁的深度

癌侵犯越深，预后越差，侵犯胃壁的深度每增加一层，则五年生存率平均下降 20％左右。

2. 有无淋巴结转移

在侵犯深度相同的病例中，有淋巴结转移者比无淋巴结转移者预后差。

3. 与肉眼形态的关系

侵及同一深度的溃疡型早期胃癌顸后一般较隆起型为好。在隆起型早期胃癌中，侵及黏膜下层者，术后较易复发，其中Ⅱa＋Ⅱc型容易引起血源性肝转移。

4. 与癌组织类型的关系

在隆起型早期胃癌中，乳头状及未分化型腺癌较易引起静脉血管内浸润。在凹陷型早期胃癌中，未分化型腺癌及黏液细胞腺癌较易向淋巴管浸润。

（二）早期胃癌的演变

早期胃癌发育时间各家报道不一，短则1～2年，长则可10多年无明显变化。但总的印象是：在短期内早期胃癌不会迅速发展为中晚期癌，溃疡型胃癌的一个恶性生命周期至少在6个月以上。癌向胃壁深部浸润的速度比黏膜内浸润速度为快。不同类型早期胃癌的发展速度不尽相同，一般溃疡型（如Ⅱc型）发展较缓，隆起型发展较迅速。

第四节　进展期胃癌

一、内镜分型

胃癌的分类方法很多，国内沿用的是按大体形态的 Borrmann 分类，通常将其分为四种类型（图 4-18），它不包含癌侵犯深度的概念，但自早期胃癌有其特定的分类以后，Borrmann 分类一般仅用于中晚期胃癌。

Borrmann Ⅰ型（又称息肉样癌）：癌呈息肉样明显突出黏膜面，表面可有糜烂或溃疡，与周围正常黏膜分界清楚。

Borrmann Ⅱ型（又称溃疡型癌）：癌呈溃疡型，溃疡周围有明显高起的周堤，与四周正常黏膜分界清楚，周围黏膜无肉眼可见的癌浸润表现。

BorrmannⅢ型（又称溃疡浸润型癌）：癌呈溃疡型，在癌性溃疡的四周或某一处有肉眼可见的癌浸润，向外伸延，并与正常黏膜分界不清。

BorrmannⅣ型（又称弥漫浸润型癌）：癌在胃壁内广泛浸润，可有浅溃疡，但就病变整体而言，溃疡性病变不是主要的。浸润区与正常黏膜间界限不清。

以上四型中以Ⅲ型最常见，Ⅰ型及Ⅳ型少见，手术治疗的效果以Ⅰ型及Ⅱ型为好，Ⅳ型最差。

Borrmann 分类比较简明、易于接受，故一般都采用此种分类法。但此种分类法也有缺点，即有些形态介于两型之间，归类就比较困难。

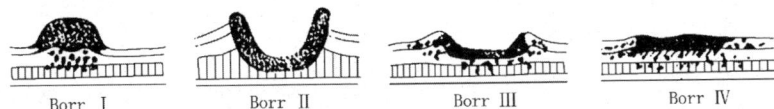

| Borr Ⅰ | Borr Ⅱ | Borr Ⅲ | Borr Ⅳ |

图 4-18　胃癌的 Borrmann 分型

二、各型进展期胃癌的内镜特征

按 Borrmann 分类，各型中晚期胃癌的内镜特征如下。

（一）Borrmann Ⅰ型（息肉样癌）

多见于胃的远侧 1/2，多为单个，偶尔亦可多个（多中心性），具有以下特征：①癌呈息肉样突入胃腔，多为广基，直径常大于 2 cm，与周围正常黏膜分界清楚。②表面高低不平，呈菜花状或结节状，常有明显颜色改变，发红或发灰，常有瘀斑、出血、糜烂或浅表溃疡。③组织较脆，触碰易出血。④周围黏膜常有萎缩性变化。本型需与胃良性息肉相鉴别，有时亦需与黏膜下肿瘤和Ⅰ型早期胃癌等相鉴别。

（二）Borrmann Ⅱ型（溃疡型癌）

内镜特征：①溃疡较大，直径多大于 2 cm。②溃疡基底污秽、出血、高低不平。③溃疡边缘不整，常有出血。周堤隆起较峻峭，高低不平呈结节状，颜色发灰，僵硬，较脆，常有出血、糜烂。

④与周围黏膜分界清楚，周围黏膜无肉眼可见的癌浸润表现。在良性活动期溃疡或内瘤溃疡，有时亦可见到本型胃癌的某些特征，需靠活检和细胞学检查明确其性质。

（三）BorrmannⅢ型（溃疡浸润型癌）

本型与Ⅱ型胃癌的区别在于Ⅱ型癌境界清楚，周围黏膜无肉眼可见的癌浸润。Ⅲ型癌周围黏膜有癌浸润表现，故除具有Ⅱ型癌的特征外，还具有以下癌浸润的特征：①溃疡四周的环堤全部或至少有一部分无突然高起的特征而渐向外倾斜，与周围正常黏膜的分界不清楚。②溃疡周围黏膜有结节、出血和颜色改变等变化。向溃疡集中的黏膜皱襞或突然中断，或突然变细，或呈杵状，或相互融合（图 4-19）。

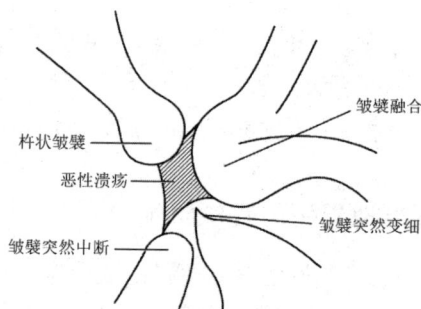

图 4-19　恶性溃疡周围黏膜皱襞的改变

（四）BorrmannⅣ型（弥漫浸润型癌）

病变可以较局限，亦可极广泛（皮革胃），具有以下特征：①癌在胃壁内浸润，黏膜表面高低不平或呈大小不等的结节状，可伴有多个深浅不等的溃疡，亦可由于癌浸润而形成巨皱襞（恶性巨皱襞）。②癌与邻近的正常黏膜境界不清。③病变处胃壁增厚、僵硬，局部蠕动消失，充气不张，以致胃腔狭小。本型病变主要在胃壁夹层，早期缺乏黏膜改变，胃镜诊断比较困难。其黏膜变化亦常与萎缩增生性胃炎的变化相似，但本型胃癌的黏膜表面高低不平或呈结节状改变，一般较萎缩增生性胃炎明显，常伴有糜烂、溃疡。若形成恶性巨皱襞，则需与良性巨皱襞相鉴别

（图 4-20）。本型胃癌尚需与胃肉瘤及胃邻近器官恶性肿瘤侵犯胃壁等相鉴别。

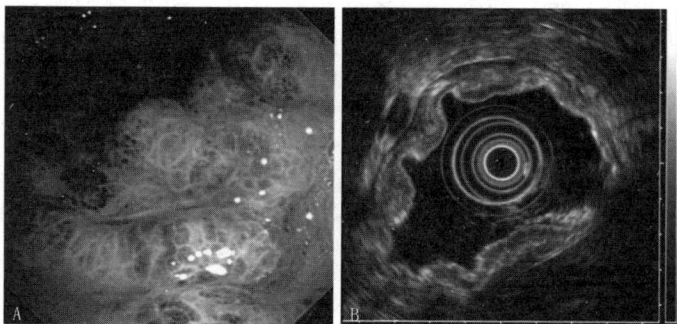

图 4-20 Borrmann Ⅳ 型胃癌（病理证实为低分化性腺癌）

A. 呈巨皱襞型，肉眼上难于区分良恶性；B. 超声胃镜示正常胃壁黏膜结构消失，代之以不规则的低回声

三、不同部位的进展期胃癌的内镜特征

（一）胃上部癌

若将胃小弯与大弯三等分，其对应点相连接，则将全胃分成上、中、下三部（CMA 分类）。胃上部包括胃底部、贲门部及胃体上部，该部位于肋弓深处，X 线检查无法作压迫手法，若钡剂迅速下流，则该部位的病变极易漏诊。内镜检查时若不做翻转法观察，贲门部及胃底部病变亦易漏诊。

胃上部癌并不少见，占胃癌的 10%～25%。贲门癌在内镜下可表现为：①贲门口肿块突入食管腔或累及食管下端。②贲门口由于癌浸润引起开放不对称、偏位及狭窄等。③纤镜通过贲门后直接见到贲门区癌灶。当贲门口有严重狭窄内镜不能通过时，则无法观察到病变全貌，活检取材也有困难。位于贲门区小弯侧的癌灶，由于与内镜过于贴近，亦往往不易发现，故内镜进入胃腔后，应尽量将弯角钮调向"下"，使其远离贲门小弯侧，再缓慢拔镜，仔细观察，或行高位翻转观察。

在高龄患者，由于黏膜萎缩区扩大，胃体上部溃疡增多，胃体上部溃疡大多位于后壁，常较大，由于贴近内镜，故外观更显得较大，加上病灶周围有显著萎缩性变化，粗看颇似恶性溃疡。据一般统计，胃体上部的溃疡，良性机会多于恶性，但也有良性溃疡与癌共存的报道。

（二）胃中部癌

胃中部相当于胃角和胃体中下部。胃中部的癌，无论是 X 线检查或内镜检查均较易发现，且易观察全貌。采用前视式内镜检查时，应尽量采用胃窦低位翻转法正面观察胃角切迹，才不致使胃角窦侧缘之病变遗漏。

（三）胃下部癌

胃下部包括胃窦部及幽门，该部位是胃癌的好发部位。胃下部癌占全部胃癌的 40%～70%。胃窦部也是某些癌前病变的好发部位，如息肉约占 70%，隆起性异型上皮灶约占 56%。胃其他恶性肿瘤亦好发于胃窦部，因而该部位的癌，存在较多的鉴别诊断问题。

幽门前区的收缩或变形，常影响对其远侧病变的观察，有时形成假幽门而将其远侧病变误认为十二指肠球部病变。幽门近旁小的癌灶有时易被附近收缩变形的黏膜遮挡，若不仔细观察，常易遗漏。

（四）固有肌层癌（pm 癌）

固有肌层内癌的大体形态和预后都介于早期胃癌与已侵犯浆膜下层或浆膜层的胃癌之间。对 pm 癌的研究是研究胃癌发展方式的一个重要方面。

在内镜下，pm 癌的形态类似早期胃癌者占 30%～40%，而呈中晚期胃癌表现者占 60%～70%，以 Borrmann III 型和 H 型最多见，其余依次为类似早期胃癌的 IIc 样型、Borrmann I 型、类似早期胃癌的 IIc＋III 样型和 III＋IIc 样型。在内镜下表现为中晚期胃癌的 pm 癌与已侵犯浆膜下或浆膜层的胃癌无法区分；类似早期胃癌的有可能与早期胃癌相混淆。隆起型的 pm 癌与 I 型和 IIa 型早期胃癌相比病变较大，表面凹凸不平，有明显厚白苔，基底宽广；凹陷型的 pm 癌与凹陷型的早期胃癌相比特征较显著，如周围集中的黏膜皱襞呈杵状、相互融合或形成环堤，溃疡凹陷较深，形态不规则，白苔很厚，基底凹凸不平较显著，甚至有高出于周围黏膜面的结节状隆起，溃疡周围较硬及有弧变形等。当然，在内镜下判断癌侵犯的深度并不可靠，最后的确定必须依靠手术切除标本的病理检查。

pm 癌的预后较其他中晚期胃癌为好，患者术后五年生存率介于早期胃癌和其他中晚期胃癌之间。其中以形态类似早期胃癌的预后较佳。

四、胃癌组织的活检及细胞学检查

(一) 活检

活检取材部位选择得是否适当，是能否取得癌组织标本的关键。凹陷性病变应分别在凹陷边缘的内缘四周及凹陷的基底部取材，浅凹病变主要取基底部；深凹病变主要取内缘，因外缘常为正常黏膜，而基底多有较厚的坏死组织（图 4-21）。

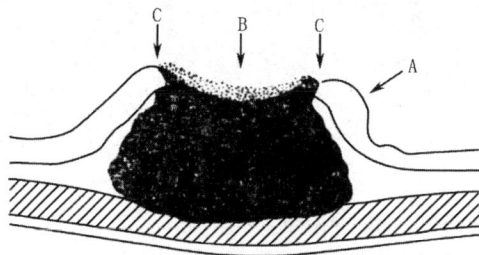

图 4-21 溃疡型癌的取材部位

A. 正常组织；B. 坏死组织；C. 易取到癌组织（黑色为癌组织）

隆起型病变应分别在基底部及顶部取材。此外，为确定癌的浸润范围，为手术切除的范围提供依据，还应在距癌灶贲门侧 3 cm（肿块型）、4 cm（溃疡型）、5 cm（浸润型）处取材1～2块，单独固定送检。为了提高活检的阳性率，应注意：①重视第一块标本取材部位的选择。发现病变后，应仔细观察其全貌，选择最适当的部位作为第一块标本的取材部位，以免活检后的出血影响以后取材的准确性。②活检标本数不应太少。根据部分学者统计，1000 个胃癌活检标本中，607 个标本取得阳性结果，即平均每1.65 个标本中可获得一个阳性标本。若欲取得 2 个以上阳性标本，至少应取材 4 块，故一般以取材 5～6 块为宜。③尽可能地深取。必要时可在第一次取材部位继续做第二次深取。在 Borrmann Ⅳ 型胃癌及黏膜表面无破坏的部位取材时，应深取，以便争取获得较深在的癌组织。④取材不应集中在一处，分散取材获得阳性标本的机会较多。如在凹陷性病变的内缘取材时，应分别在其贲门缘、幽门缘、小弯缘及大弯缘夹取，不宜集中于一处。

中晚期胃癌的活检阳性率一般在 90% 左右。活检的假阴性常由于癌在黏膜下浸润或各种技术因素所致。特别是癌在黏膜下浸润（如 Borrmann Ⅳ 型胃癌），常不易取得癌组织而造成假阴性。

（二）细胞学检查

内镜下采集胃癌细胞标本以直视下刷检法阳性率高，且方法简便；冲洗法操作不便，阳性率亦低。刷检与活检相比，其优越的一面是，刷检面积较活检为大，特别是在活检取材有困难时（如贲门癌引起贲门狭窄无法通过窥镜或病变位于活检困难的部位），刷检常可取得阳性标本。活检阴性者，刷检可为阳性，活检与刷检结合可以互补不足，提高阳性率，故活检完毕后，应常规做刷检。

（三）活检标本组织学诊断

胃癌绝大多数是腺癌，极少数是腺鳞癌、鳞癌。腺癌按其组织、细胞分化程度的不同，可分为高分化型、低分化型和未分化型等三种；按组织结构的不同，可分为乳头状腺癌、管状腺癌、硬癌、印戒细胞癌和黏液腺癌等数种；从组织发生的角度，可分为肠型和胃型（弥漫型）两种。活检组织块的癌组织学类型有时与手术切除的标本不相一致，这是由于活检的组织块小，但更重要的是由于不同部位的癌组织类型可以不同。遇有这种情况，应以后者为准。

　　活检标本由于组织块小，有时可能造成误诊而出现假阳性或假阴性。如高分化癌易与异型上皮（Ⅲ级）相混淆；未分化癌易与恶性淋巴瘤或良性淋巴样增生相混淆；含黏液少的黏液细胞癌易与黄色瘤相混淆。此外，活检取得阳性结果而手术切除标本无癌灶发现，虽有可能见于极微小的癌灶经活检全部取净而非假阳性，但这种机会极少。在癌组织少的活检标本中癌组织有被遗漏的可能，故每块活检标本最好切片 10～20 张。印戒细胞癌、黏液腺癌和硬癌的癌细胞有时零散分布在黏膜中，若不仔细观察，也可造成漏诊。

五、进展期胃癌的治疗

　　进展期胃癌有手术适应证的应积极手术治疗。对无法手术且造成幽门梗阻的患者可考虑内镜下支架治疗。近期报道内镜下光动力治疗无法手术的进展期胃癌，但尚需进一步研究。

第五章

肝脏疾病

第一节　慢性病毒性肝炎

一、甲型病毒性肝炎

甲型病毒性肝炎旧称流行性黄疸或传染性肝炎，早在 8 世纪就有记载。目前全世界有 40 亿人口受到该病的威胁。近年对其病原学和诊断技术等方面的研究进展较大，并已成功研制出甲型肝炎病毒减毒活疫苗和灭活疫苗，可有效控制甲型肝炎的流行。

（一）病因

甲型肝炎传染源是患者和亚临床感染者。潜伏期后期及黄疸出现前数日传染性最强，黄疸出现后2周粪便仍可能排出病毒，但传染性已明显减弱。本病无慢性甲肝病毒（HAV）携带者。

（二）诊断要点

甲型病毒性肝炎主要依据流行病学资料、临床特点、常规实验室检查和特异性血清学诊断。流行病学资料应参考当地甲型肝炎流行疫情，病前有无肝炎患者密切接触史及个人、集体饮食卫生状况。急性黄疸型病例黄疸期诊断不难。在黄疸前期获得诊断称为早期诊断，此期表现似"感冒"或"急性胃肠炎"，如尿色变为深黄色应疑及本病。急性无黄疸型及亚临床型病例不易早期发现，诊断主要依赖肝功能检查。根据特异性血清学检查可做出病因学诊断。凡慢性肝炎和重型肝炎，一般不考虑甲型肝炎的诊断。

1. 分型

甲型肝炎潜伏期为 2～6 周，平均 4 周，临床分为急性黄疸型（AIH）、急性无黄疸型和亚临床型。

（1）急性黄疸型：①黄疸前期：急性起病，多有畏寒发热，体温38 ℃左右，全身乏力，食欲缺乏，厌油、恶心、呕吐，上腹部饱胀不适或腹泻，少数病例以上呼吸道感染症状为主要表现，偶见荨麻疹，继之尿色加深。本期一般持续 5～7 d。②黄疸期：热退后出现黄疸，可见皮肤巩膜不同程度黄染。肝区隐痛，肝大，触之有充实感，伴有叩痛和压痛，尿色进一步加深。黄疸出现后全身及消化道症状减轻，否则可能发生重症化，但重症化者罕见。本期持续 2～6 周。③恢复期：黄疸逐渐消退，症状逐渐消失，肝脏逐渐回缩至正常，肝功能逐渐恢复。本期持续 2～4 周。

（2）急性无黄疸型：起病较缓慢，除无黄疸外，其他临床表现与黄疸型相似，症状一般较轻。多在 3 个月内恢复。

（3）亚临床型：部分患者无明显临床症状，但肝功能有轻度异常。

（4）急性淤胆型：本型实为黄疸型肝炎的一种特殊形式，特点是肝内胆汁淤积性黄疸持续较久，消化道症状轻，肝实质损害不明显，而黄疸很深，多有皮肤瘙痒及粪色变浅，预后良好。

2. 实验室检查

（1）常规检查：外周血白细胞总数正常或偏低，淋巴细胞相对增多，偶见异型淋巴细胞，一般不超过 10%，这可能是淋巴细胞受病毒抗原刺激后发生的母细胞转化现象。黄疸前期末尿胆原及尿胆红素开始呈阳性反应，是早期诊断的重要依据。血清丙氨酸氨基转移酶（ALT）于黄疸前期早期开始升高，血清胆红素在黄疸前期末开始升高。血清 ALT 高峰在血清胆红素高峰之前，一般在黄疸消退后一至数周恢复正常。急性黄疸型血浆球蛋白常见轻度升高，但随病情恢复而逐渐恢复。急性无黄疸型和亚临床型病例肝功能改变以单项 ALT 轻中度升高为特点。急性淤胆型病例血清胆红素显著升高而 ALT 仅轻度升高，两者形成明显反差，同时伴有血清 ALP 及 GGT 明显升高。

（2）特异性血清学检查：特异性血清学检查是确诊甲型肝炎的主要指标。血清 IgM 型甲型肝炎病毒抗体（抗-HAV-IgM）于发病数日即可检出，黄疸期达到高峰，一般持续 2～4 个月，以后逐渐下降乃至消失。目前临床上主要用酶联免疫吸附法（ELISA）检查血清抗-HAV-IgM，以作为早期诊断甲型肝炎的特异性指标。血清抗-HAV-IgM 出现于病程恢复期，较持久，甚至终生阳性，是获得免疫力的标志，一般用于流行病学调查。新近报道应用线性多抗原肽包被进行 ELISA 检测 HAV 感染，其敏感性和特异性分别高于90％和 95％。

（三）鉴别要点

本病需与药物性肝炎、传染性单核细胞增多症、钩端螺旋体病、急性结石性胆管炎、原发性胆汁性肝硬化、妊娠期肝内胆汁淤积症、胆总管梗阻、妊娠急性脂肪肝等鉴别。其他如血吸虫病、肝吸虫病、肝结核、脂肪肝、肝淤血及原发性肝癌等均可有肝大或 ALT 升高，鉴别诊断时应加以考虑。与乙型、丙型、丁型及戊型病毒型肝炎急性期鉴别除参考流行病学特点及输血史等资料外，主要依据血清抗-HAV-IgM 的检测。

（四）规范化治疗

急性期应强调卧床休息，给予清淡而营养丰富的饮食，外加充足的 B 族维生素及维生素 C。进食过少及呕吐者，应每日静脉滴注 10％的葡萄糖液 1 000～1 500 mL，酌情加入能量合剂及 10％氯化钾。热重者可服用茵陈蒿汤、栀子柏皮汤加减；湿重者可服用茵陈胃苓汤加减；湿热并重者宜用茵陈蒿汤和胃苓汤合方加减；肝气郁结者可用逍遥散；脾虚湿困者可用平胃散。

（五）转院标准

急性黄疸型黄疸期可能发生重症化，应转院治疗，可考虑人工肝支持疗法，但重症化者罕见。

（六）预后评估

本病预后良好，无慢性化倾向，发生肝衰竭罕见，无演化成肝癌的危险。

二、乙型病毒性肝炎

慢性乙型病毒性肝炎是由乙型肝炎病毒感染致肝脏发生炎症及肝细胞坏死，持续 6 个月以上而病毒仍未被清除的疾病。我国是慢性乙型病毒性肝炎的高发区，人群中约有 9.09％为乙型肝炎病毒携带者。该疾病呈慢性进行性发展，间有反复急性发作，可演变为肝硬化、肝癌或肝功能衰竭等，严重危害人民健康，故对该疾病的早发现、早诊断、早治疗很重要。

（一）病因

1. 传染源

传染源主要是有 HBV-DNA 复制的急、慢性患者和无症状慢性 HBV 携带者。

2. 传播途径

主要通过血清及日常密切接触而传播。血液传播途径除输血及血制品外，可通过注射，刺伤，共用牙刷、剃刀及外科器械等方式传播，经微量血液也可传播。由于患者唾液、精液、初乳、汗液、血性分泌物均可检出 HBsAg，故密切的生活接触可能是重要传播途径。所谓"密切生活接触"可能是由于微小创伤所致的一种特殊经血传播形式，而非消化道或呼吸道传播。另一种重要的传播方式是母-婴传播（垂直传播）。生于 HBsAg/HBeAg 阳性母亲的婴儿，HBV 感染率高达95％，大部分在分娩过程中感染，低于10％～20％可能为宫内感染。因此，医源性或非医源性经血液传播，是本病的传播途径。

3. 易感人群

感染后患者对同一 HBsAg 亚型 HBV 可获得持久免疫力。但对其他亚型免疫力不完全，偶可再感染其他亚型，故极少数患者血清抗-HBs（某一亚型感染后）和 HBsAg（另一亚型再感染）可同时阳性。

(二) 诊断要点

急性肝炎病程超过半年，或原有乙型病毒性肝炎或 HBeAg 携带史，本次又因同一病原再次出现肝炎症状、体征及肝功能异常者可以诊断为慢性乙型病毒性肝炎。发病日期不明或虽无肝炎病史，但肝组织病理学检查符合慢性乙型病毒性肝炎，或根据症状、体征、化验及 B 超检查综合分析，亦可做出相应诊断。

1. 分型

据 HBeAg 可分为 2 型。

（1）HBeAg 阳性慢性乙型病毒性肝炎：血清 HBsAg、HBV-DNA 和 HBeAg 阳性，抗-HBe 阴性，血清 ALT 持续或反复升高，或肝组织学检查有肝炎病变。

（2）HBeAg 阴性慢性乙型病毒性肝炎：血清 HBsAg 和 HBV-DNA 阳性，HBeAg 持续阴性，抗-HBe 阳性或阴性，血清 ALT 持续或反复异常，或肝组织学检查有肝炎病变。

2. 分度

根据生化学试验及其他临床和辅助检查结果，可进一步分 3 度。

（1）轻度：临床症状、体征轻微或缺如，肝功能指标仅 1 或 2 项轻度异常。

（2）中度：症状、体征、实验室检查居于轻度和重度之间。

（3）重度：有明显或持续的肝炎症状，如乏力、食欲缺乏、尿黄、便溏等，伴有肝病面容、肝掌、蜘蛛痣、脾大，并排除其他原因，且无门静脉高压症者。实验室检查血清 ALT 和（或）AST 反复或持续升高，清蛋白降低或 A/G 比值异常，球蛋白明显升高。除前述条件外，凡清蛋白不超过 32 g/L，胆红素大于 5 倍正常值上限，凝血酶原活动度为 40%～60%，胆碱酯酶低于 2 500 U/L，4 项检测中有 1 项达上述程度者即可诊断为重度慢性肝炎。

3. B 超检查

B 超结果可供慢性乙型病毒性肝炎诊断参考。

（1）轻度：B 超检查肝脾无明显异常改变。

（2）中度：B超检查可见肝内回声增粗，肝脏和（或）脾脏轻度肿大，肝内管道（主要指肝静脉）走行多清晰，门静脉和脾静脉内径无增宽。

（3）重度：B超检查可见肝内回声明显增粗，分布不均匀；肝表面欠光滑，边缘变钝；肝内管道走行欠清晰或轻度狭窄、扭曲；门静脉和脾静脉内径增宽；脾大；胆囊有时可见"双层征"。

4. 组织病理学诊断

组织病理学诊断包括病因（根据血清或肝组织的肝炎病毒学检测结果确定病因）、病变程度及分级分期结果。

（三）鉴别要点

本病应与慢性丙型病毒性肝炎、嗜肝病毒感染所致肝损害、酒精性及非酒精性肝炎、药物性肝炎、自身免疫性肝炎、肝硬化、肝癌等鉴别。

（四）规范化治疗

1. 治疗的总体目标

最大限度地长期抑制或消除乙肝病毒，减轻肝细胞炎症坏死及肝纤维化，延缓和阻止疾病进展，减少和防止肝脏失代偿、肝硬化、肝癌及其并发症的发生，从而改善生活质量和延长存活时间。主要包括抗病毒、免疫调节、抗炎保肝、抗纤维化和对症治疗，其中抗病毒治疗是关键，只要有适应证，且条件允许，就应进行规范的抗病毒治疗。

2. 抗病毒治疗的一般适应证

①HBV-DNA $\geqslant 2 \times 10^4$ U/mL（HBeAg 阴性者为不低于 2×10^3 U/mL）。②ALT$\geqslant$2$\times$ULN；如用干扰素治疗，ALT 应不高于 10$\times$ULN，血总胆红素水平应低于 2$\times$ULN。③如 ALT$<$2$\times$ULN，但肝组织学显示 Knodell HAI$\geqslant$4，或$\geqslant$G2。

具有①并有②或③的患者应进行抗病毒治疗；对达不到上述治疗标准者，应监测病情变化，如持续 HBV-DNA 阳性，且 ALT 异常，也应考虑抗病毒治疗。ULN 为正常参考值上限。

3. HBeAg 阳性慢性乙型肝炎患者

对于 HBV-DNA 定量不低于 2×10^4 U/mL，ALT 水平不低于 $2 \times$ ULN 者，或 ALT $<2 \times$ ULN，但肝组织学显示 Knodell HAI $\geq$ 4，或 $\geq$ G2 炎症坏死者，应进行抗病毒治疗。可根据具体情况和患者的意愿，选用 IFN-α，ALT 水平应低于 $10 \times$ ULN，或核苷（酸）类似物治疗。对 HBV-DNA 阳性但低于 2×10^4 U/mL 者，经监测病情 3 个月，HBV-DNA 仍未转阴，且 ALT 异常，则应抗病毒治疗。

（1）普通 IFN-α：5 MU（可根据患者的耐受情况适当调整剂量），每周 3 次或隔日 1 次，皮下或肌内注射，一般疗程为 6 个月。如有应答，为提高疗效亦可延长疗程至 1 年或更长。应注意剂量及疗程的个体化。如治疗 6 个月无应答者，可改用其他抗病毒药物。

（2）聚乙二醇干扰素 α-2a：180 μg，每周 1 次，皮下注射，疗程 1 年。剂量应根据患者耐受性等因素决定。

（3）拉米夫定：100 mg，每日 1 次，口服。治疗 1 年时，如 HBV-DNA 检测不到（PCR 法）或低于检测下限、ALT 复常、HBeAg 转阴但未出现抗-HBe 者。建议继续用药直至 HBeAg 血清学转归，经监测 2 次（每次至少间隔 6 个月）仍保持不变者可以停药，但停药后需密切监测肝脏生化学和病毒学指标。

（4）阿德福韦酯：10 mg，每日 1 次，口服。疗程可参照拉米夫定。

（5）恩替卡韦：0.5 mg（对拉米夫定耐药患者 1 mg），每日 1 次，口服。疗程可参照拉米夫定。

4. HBeAg 阴性慢性乙型肝炎患者

HBV-DNA 定量不低于 2×10^3 U/mL，ALT 水平不低于 $2 \times$ ULN 者，或 ALT <2 ULN，但肝组织学检查显示 Knodell HAI $\geq$ 4，或 G2 炎症坏死者，应进行抗病毒治疗。由于难以确定治疗终点，因此，应治疗至检测不出 HBV-DNA（PCR 法），ALT 复常。此类患者复发率高，疗程宜长，至少为 1 年。

因需要较长期治疗，最好选用 IFN-α（ALT 水平应低于 10×ULN）或阿德福韦酯或恩替卡韦等耐药发生率低的核苷（酸）类似物治疗。对达不到上述推荐治疗标准者，则应监测病情变化，如持续 HBV-DNA 阳性，且 ALT 异常，也应考虑抗病毒治疗。

（1）普通 IFN-α：5 MU，每周 3 次或隔日 1 次，皮下或肌内注射，疗程至少 1 年。

（2）聚乙二醇干扰素 α-2a：180 μg，每周 1 次，皮下注射，疗程至少 1 年。

（3）阿德福韦酯：10 mg，每日 1 次，口服，疗程至少 1 年。当监测 3 次（每次至少间隔 6 个月）HBV-DNA 检测不到（PCR法）或低于检测下限和 ALT 正常时可以停药。

（4）拉米夫定：100 mg，每日 1 次，口服，疗程至少 1 年。治疗终点同阿德福韦酯。

（5）恩替卡韦：0.5 mg（对拉米夫定耐药患者 1 mg），每日 1 次，口服。疗程可参照阿德福韦酯。

5. 应用化疗和免疫抑制剂治疗的患者

对于因其他疾病而接受化疗、免疫抑制剂（特别是肾上腺糖皮质激素）治疗的 HBsAg 阳性者，即使 HBV-DNA 阴性和 ALT 正常，也应在治疗前 1 周开始服用拉米夫定，每日 100 mg，化疗和免疫抑制剂治疗停止后，应根据患者病情决定拉米夫定停药时间。对拉米夫定耐药者，可改用其他已批准的能治疗耐药变异的核苷（酸）类似物。核苷（酸）类似物停用后可出现复发，甚至病情恶化，应十分注意。

6. 其他特殊情况的处理

（1）经过规范的普通 IFN-α 治疗无应答患者，再次应用普通 IFN-α 治疗的疗效很低。可试用聚乙二醇干扰素 α-2a 或核苷（酸）类似物治疗。

（2）强化治疗指在治疗初始阶段每日应用普通 IFN-α，连续 2～3 周后改为隔日 1 次或每周 3 次的治疗。目前对此疗法意见不一，因此不予推荐。

（3）应用核苷（酸）类似物发生耐药突变后的治疗，拉米夫定治疗期间可发生耐药突变，出现"反弹"，建议加用其他已批准的能治疗耐药变异的核苷（酸）类似物，并重叠 1～3 个月或根据 HBV-DNA 检测阴性后撤换拉米夫定，也可使用 IFN-α（建议重叠用药 1～3 个月）。

（4）停用核苷（酸）类似物后复发者的治疗，如停药前无拉米夫定耐药，可再用拉米夫定治疗，或其他核苷（酸）类似物治疗。如无禁忌证，亦可用 IFN-α 治疗。

7. 儿童患者

12 岁以上慢性乙型病毒性肝炎患儿，其普通 IFN-α 治疗的适应证、疗效及安全性与成人相似，剂量为 $3～6\ \mu U/m^2$，最大剂量不超过 $10\ \mu U/m^2$。在知情同意的基础上，也可按成人的剂量和疗程用拉米夫定治疗。

（五）转院标准

重症肝炎患者可考虑人工肝支持治疗、肝移植，有消化道大出血者可考虑急诊内镜治疗、介入治疗或手术治疗。

（六）预后评估

本病青壮年居多，起病多缓慢或隐匿，其发展过程一般为：活动性肝炎→肝纤维化→肝硬化→肝癌。因此一旦发现该疾病，即应进行明确诊断，并除外慢性丙型病毒性、酒精及非酒精性、药物性、自身免疫性肝炎及肝癌等，制定合理的诊疗方案，治疗以抗病毒为关键。一般预后尚可。但该疾病患者应每 3～6 个月监测乙肝五项、肝功能、HBV-DNA、AFP、肝脏 B 超等（必要时作 CT 或 MRI），防止或及早发现疾病进展甚至癌变。

三、丙型病毒性肝炎

慢性丙型病毒性肝炎是一种主要经血液传播的疾病，是由丙型肝炎病毒（HCV）感染导致的慢性传染病。慢性 HCV 感染可导致肝脏慢性炎症坏死，部分患者可发展为肝硬化甚至肝细胞癌（HCC），严重危害人民健康，已成为严重的社会和公共卫生问题。

(一) 病因

1. 传染源

主要为急、慢性患者和慢性 HCV 携带者。

2. 传播途径

与乙型肝炎相同，主要有以下 3 种。

(1) 通过输血或血制品传播：由于 HCV 感染者病毒血症水平低，所以输血和血制品（输 HCV 数量较多）是最主要的传播途径。经初步调查，输血后非甲非乙型肝炎患者血清丙型肝炎抗体（抗-HCV）阳性率高达 80% 以上，已成为大多数（80%～90%）输血后肝炎的原因。但供血员血清抗-HCV 阳性率较低，欧美各国为0.35%～1.4%，故目前公认，反复输入多个供血员血液或血制品者更易发生丙型肝炎，输血3次以上者感染 HCV 的危险性增高 2～6 倍。国内曾因单采血浆回输血细胞时污染，造成丙型肝炎暴发流行，经 2 年以上随访，血清抗-HCV 阳性率达到 100%。1989 年国外综合资料表明，抗-HCV 阳性率在输血后非甲非乙型肝炎患者为 85%，血源性凝血因子治疗的血友病患者为 60%～70%，静脉药瘾患者为 50%～70%。

(2) 通过非输血途径传播：丙型肝炎亦多见于非输血人群，主要通过反复注射、针刺、含 HCV 血液反复污染皮肤黏膜隐性伤口及性接触等其他密切接触方式而传播。这是世界各国广泛存在的散发性丙型肝炎的传播途径。

(3) 母婴传播：要准确评估 HCV 垂直传播很困难，因为在新生儿中所检测到的抗-HCV 实际可能来源于母体（被动传递）。检测 HCV-RNA 提示，HCV 有可能由母体传播给新生儿。

3. 易感人群

对 HCV 无免疫力者普遍易感。在西方国家，除反复输血者外，静脉药瘾者、同性恋等混乱性接触者及血液透析患者丙型肝炎发病率较高。本病可发生于任何年龄，一般儿童和青少年 HCV 感染率较低，中青年次之。男性 HCV 感染率大于女性。HCV 多见于16 岁以上人群。HCV 感染恢复后血清抗体水平低，免疫保护能力弱，有再次感染 HCV 的可能性。

（二）诊断要点

1. 诊断依据

HCV 感染超过 6 个月，或发病日期不明、无肝炎史，但肝脏组织病理学检查符合慢性肝炎，或根据症状、体征、实验室及影像学检查结果综合分析，做出诊断。

2. 病变程度判定

慢性肝炎按炎症活动度（G）可分为轻、中、重 3 度，并应标明分期（S）。

（1）轻度慢性肝炎（包括原慢性迁延性肝炎及轻型慢性活动性肝炎）：G1～2，S0～2。①肝细胞变性，点、灶状坏死或凋亡小体。②汇管区有（无）炎症细胞浸润、扩大，有或无局限性碎屑坏死（界面肝炎）。③小叶结构完整。

（2）中度慢性肝炎（相当于原中型慢性活动性肝炎）：G3，S1～3。①汇管区炎症明显，伴中度碎屑坏死。②小叶内炎症严重，融合坏死或伴少数桥接坏死。③纤维间隔形成，小叶结构大部分保存。

（3）重度慢性肝炎（相当于原重型慢性活动性肝炎）：G4，S2～4。①汇管区炎症严重或伴重度碎屑坏死。②桥接坏死累及多数小叶。③大量纤维间隔，小叶结构紊乱，或形成早期肝硬化。

3. 组织病理学诊断

组织病理学诊断包括病因（根据血清或肝组织的肝炎病毒学检测结果确定病因）、病变程度及分级分期结果，如病毒性肝炎，丙型，慢性，中度，G3/S4。

（三）鉴别要点

本病应与慢性乙型病毒性肝炎、药物性肝炎、酒精性肝炎、非酒精性肝炎、自身免疫性肝炎、病毒感染所致肝损害、肝硬化、肝癌等鉴别。

（四）规范化治疗

1. 抗病毒治疗的目的

清除或持续抑制体内的 HCV，以改善或减轻肝损害，阻止进展为肝硬化、肝衰竭或 HCC，并提高患者的生活质量。治疗前应进行 HCV-RNA 基因分型（1 型和非 1 型）和血中 HCV-RNA 定量，以决定抗病毒治疗的疗程和利巴韦林的剂量。

2. HCV-RNA 基因为 1 型或（和）HCV-RNA 定量不低于 4×10^3 U/mL者

可选用下列方案之一。

（1）聚乙二醇干扰素 α 联合利巴韦林治疗方案：聚乙二醇干扰素 α-2a 180 μg，每周 1 次，皮下注射，联合口服利巴韦林 1 000 mg/d，至 12 周时检测 HCV-RNA。①如 HCV-RNA 下降幅度少于 2 个对数级，则考虑停药。②如 HCV-RNA 定性检测为阴转，或低于定量法的最低检测限。继续治疗至 48 周。③如 HCV-RNA 未转阴，但下降超过 2 个对数级，则继续治疗到 24 周。如 24 周时 HCV-RNA 转阴，可继续治疗到 48 周；如果 24 周时仍未转阴，则停药观察。

（2）普通 IFN-α 联合利巴韦林治疗方案：IFN-α 3～5 MU，隔日 1 次，肌内或皮下注射，联合口服利巴韦林 1 000 mg/d，建议治疗 48 周。

（3）不能耐受利巴韦林不良反应者的治疗方案：可单用普通 IFN-α 复合 IFN 或 PEG-IFN，方法同上。

3. HCV-RNA 基因为非 1 型或（和）HCV-RNA 定量小于 4×10^5 U/mL者

可采用以下治疗方案之一。

（1）聚乙二醇干扰素 α 联合利巴韦林治疗方案：聚乙二醇干扰素 α-2a 180 μg，每周 1 次，皮下注射，联合应用利巴韦林 800 mg/d，治疗 24 周。

（2）普通 IFN-α 联合利巴韦林治疗方案：IFN-α3 mU，每周 3 次，肌内或皮下注射，联合应用利巴韦林 800～1 000 mg/d，治疗

24～48 周。

（3）不能耐受利巴韦林不良反应者的治疗方案：可单用普通 IFN-α 或聚乙二醇干扰素 α。

（五）转院标准

重症肝炎患者可考虑人工肝支持治疗，肝移植，有消化道大出血者可考虑急诊内镜治疗、介入治疗或手术治疗。

（六）预后评估

慢性丙型病毒性肝炎为我国常见慢性传染性疾病之一，我国一般人群抗-HCV 阳性率为 3.2%。本病多有输血史，起病多缓慢或隐匿，该病多呈慢性进行性发展，其间可反复迁延发作，逐渐发展为肝硬化、原发性肝癌或肝功能衰竭。所以一旦发现该疾病，应充分了解本病的最佳临床证据，结合各项相应实验室检查、影像学及病理学检查，进行明确诊断，并进行规范的抗病毒治疗。基因型是抗病毒治疗疗效最重要的预测因素，聚乙二醇干扰素 α-2a 联合口服利巴韦林有较强的抗病毒作用，有较高缓解率。在治疗疗程结束后应每 3～6 个月监测 HCV 抗体、肝功能、HCV-RNA、AFP、肝脏 B 超等（必要时作 CT 或 MRI），早发现疾病进展甚至癌变。

四、丁型病毒性肝炎

丁型病毒型肝炎是由于丁型肝炎病毒（HDV）与 HBV 共同感染引起的以肝细胞损害为主的传染病，呈世界性分布，易使肝炎慢性化和重症化。

（一）病因

HDV 感染呈全球性分布。意大利是 HDV 感染的发现地。地中海沿岸、中东地区、非洲和南美洲亚马逊河流域是 HDV 感染的高流行区。HDV 感染在地方性高发区的持久流行，是由 HDV 在 HBsAg 携带者之间不断传播所致。除南欧为地方性高流行区之外，其他发达国家 HDV 感染率一般只占 HBsAg 携带者的 5% 以下。发展中国家 HBsAg 携带者较高，有引起 HDV 感染传播的基础。

我国各地 HBsAg 阳性者中 HDV 感染率为 $0\sim32\%$，北方偏低，南方较高。活动性乙型慢性肝炎和重型肝炎患者 HDV 感染率明显高于无症状慢性 HBsAg 携带者。

1. 传染源

主要是急、慢性丁型肝炎患者和 HDV 携带者。

2. 传播途径

输血或血制品是传播 HDV 的最重要途径之一。其他包括经注射和针刺传播，日常生活密切接触传播，以及围生期传播等。我国 HDV 传播方式以生活密切接触为主。

3. 易感人群

HDV 感染分两种类型：①HDV/HBV 同时感染，感染对象是正常人群或未接受 HBV 感染的人群。②HDV/HBV 重叠感染，感染对象是已受 HBV 感染的人群，包括无症状慢性 HBsAg 携带者和乙型肝炎患者，他们体内含有 HBV 及 HBsAg，一旦感染 HDV，极有利于 HDV 的复制，所以这一类人群对 HDV 的易感性更强。

(二) 诊断要点

我国是 HBV 感染高发区，应随时警惕 HDV 感染。HDV 与 HBV 同时感染所致急性丁型肝炎，仅凭临床资料不能确定病因。凡无症状慢性 HBsAg 携带者突然出现急性肝炎样症状、重型肝炎样表现或迅速向慢性肝炎发展者，以及慢性乙型肝炎病情突然恶化而陷入肝衰竭者，均应想到 HDV 重叠感染，及时进行特异性检查，以明确病因。

1. 临床表现

HDV 感染一般只与 HBV 感染同时发生或继发于 HBV 感染者中，故其临床表现部分取决于 HBV 感染状态。

(1) HDV 与 HBV 同时感染（急性丁型肝炎）：潜伏期为 $6\sim12$ 周，其临床表现与急性自限性乙型肝炎类似，多数为急性黄疸型肝炎。在病程中可先后发生两次肝功能损害，即血清胆红素和转氨酶出现两个高峰。整个病程较短，HDV 感染常随 HBV 感染终止而终止，预后良好，很少向重型肝炎、慢性肝炎或无症状慢性 HDV 携带者发展。

（2）HDV 与 HBV 重叠感染：潜伏期为 3～4 周。其临床表现轻重悬殊，复杂多样。①急性肝炎样丁型肝炎：在无症状慢性 HBsAg 携带者基础上重叠感染 HDV 后，最常见的临床表现形式是急性肝炎样发作，有时病情较重，血清转氨酶持续升高达数月之久，或血清胆红素及转氨酶升高呈双峰曲线。在 HDV 感染期间，血清 HBsAg 水平常下降，甚至转阴，有时可使 HBsAg 携带状态结束。②慢性丁型肝炎：无症状慢性 HBsAg 携带者重叠感染 HDV 后，更容易发展成慢性肝炎。慢性化后发展为肝硬化的进程较快。早期认为丁型肝炎不易转化为肝癌，近年来在病理诊断为原发性肝癌的患者中，HDV 标志阳性者可达 11％～22％，故丁型肝炎与原发性肝癌的关系不容忽视。

（3）重型丁型肝炎：在无症状慢性 HBsAg 携带者基础上重叠感染 HDV 时，易发展成急性或亚急性重型肝炎。在"急性重型肝炎"中，HDV 感染标志阳性率高达 21％～60％，认为 HDV 感染是促成大块肝坏死的一个重要因素。按国内诊断标准，这些"急性重型肝炎"应包括急性和亚急性重型肝炎。HDV 重叠感染易使原有慢性乙型肝炎病情加重。如有些慢性乙型肝炎患者，病情本来相对稳定或进展缓慢，血清 HDV 标志转阳，临床状况可突然恶化，继而发生肝衰竭，甚至死亡，颇似慢性重型肝炎，这种情况国内相当多见。

2. 实验室检查

近年丁型肝炎的特异诊断方法日臻完善，从受检者血清中检测到 HDAg 或 HDV RNA，或从血清中检测抗-HDV，均为确诊依据。

（三）鉴别要点

应注意与慢性重型乙型病毒型肝炎相鉴别。

（四）规范化治疗

丁型病毒性肝炎以护肝对症治疗为主。近年研究表明。IFN-α

可能抑制 HDV RNA 复制，经治疗后，可使部分病例血清 HDV RNA 转阴，所用剂量宜大，疗程宜长。目前 IFN-α 是唯一可供选择的治疗慢性丁型肝炎的药物，但其疗效有限。IFN-α900 万 U，每周 3 次，或者每日 500 万 U，疗程 1 年，能使 40%～70% 的患者血清中 HDV RNA 消失，但是抑制 HDV 复制的作用很短暂，停止治疗后 60%～97% 的患者复发。

（五）转院标准

HDV 重叠感染易使原有慢性乙型肝炎病情加重，临床状况可突然恶化，继而可发生肝衰竭，此时应转院治疗。

（六）预后评估

丁型肝炎较单纯乙型肝炎更易慢性化和重型化，HDV 与 HBV 重叠感染者预后较差。

五、戊型病毒性肝炎

戊型病毒型肝炎原称肠道传播的非甲非乙型肝炎或流行性非甲非乙型肝炎，其流行病学特点及临床表现颇像甲型肝炎，但两者的病因完全不同。

（一）病因

戊型肝炎流行最早发现于印度，开始疑为甲型肝炎，但回顾性血清学分析，证明既非甲型肝炎，也非乙型肝炎。本病流行地域广泛，在发展中国家以流行为主，发达国家以散发为主。其流行特点与甲型肝炎相似，传染源是戊型肝炎患者和阴性感染患者，经粪-口传播。潜伏期末和急性期初传染性最强。流行规律大体分两种：一种为长期流行，常持续数月，可长达 20 个月，多由水源不断污染所致；另一种为短期流行，约 1 周即止，多为水源一次性污染引起。与甲型肝炎相比，本病发病年龄偏大，16～35 岁者占 75%，平均 27 岁。孕妇易感性较高。

（二）诊断要点

流行病学资料、临床特点和常规实验室检查仅作临床诊断参考，特异血清病原学检查是确诊依据，同时排除 HAV、HBV、HCV

感染。

1. 临床表现

本病潜伏期15～75 d，平均约6周。绝大多数为急性病例，包括急性黄疸型和急性无黄疸型肝炎，两者比例约为1∶13。临床表现与甲型肝炎相似，但其黄疸前期较长，症状较重。除淤胆型病例外，黄疸常于一周内消退。戊型肝炎胆汁淤积症状（如灰浅色大便、全身瘙痒等）较甲型肝炎为重，大约20％的急性戊型肝炎患者会发展成淤胆型肝炎。部分患者有关节疼痛。

2. 实验室检查

用戊型肝炎患者急性期血清IgM型抗体建立ELISA法，可用于检测拟诊患者粪便内的HEAg，此抗原在黄疸出现第14～18日的粪便中较易检出，但阳性率不高。用荧光素标记戊型肝炎恢复期血清IgG，以实验动物HEAg阳性肝组织作抗原片，进行荧光抗体阻断实验，可用于检测血清戊型肝炎抗体（抗-HEV），阳性率50％～100％。但本法不适用于临床常规检查。

用重组抗原或合成肽原建立ELISA法检测血清抗-HEV，已在国内普遍开展，敏感性和特异性均较满意。用本法检测血清抗-HEV-IgM，对诊断戊型肝炎更有价值。

（三）鉴别要点

应注意与HAV、HBV、HCV相鉴别。

（四）规范化治疗

急性期应强调卧床休息，给予清淡而营养丰富的饮食。外加充足的B族维生素及维生素C。

HEV ORF2结构蛋白可用于研制有效疫苗，并能对HEV株提供交叉保护。HEV ORF2蛋白具有较好的免疫原性，用其免疫猕猴能避免动物发生戊型肝炎和HEV感染。该疫苗正在研制，安全性和有效性正在评估。

（五）转院标准

HBsAg携带者重叠感染HEV后病情加重，临床状况可突然恶化，继而可发生肝衰竭，此时应转院治疗。

（六）预后评估

临床上戊型肝炎是一种典型自限性疾病，多数患者预后较好。

第二节　药物性肝病

药物性肝病（drug induced liver disease，DILI）是指由于药物或其代谢产物引起的肝损害。药物引起的肝损害主要表现为肝细胞坏死，胆汁淤积，肝细胞内微脂滴沉积，并可演变为慢性肝炎、肝纤维化和肝硬化等。目前发现近 1 000 种药物与肝损伤有关，其中包括中草药。随着药物应用的不断增加，医源性肝毒性已成为中毒性肝损害的一个重要因素。据报道，在因急性肝损害而住院的病例中，药物致病者占2%～9%，50 岁以上可达 40% 以上。估计每100 例接受药物治疗的患者中约有 1 例在住院期间发生DILI。在暴发性肝衰竭病例中药物所致者达 25% 以上，其病死率达 50% 以上。目前，虽然药物性肝损害的发病率越来越引起人们的重视，但与其严重性相比较仍处于被低估的状态。

一、病因

（一）药物在肝脏中的代谢

肝脏是药物在体内代谢的最主要场所，药物在肝脏内经过一系列药物代谢酶的作用，经过生物转化后排出体外，因此，肝脏的病理状态可以影响药物在体内的代谢过程，从而影响药物的疗效并可产生不良反应，同时药物及其代谢产物也可造成肝脏损害。药物依赖药物代谢酶的作用经过氧化、还原、水解及结合等途径转化为具有极性的代谢物质，这一过程称为生物转化。药物代谢酶是光面内质网内一组混合功能性氧化酶，包括细胞色素 P450 Ⅰ、Ⅱ、Ⅲ，单氨氧化酶、细胞色素 C 还原酶等以及胞质中的辅酶Ⅱ（还原型NADPH）。药物在肝内进行的生物转化过程分为两个阶段，分别称为Ⅰ相反应和Ⅱ相反应。

1. Ⅰ相反应（phase Ⅰ reaction）

Ⅰ相反应包括氧化、还原和水解 3 种途径，其中以氧化反应最为重要，其次为还原和水解反应。多数药物的第Ⅰ相反应在肝细胞表面内质网进行，经过表面内质网上微粒体内一系列药物代谢酶的作用，使非极化脂溶性化合物产生带氧的极性基团，如羟基（-sH）、羧基（-COOH）、氨基（-NH）等，从而增加其水溶性，羟化不稳定产物，还可进一步分解。一般药物经过第Ⅰ相的氧化、还原或水解后变为极性和水溶性较高而活性较低的中间代谢产物，为第二阶段提供可被药酶作用的合适底物。

2. Ⅱ相反应（phase Ⅱ reaction）

通过结合反应途径以Ⅰ相反应所提供的极性代谢物为底物，在转移酶的作用下，底物极性基团分别与极性配体葡萄糖醛酸、谷胱甘肽、谷酰胺甘胺酸、乙酰基甲基等基团结合。结合作用不仅掩盖了某些药物分子上的某些功能基团，而且可改变其理化性质，增加水溶性，形成水溶性的最终产物，通过尿液或胆汁排出体外。因此，Ⅱ相反应为合成生物转化反应，通常是解毒反应，破坏化合物及其产物的生物活性，转化为葡萄糖醛酸、硫醛氨酸衍生物和其他化合物排出体外。

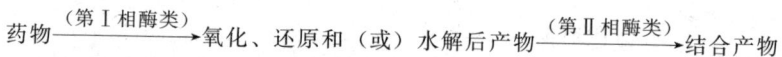

药物 ——（第Ⅰ相酶类）——→ 氧化、还原和（或）水解后产物 ——（第Ⅱ相酶类）——→ 结合产物

药物的结合反应分为两种类型，第 1 种类型为药物与活性基团结合，第 2 种类型为被激活的药物与有关化合物结合。Ⅰ相反应的 P450 酶系与Ⅱ相反应的结合作用酶系在分布、功能及诱导性等方面均有差别，提示这两相反应具有不同的生物学定义，谷胱甘肽（GSH）在结合和解毒作用中起重要作用，它能与亲电子基、氧基相作用，可防止肝细胞损害。

（二）肝脏对药物的排泄

肝脏对药物代谢的功能包括生物转化和将药物从胆汁排泄出体外，一般分子量大于 400 的化合物主要直接从胆汁排泄，而分

子量小于 300 的化合物则进入血液从肾脏排出。大多药物通过 I
相反应和 II 相反应生物转化后形成的结合代谢物从胆汁中排出。
肝脏对少数未经过转化或仍呈活性状态的药物的排泄能力直接影
响该药在血液中的浓度。经胆汁排入肠道的结合代谢产物呈高度
水溶性，不易被肠道吸收而随同肠内容物一起排出体外；但有些
代谢产物在肠黏膜或肠内细菌分泌的葡萄糖醛酸苷酶等水解酶的
作用下去掉结合酶又转为脂溶性，被肠黏膜吸收进入肝门静脉系
统，即形成"肠肝循环"，从而延长了药物的作用时间。此外，当
肾功能减退时会影响一些药物从肾脏排出，在此状态下肝脏对药
物的排泄则成为重要的代偿途径。

（三）影响药物代谢的因素

1. **药物代谢的遗传多态性**

肝脏药酶系特别是 P450 具有遗传多态性，从而形成药物代谢
的个体差异，影响药物的药理作用，产生药物的不良反应、致癌
性和易感性。在 I 相反应中药物多态性以异奎胍为例，具有 P450
II D 变异。对异奎胍羟化作用有遗传性的个体，在应用抗高血压
药、钙离子拮抗药、β 受体拮抗药、膜抑制抗心律失常药等时会出
现药物代谢异常，导致药效增强，时间延长，易发生不良反应。
在 II 相反应中药物代谢呈多态性，以异烟肼为例，分为乙酰化快
型和乙酰化慢型，慢型乙酰化个体长期服用异烟肼可产生红斑狼
疮综合征，易发生周围神经病变。P450 I A1 和 P450 I A2 能激活
某些致癌原，其遗传变异与对某些癌的易患性有关。

2. **药酶的诱导和抑制**

（1）酶诱导作用：一些亲脂药物或外源性物质可使肝内药酶
的合成显著增加，导致对其他药物的代谢增加，这种作用称为酶
的诱导。目前，已知至少有 200 多种药物和环境中的化学物质具
有酶诱导作用，例如苯巴比妥、苯妥英钠、螺内酯（安体舒通）、
利福平等。药酶的诱导作用有时可造成药物性肝损害或化学性
致癌。

（2）酶抑制作用：某些药物可通过抑制药酶而使另一药物代

谢延迟，使药物作用增强或延长。由于微粒体药酶专一性小，这种药物可作为同一酶系的底物导致多种药物之间对酶结合部位的竞争，因此某种药物受一种酶催化时，可以影响对其他药物的作用，例如氯霉素可抑制苯妥英钠、双香豆素、甲磺丁胺的代谢。

（3）其他因素：年龄、性别、营养状态、饥饿、妊娠、内分泌昼夜调节等，均可导致不同个体的药效和不良反应出现差异。

（四）肝脏疾病对药物代谢的影响

肝脏疾病影响肝脏药酶的结合作用，从而影响药物的代谢。此外血液浓度、血浆蛋白浓度、肝脏有效血容量、有效肝细胞总数、门－体血液分流等发生改变，也会影响药物代谢和血液浓度。药物从肝门静脉进入肝脏后，被不同程度地清除，其他部分则通过肝脏进入体循环。肝脏清除率表示单位时间内血浆内药物被肝脏所清除的量，提示肝清除和进入肝脏药物浓度的关系。肝脏清除率（CIH）＝Q×ER，Q代表肝脏血流量，ER为肝脏摄取率。肝脏对各种药物摄取率不同，高摄取率的药物在肝脏内清除率高，这类药物的清除率受血流量影响大，受血浆蛋白结合影响小，成为流速限定性药物。低摄取率药物在肝脏内清除率低，受药酶和结合酶影响大，同时也受血浆蛋白结合影响，而受血流量影响小，称为能力限定性药物。药物代谢和清除能力与肝病的严重程度成正比，肝病时药物清除能力的改变与药物本身的理化特性也有一定的关系。在急性肝炎时药物清除率改变较短暂，而在肝硬化失代偿期药物清除率的改变显著而持久。例如在肝硬化时，地西泮、氯霉素、西咪替丁等药物的半衰期延长，肝脏的清除率降低。患严重肝病或慢性肝病时，由于有效血流量降低，使一些口服的高ER药物通过受阻，生物利用度增加，药物清除率减低导致血药浓度升高，例如吗啡、水杨酸类、氯丙嗪等。严重肝病时由于某些药物如吗啡、地西泮等受体增加或其敏感阈值降低，即使正常剂量的1/2～1/3也可能诱发肝性脑病。

二、发病机制

造成药物性肝病的机制基本上分为两类，即可预测性（内源性肝毒性）和不可预知性（特异性反应）。可预测性药物性肝损害主要是药物的直接作用所致。近年来，由于药物性不良反应日益引起人们的重视，对药物的筛选和监测也越来越严格和严密，因此，临床上大多数药物性肝损害是不可预测的。不可预测性的肝损害在发病机制上可分为代谢异常和变态反应。

（一）药物代谢异常的肝损害机制

绝大多数药物被机体摄入或吸收后经过机体代谢处理后排出体外，小部分药物不经过代谢而直接从肾脏或肠道排出。I 相反应属于细胞色素 P450（CYP）酶系，药物在 CYP 催化下由脂溶性变为水溶性，以利于药物代谢产物从肾脏排泄，因为 CYP 酶系在肝脏中含量最多，因此肝脏是绝大多数药物包括内源性物质在内的最大代谢脏器。CYP 酶系对药物代谢有两重性，既可以解毒也可以增加其毒性，致使肝脏被损害。首先，药物在肝脏 CYP 酶系催化作用下，被氧化或水解或被还原；催化反应后产生的药物代谢产物绝大多数无毒或有低毒性，而少部分代谢产物的毒性大于原药；被活化的毒性代谢产物损害肝脏，甚至有致癌性。其次，某些因素可诱导或抑制 CYP 酶系的功能，从而干扰正常药物的代谢过程，例如某种 CYP 酶被超常诱导催化，产生过量的毒性产物而损害肝脏。此外，患急性和慢性肝病的患者，肝脏 CYP 酶的表达受到影响，药物代谢紊乱，导致在肝病状态下使用某些药物更易引起肝脏损害。

II 相反应药物酶可使一些具有结合作用的酶蛋白如还原性谷胱甘肽、葡萄糖醛酸酶等直接与原药结合，使之失活或灭活，并由 CYP 酶催化毒性代谢物质。如果这些药酶绝对或相对不足会使结合容量降低，导致原药或毒性代谢产物的游离浓度过高而产生肝毒性。

（二）药物损害的免疫机制

药物变态反应是免疫机制介导的肝脏损害，其特点为：①不可预测。②药物剂量和疗程无关。③仅发生于某些个人或人群。④具有免疫异常的指征。⑤可有肝外组织器官的损害。⑥实验动物模型无法复制。

以下肝外变态反应提示药物性肝损害与免疫介导有关：①使用某种药物后出现发热、皮疹、关节痛等。②血液嗜酸粒细胞增多，血液中免疫复合物阳性，非器官特异性自身免疫抗体阳性，其中可能有与药物相关的自身抗体。③肝组织中嗜酸性粒细胞浸润，肉芽组织形成。

目前，免疫介导肝损害的确切机制尚未明确，但大多研究认为细胞免疫和体液免疫均参与了药物性肝损害的过程，药物或其他代谢产物与肝脏特异蛋白质结合成为抗原，经过巨噬细胞加工后被免疫活性细胞识别，导致了变态反应。一般认为是T杀伤细胞或抗体依赖的K细胞的攻击作用（ADCC反应）导致了肝损害，如果有多量的免疫复合物沉积于肝组织内就可能引起重症肝炎。

20世纪80年代，关于药物与机体相互作用的研究结果证实摄入药物后可打破机体的免疫耐受，导致自身免疫反应，可以降低功能性T抑制细胞的活性，发生脏器损害，合并单核巨噬细胞的功能改变；当T抑制细胞功能全面下降时，则会导致器官非特异性自身抗体的出现。因肝脏是药物代谢的主要场所，因此，绝大多数外来物质进入机体后均要经过肝脏代谢，肝细胞代谢过程中产生具有活性的代谢产物，与肝细胞内的大分子物质相结合，再被转运到细胞膜，形成具有抗原性的靶点，诱导产生抗肝细胞抗体。免疫介导的药物性肝损害具有个体差异性，宿主对某种药物的免疫应答反应是决定药物性肝损害的主要因素。免疫介导的药物性肝损害较少见，往往集中发生于某一个家族成员内部。氟烷肝炎是免疫介导药物性肝损害的典型例子，一般在用药后28 d内出现肝损害，外周血嗜酸性粒细胞增多，肝脏嗜酸性粒细胞浸润，体内器官非特异性抗体阳性，循环免疫复合物阳性。研究证实氟烷肝炎患者体内产生的抗体可与多种肝脏蛋白质抗原结合，包括 CYP94、CYP2EL、药物代谢相关的酶或蛋白质成分，氟烷代谢过程中代谢物等构成自身抗原，被转运到肝细胞膜，成为免疫系统的攻击目标，产生自身抗体。

对某种药物易发生肝炎的患者可能存在药物代谢、胞内自身抗原向胞膜转运、抗原呈递和抗原识别等多方面异常，该类患者属于特异体质人群。

（三）药物性胆汁淤积机制

胆汁主要在肝细胞内形成，排入毛细胆管再进入叶间胆管、胆管和胆总管。当胆汁不能正常流入胆管，则出现肝内胆汁淤积而引起一系列病理和临床表现。药物引起淤胆主要是肝细胞水平的胆汁流障碍，肝细胞是高度极化的上皮细胞，其基侧膜面向肝窦，顶端膜形成毛细胆管腔，基侧膜面与毛细胆管膜交界处紧密相连，将细胞旁间隙封闭，使毛细胆管与肝窦隔开，结果阻止了胆汁流入血液。肝细胞水平胆汁流形成过程包括将血液内的胆汁酸、卵磷脂、胆红素等有机物质从肝窦摄入肝细胞，并在肝细胞内转运，通过毛细胆管排出，如上述步骤出现障碍将造成肝内细胞淤胆。此外，胆汁是由毛细胆管膜分泌的，该膜的流通性和完整性如果受损对于胆汁淤积的发生也有重要影响。

三、病理

依据临床表现和病变程度的变化，药物性肝病一般分为急性和慢性两大类，急性药物性肝病包括急性肝炎型、肝内胆汁淤积型、急性脂肪肝型和混合型等，临床以肝病表现为主或伴有肝外表现。慢性药物性肝病种类较多，若早期发现，停药后病变可逆转。

（一）急性药物性肝病

1. 肝细胞毒损害

（1）肝炎型：多种药物可引起肝细胞损害和坏死，病理学改变轻重不一，轻者仅见点状坏死，重者表现为带状或大块性坏死伴有网状支架塌陷，汇管区和小叶内炎性细胞浸润，淤胆和库普弗细胞增生。不同药物引起的病理改变有所不同，如异烟肼和甲基多巴引起急性弥漫性肝炎，而对乙酰氨基酚过量可引起大块性肝坏死，丙戊酸可引起小叶中心性坏死和微泡性脂肪变性。

（2）脂肪肝型：使用某些药物可发生脂肪肝，如大剂量静脉滴注四环素、门冬酰胺酶、丙戊酸等，可引起肝细胞内大量脂肪小滴沉着，而甲氨蝶呤、硫唑嘌呤等可引起脂肪大滴沉着，电镜显示光面内质网呈蜂窝状变化。患微泡性脂肪肝时，转氨酶升高可达正常的 $5\sim20$ 倍，而患巨泡性脂肪肝时转氨酶为轻中度升高，为正常人的 $1\sim3$ 倍。凝血酶原时间延长，肾功能减退，亦可有代谢性酸中毒，血小板可正常或轻度增高。

2. 急性肝内淤胆

（1）毛细胆管型：即为单纯淤胆型，睾丸酮衍生物可引起此类肝病，在其 C_{17} 的 a 位置均有烷基。通常在服药 $3\sim4$ 月出现黄疸，丙氨酸氨基转移酶（ALT）增高，长期服用均可发生 BPC 滞留。病理变化主要为肝小叶中心区肝内淤胆，毛细胆管内有胆栓，肝细胞和库普弗细胞内有胆色素沉着，一般无肝实质细胞损害，亦无炎症反应。内镜下见毛细胆管扩大，微绒毛变短或消失，高尔基体肥大，毛细胆管周围溶酶体增多。

（2）肝毛细胆管型：以淤胆为主，伴轻度肝细胞损害（炎症），大多数含有卤素的环状化合物可引发肝内淤胆伴炎症。黄疸发生率为 1％，黄疸的发生与药物剂量无关；70％病例再次服药时可再次发生黄疸或肝功能障碍。如果发生脱敏反应，继续服药后黄疸可消退。病理变化表现为毛细胆管肝细胞和星状细胞内有胆汁淤积，小叶中心尤为显著。汇管区有单核细胞、淋巴细胞和中性粒细胞浸润，早期有嗜酸粒细胞浸润，肝细胞呈球状、羽毛状变性和灶状坏死。电镜可见毛细胆管扩张，微绒毛减少、消失和变性，内质网肿胀和破裂。

（3）胆管型：此型少见，一般见于动脉插管进行滴注和使用氟脱氧尿苷的患者导致的硬化性胆管炎。

3. 混合型

在病理和临床兼有淤胆和肝细胞损害的药物性肝炎称为混合性肝损害。此种损害包括两种情况：一种以肝实质损害为主，伴有淤胆，ALT/AST 升高明显，ALP 及胆固醇相对升高，呈现淤胆的临床表现，引起此类混合性肝损害的药物有磺胺类、对氨基水杨酸（PAS）、抗惊厥药等；另一种以淤胆为主，伴有肝实质损害，ALT/AST亦相对升高，血清 ALP 及胆固醇极度升高，引起此类混合性肝损害的药物有氯丙嗪、红霉素等。

4. 变态反应性肝炎

此类药物性肝损害是指药物所致的肝损害不易归类，一般认为此型肝炎与免疫机制有关。病理改变以肝实质损害为主，呈灶状、带状或大块坏死等，有时伴有不同程度的淤胆，同时伴有肝外脏器损害，如淋巴结、皮肤病变、血液骨骼改变、心肌炎、间质性肾炎和关节炎等。

（二）慢性肝损害（表 5-1）

表 5-1　慢性药物肝损害

类型	类似病症	药物举例
慢性肝炎		
非特异性	慢性病毒性肝炎	阿司匹林、异烟肼、氟烷
活动性	自身免疫性肝炎	甲基多巴、双醋酚汀、丙硫氧嘧啶、磺胺类
脂肪变性		
脂肪肝	酒精性脂肪肝	皮质类固醇、胺碘酮（乙胺碘呋酮）
磷脂蓄积症	酒精性肝病	哌克昔林、胺碘酮
胆汁淤积		
原发性胆汁性肝硬化	肝外梗阻性黄疸	氯丙嗪、赛庚啶、氟氯西林（氟氯青霉素）
硬化性胆管炎	肝外梗阻性黄疸	氟脲苷
肝纤维化/肝硬化	病毒性肝炎、肝硬化	慢性肝炎、脂肪肝性药物、甲氨蝶呤

类型	类似病症	药物举例
肝血管病变		
肝静脉血栓形成	非硬化性门脉高压症	口服避孕药、抗癌联合化疗
肝小静脉闭塞病	非硬化性门脉高压病	硫唑嘌呤、千里光、抗肿瘤药
肝紫癜病	肝结节增生	雄激素、口服避孕药、抗肿瘤药
肝肿瘤		
肝腺瘤	肝肿瘤	雄激素、口服避孕药
肝癌	肝肿瘤	雄激素、口服避孕药
肝血管瘤	肝肿瘤	氯化乙烯单体
其他		
肝肉芽肿	肝大＋肝外表现	氟烷、磺胺类、磺吡酮（苯磺保泰松）、奎尼丁

1. 慢性肝炎

药物引起的慢性肝损害的临床表现轻重不一，往往无症状或仅有轻度转氨酶升高，肝活检可见轻度非特异局灶性肝炎，伴汇管区和小叶内炎症反应。可有库普弗细胞增生，假小胆管增生和纤维化等，如发生桥状坏死可进一步发展为多小叶性亚急性重型肝炎。临床表现多为缓慢发病，有时可见急性发病，但病理上仍为慢性炎症。症状为乏力、食欲减退、上腹不适、肝区痛、黄疸、尿色深等，可见肝掌、蜘蛛痣、肝脾大。可有全身症状如皮肤黏膜病变、关节炎、痤疮、多毛、闭经等。血清转氨酶、胆红素、γ-球蛋白、ICG 和凝血酶原时间异常等。部分患者血清 IgG、IgM 增高，抗核抗体、抗平滑肌抗体、抗红细胞抗体可呈阳性，可找到狼疮（LE）细胞。如并发亚急性重型肝炎时可出现明显厌食、恶心、呕吐、少尿、腹水和出血倾向；黄疸渐加深，肝浊音界缩小，出现肝性脑病和肝肾综合征，也可演变成肝硬化、门脉高压等。

药物肝损害所致慢性肝炎治疗的关键是立即停用有关药物，停药数周后临床症状和生化可明显改善。预后较慢性病毒性肝炎为好。

2. 肝硬化

药物可引起肝硬化，病理分为 4 种类型：①大结节性或坏死性肝硬化，由药物导致慢性活动性肝炎或亚急性重型肝炎发展而来。②胆汁性肝硬化。③淤血性肝硬化，继发于肝内小静脉或肝静脉闭塞。④伴脂肪变性的肝硬化，为大结节或小结节性肝硬化，其病理改变与用药剂量、疗程和给药方式密切相关，如甲氨蝶呤可引起小结节性肝硬化，药物累积量超过 4 g 时，肝纤维化和肝硬化发生率增高，肝脏病理学检查可见肝脏脂肪变性，肝细胞气球样变性、坏死和纤维化，最终为肝硬化。

3. 慢性肝内胆汁淤积

某些药物可引起急性和慢性肝内胆汁淤积，慢性胆汁淤积表现为皮肤瘙痒、长期黄疸、皮肤黄疣、大便色淡、有出血倾向和脂肪泻等。脾大、血清 ALP 和胆固醇明显升高，转氨酶和结合胆红素增高，凝血酶原时间延长。肝组织学检查可有毛细胆管内胆栓，肝细胞和库普弗细胞内胆色素沉着，小胆管增生和假小胆管形成。停药后，黄疸仍可持续数个月至 1 年以上逐渐消失，仅有极少数患者发展为胆汁性肝硬化。据文献报道，引起慢性肝内胆汁淤积的常见药物有氯丙嗪、磺胺药、甲基睾酮、酮康唑和卡马西平等。

4. 肝硬化性胆管炎

卡马西平、动脉注射氟脱氧尿苷（FuDR）等可引起硬化性胆管炎。

5. 脂肪肝

药物引起的肝细胞脂肪变，一般无临床症状，但如引起弥漫性脂肪变性则可出现临床症状，如肝大，血转氨酶升高，碱性磷酸酶和胆红素轻至中度增高，清蛋白降低，凝血酶原时间延长等。肝组织学检查见弥漫性脂肪变性，同时可伴有胆汁淤积、肝生化异常。停药后 2 周内可恢复，但病理恢复较慢，须停药后逐渐恢复。

6. 肝血管病变

(1) 肝静脉血栓形成：据文献报道，某些药物长期服用后可引起肝静脉血栓形成，如长期服用避孕药物可影响凝血机制，导致肝静脉血栓形成和阻塞。肝组织学检查可见肝小叶，中央静脉扩张，肝窦充血、出血，肝小叶中央区坏死，最终致肝纤维化和淤血性肝硬化，并可演变成 Budd-Chiari 综合征。

(2) 肝小静脉闭塞症：硫鸟嘌呤、乌拉坦等药偶尔可导致肝小静脉、血管内皮下水肿，胶原形成，使管腔闭塞，肝小叶中央区充血和坏死，继之纤维化和肝硬化，其临床表现类似 Budd-Chjari 综合征。

7. 肝磷脂蓄积征

据报道，胺碘酮等药可引起肝磷脂蓄积，20%～40%服用胺碘酮的患者可有轻度 ALT 增高，部分肝大。肝组织学检查可见肝细胞内 Mallory 透明小体伴炎性细胞浸润，小胆管增生，巨泡性脂肪变性，镜下所见雷同于原发性磷脂沉着症，溶酶体内有明显的同心层状磷脂包涵体。

8. 肝肿瘤及肝癌

(1) 肝肉芽肿：在肝活检、腹部手术或尸检时发现。可见肝细胞损害和胆汁淤积，见于服用奎尼丁、甲基多巴和磺脲类降糖药，亦可见于使用青霉素、肼苯达嗪、别嘌呤等药，一般无肝损害。

(2) 良性肿瘤：主要见于口服避孕药，其发生率与服药时间长短及剂量成正比，长期服雄激素也可引起肝肿瘤。

(3) 恶性肿瘤：口服避孕药和雄性激素偶尔可致腺瘤癌变为肝细胞癌或胆管细胞癌。此类肝癌特点为甲胎蛋白大致正常。

(4) 特发性门脉高压症：长期服用含砷的 Fowler 溶液或长期接触石灰硫酸铜杀虫剂的专业人员因慢性砷中毒可引起本病。病理特点为肝内门静脉末梢分支闭塞，中等门脉分支减少，门脉内血栓形成，汇管区纤维化并延伸至小叶。临床表现为门脉高压、脾大和脾功能亢进。

四、临床表现

肝炎型药物性肝病因损肝药物种类、发病机制不同及肝细胞损害程度、范围不同而呈现不同的临床表现，患者类似病毒性肝炎表现，常有乏力、食欲缺乏、恶心、呕吐、黄疸、尿色深等症状。肝脏可大，伴有压痛，但病程中不发热，生化检查 AST、ALT 明显升高，靛青绿 ICG 滞留和凝血时间延长。重者可呈现肝衰竭表现，大块性肝坏死，可并发肝性脑病而死亡，肝损害轻者症状轻微，仅有转氨酶增高，肝轻度大。

急性肝内淤胆型药物性肝炎类似急性病毒性肝炎，经过数天的潜伏期后，常有发热、皮肤瘙痒、尿色加深。黄疸一般持续 1～4 周。ALT 明显增高，同时有 ALP、胆固醇和磺溴酞钠（BSP）增高。

五、诊断

药物性肝病易漏诊和误诊，造成难以及时诊断的原因首先是药物性肝病的临床表现和实验室检查无特异性，易被误诊为其他肝胆系统疾病，其次，药物性肝炎常被原有疾病的表现掩盖而得不到及时的鉴别，此外，轻微和局限的药物性肝病肝功能检查无明显异常。因此，提高对本病的认识和警惕性是做好鉴别诊断提高药物性肝病诊断率的关键。

诊断药物性肝病前应了解以下病史：①用药史，必须了解患者3个月以内用过的药物，包括用药途径、剂量、持续时间，有无合并用药，有无中草药、非处方药和保健药用药史。②既往有无药物过敏史、过敏性疾病史及过敏反应。③发生肝损害与用药时间之间的关系，绝大多数肝损伤出现在用药第 5～90 d，或停药后 15 d 之内。④有无其他致肝损伤的因素，如各种类型的病毒性肝炎、酒精性肝病、自身免疫疾病、胆管疾病、糖尿病、甲状腺病、全身细菌性感染和充血性心力衰竭等。⑤了解患者的职业及工作、生活环境。

　　药物性肝病的诊断标准：①服药开始后 5～90 d 及最后 1 次用药 15 d 之内出现肝功能障碍。②临床首发症状为发热、皮疹、皮肤瘙痒和黄疸等。③发病初期外周血嗜酸性粒细胞上升达 6％以上，或白细胞增加。④药物过敏试验如淋巴细胞培养试验、皮肤试验为阳性，血清中有自身抗体。⑤再次用药时，可再次引起肝损伤。具有①④或①⑤者可以确诊，具有①②或①③者可以拟诊。发病早期进行肝活检有助于了解肝损害程度，鉴别病变类型。此外，应用药物致敏的巨噬细胞移动抑制试验和（或）淋巴细胞转化试验如获得阳性结果，则有助于对过敏型药物性肝病的诊断。

六、治疗

　　（1）应立即停用有关或可疑药物。

　　（2）适当休息，给予高糖、高蛋白、低脂饮食，补充维生素 C、维生素 B、维生素 E，维持电解质平衡。

　　（3）根据药物性质给予相应的解毒和保肝药物。①腺苷蛋氨酸（ademetionine，SAME，思美泰）：通过转甲基作用，增加膜磷脂的生物合成，增加 Na^+-K^+-ATP 酶活性，加快胆汁运转，同时通过硫基作用增加生成肝细胞内解毒剂即谷胱甘肽和半胱氨酸，增加对自由基的保护作用和解毒作用，生成半磺酸与胆酸结合，可防治肝内胆汁淤积。用药方法：1～2 g/d，静脉滴注，2 周后改为 1.6 g/d，分为 2 次口服，用药 4～8 周。②还原型谷胱甘肽（GSH）：补充肝内 SH 基团，以利于药物的生物转化，一般病例肌内注射 300 mg，每日 1 次，病情重者 600 mg/d，静脉滴注，2～4 周为 1 个疗程。③熊去氧胆酸（UDCA）：可稳定细胞膜，保护线粒体，有免疫抑制作用，用药方法，0.25 g，每日 2～3 次，口服。④苯巴比妥：有利于肝细胞内运载蛋白 Y 和 Z 的生成，改善胆红素代谢，淤胆者可试用。⑤考来烯胺（消胆胺）：可减少胆酸和药物在胃肠道的再吸收，适用于严重淤胆的患者。用法为 30 mg，早、晚各 1 次。⑥强力宁和糖皮质激素：对于顽固性淤胆者，可短期使用强力宁和糖皮质激素。⑦N-乙酰半胱氨酸：可补充肝内具有解毒作用的谷胱甘肽，用于治疗对乙酰氨基酚（醋氨酚）引起的肝损伤。

（4）人工肝或肝移植：并发暴发性肝衰竭者，应按急性重型肝炎（暴发性肝炎）原则处理，对于暴发性肝衰竭或重度胆汁淤积者可用人工肝装置或人工肾清除药物及代谢产物。

药物性肝病进展到肝硬化时，亦可考虑做肝移植。

七、预后

绝大多数患者停药后可恢复，临床症状和组织学改善快者仅需数周，而慢者需要数年之久。少数严重广泛肝损伤可导致暴发性肝衰竭或进展为肝硬化。

八、预防

（1）患者在用药治疗期间，特别是应用新药治疗时，要注意药物的各种毒性作用，定期监测血象、尿液、肝功能等。

（2）对有药物过敏史或过敏体质者，用药时要格外注意监测。

（3）对有肝、肾疾病、营养障碍、孕妇、新生儿应慎重考虑用药，注意药物剂量。

（4）在用药期间一旦出现肝功能异常，应立即停药。

（5）对有药物性肝损害病史的患者，应避免再度给予相同药物或化学结构相似的药物。

第三节　脂肪性肝病

脂肪肝（fatty liver）是指各种原因引起的肝细胞内脂肪堆积，最早于 1842 年由 W. Bowman 提出，随后的研究资料主要来自肝活检病理学报道。20 世纪 80 年代起，随着 B 超和 CT 检查的普及，脂肪肝作为一种常见的影像学发现而渐引起临床关注，但真正将脂肪肝作为一种临床综合征或者独立性疾病来对待，还是在1986 年F. Schaffner等提出脂肪性肝病（fatty liver disease，FLD）概念之后。病理上，FLD 指病变主体位于肝小叶，并以肝细胞大泡性脂肪变性和脂肪贮积为主要改变的广泛疾病谱，包括单纯性脂肪肝、脂肪性肝炎、脂肪性肝硬化三种主要类型。

一、概念

脂质是生物体内的一类重要物质，主要分为脂肪和类脂两大类。前者即中性脂肪-甘油三酯（triglyceride，TG），后者包括磷脂、胆固醇/胆固醇酯、类固醇及糖脂。正常人每 100 g 肝脏湿重约含4～5 g脂质，主要用于构成生物膜的脂质双层结构，其中磷脂占 50% 以上，TG 占 20%，游离脂肪酸（free fatty acid，FFA）占 20%，胆固醇占 7%，其余为胆固醇酯等。

肝脏是人体内脂质代谢最为活跃的器官，肝细胞在体内脂质的摄取、转运、代谢及排泄中起着重要作用。在正常肝组织内，仅贮存维生素 A 的肝星状细胞胞浆内含有少量脂滴，而肝细胞由于其脂质合成与排泄保持动态平衡，一般并无脂质堆积，仅偶见营养良好者肝小叶内散在性肝细胞脂滴存在（一般不超过 5%）。

当肝内脂肪含量超过肝脏湿重的 5%，或肝组织切片光镜下每单位面积见 30% 以上肝细胞有脂滴存在时，称为脂肪肝。脂肪肝时肝细胞内异常蓄积的脂质 50% 以上为 TG，其他脂类成分、糖原含量、蛋白质及水分也相应增加，但磷脂/胆固醇酯比例常下降。

绝大多数的脂肪肝是由于 TG 在肝内积聚所致；但也可由其他脂质引起，如由于脂代谢酶的遗传性缺陷而导致类脂在单核巨噬细胞系统异常沉积的类脂质沉积病、Wolman 病、胆固醇酯贮积病、Gaucher 病（葡萄糖脑苷脂堆积）等，以及由于胺碘酮、环己哌啶（心舒宁）等药物诱发的肝细胞溶酶体磷脂沉积病。通常所述脂肪肝主要指肝细胞胞浆内 TG 堆积，根据其脂滴大小不同分为小泡性、大泡性以及混合性脂肪肝三种类型，前者因呈急性经过故有急性脂肪肝或特殊类型脂肪肝之称，狭义的脂肪肝即 FLD 主

要指慢性大泡性或大泡性为主的混合性脂肪肝。丙型肝炎、自身
免疫性肝病、Wilson 病等有时虽也可引起肝细胞内 TG 异常堆积，
但因其有特定疾病命名，故亦不属于 FLD 范畴。

二、病理学

大体观察脂肪肝的肝脏外形常呈弥漫性肿大，边缘钝而厚，
质如面团，压迫时可出现凹陷，表面色泽苍白或带灰黄色，切面
呈黄红或淡黄色，有油腻感。肝组织切片 H.E 染色或油红 O 染色
光镜下示肝细胞肿大，胞质内含有数量不等及大小不一的脂滴或
脂肪空泡。多数病例脂滴首先累及肝腺泡 3 区，但亦有以肝腺泡
1 区病变为主者，严重时脂滴弥漫累及整个肝腺泡。

根据肝脏脂肪含量占肝湿重的比例，或肝组织切片 H.E 染色或
脂肪染色光学显微镜下脂肪变性肝细胞占视野内总体肝细胞的百分
比，可将脂肪肝分为轻度、中度和重度三种类型（表 5-2）。光镜下
肝小叶内不足 30％视野的肝细胞内有脂滴存在称为肝细胞脂肪变性。
根据肝细胞脂肪变性累及的范围可将脂肪肝分为常见的弥漫性脂肪
肝和弥漫性脂肪肝伴正常肝岛以及少见的局灶性脂肪肝（focal fatty
liver）。

表 5-2　脂肪肝的组织学分型

类型	脂肪/肝重％	脂变肝细胞/总的肝细胞
轻度	≥5	≥30％
中度	≥10	≥50％
重度	≥25（～50）	≥70％

起初肝细胞内蓄积的脂质呈多个无膜包绕的微球状，直径
$1\sim3\ \mu m$，位于肝细胞质无结构区域，胞核居中。当脂滴数量增
多、直径增大至 $5\ \mu m$ 时，光镜下可见脂滴呈串珠状聚集在肝细胞
窦面，进而细胞质内充满这些微小脂滴，此即小泡性脂肪变
（microsteatosis）。随着肝内脂肪含量增加，微小脂滴大小可保持
不变或迅速融合成单个或多个直径大于 $25\ \mu m$ 的大脂滴，将细胞

核和细胞器挤压至细胞边缘，此即大泡性脂肪变（macrosteatosis）。大泡性脂肪变在吸收消散时往往先变成多个小的脂滴。因此，小泡性脂肪变可为大泡性脂肪变的轻型、前期或恢复期的表现形式。

小泡性脂肪肝一般不伴有肝细胞坏死和炎症，但其线粒体损害明显。而大泡性脂肪肝常呈慢性经过，病程早期表现为单纯性脂肪肝（simple fatty liver），肝活检仅示肝细胞脂肪变性；进一步为发展为脂肪性肝炎（steatohepatitis），即在脂肪变的基础上合并肝细胞气球样变、小叶内炎症，并常伴有肝细胞点状坏死及肝纤维化；晚期可通过进展性肝纤维化最终发生脂肪性肝硬化。

三、病因学

(一) 大泡性脂肪肝

大泡性脂肪肝的主要病因包括：①营养缺乏，如恶性营养不良病（Kwashiorkor）、消瘦、全胃肠外营养（total parenteral nutrition，TPN）、热带儿童肝硬化、重度贫血、低氧血症以及短期饥饿、体重急剧下降等。②营养过剩，包括肥胖、2型糖尿病、高脂血症以及短期内体重增长过快等。③药物性，包括氮丝氨酸、博莱霉素、嘌呤霉素、四环素等抗生素，天冬酰胺、氮胞苷、氮尿苷、氨甲蝶呤等细胞毒性药物，以及华法林、二氯乙烷、乙硫胺酸、溴乙烷、雌激素、糖皮质激素、酰肼、降糖氨酸、雄激素、黄樟醚等其他药物。④中毒性，包括锑、钡盐、硼酸盐、二硫化碳、铬酸盐、低原子量的稀土、铊化物、铀化物、有机溶剂、毒性蘑菇以及乙醇及其代谢产物乙醛等。⑤先天代谢性疾病，如脂质萎缩性糖尿病、家族性肝脂肪变、半乳糖血症、糖原累积病、遗传性果糖不耐受、高胱氨酸尿症、系统性肉碱缺乏症、高酪氨酸血症、Resfum病、Schwachman综合征、Weber-Christian综合征、Wilson病等。⑥其他，如丙型肝炎、炎症性肠病、胰腺疾病、获得性免疫缺陷综合征、结核病，以及空-回肠旁路术、胃成形术、广泛小肠切除术、胆胰转流术等外科手术。其中肥胖症、空—回肠短路手术、TPN、糖尿病、乙醇、大剂量雌激素等因素可引起脂肪性肝炎，而其他因素一般只引起单纯性脂肪肝。

（二）小泡性脂肪肝

小泡性脂肪肝的主要病因有妊娠急性脂肪肝，Reye 综合征，牙买加人呕吐病，丙戊酸钠、四环素、水杨酸、fialuridine 等药物中毒，磷、蜡样芽孢杆菌毒素中毒，先天性尿素酶缺乏症，线粒体脂肪酸氧化基因缺陷，乙醇性泡沫样脂肪变性，以及丁型肝炎等。

（三）肝磷脂沉积症（hepatic phospholipidosis）

肝磷脂沉积症主要由于溶酶体内磷脂内堆积，常见病因包括Wolman 病，胆固醇酯贮积病，以及胺碘酮、环己哌啶等药物中毒，后者尚可引起脂肪性肝炎。

各种致病因素与其肝脂肪变类型之间虽有一定相关性，但有时并不尽然。例如，酗酒主要引起大泡性脂肪肝，但偶亦可导致小泡性脂肪肝，同样妊娠和 AIDS 既可引起小泡性脂肪肝也可导致大泡性脂肪变。就肝病理学改变而言，至今无法准确区分酒精性和非酒精性 FLD。尽管现有检测手段十分先进，但至今仍有 20％左右的脂肪肝病因不明。

四、发病机制

脂肪肝的发病机制复杂，主要涉及正常的肝细胞发生 TG 堆积、脂肪变性的肝细胞发生气球样变和点状坏死、小叶内炎症以及脂肪肝并发纤维化等诸方面。

（一）单纯性脂肪肝

各种致病因素可通过影响以下一个或多个环节导致肝细胞 TG 堆积。①由于高脂饮食、高脂血症以及外周脂肪组织动员增加导致脂肪的合成原料 FFA 输送入肝增多。②线粒体功能障碍导致肝细胞 FFA 氧化磷酸化以及 β 氧化减少。③肝细胞合成 TG 能力增强或从碳水化合物转化为 TG 增多，或肝细胞从肝窦乳糜微粒残核内直接摄取 TG 增多。④极低密度脂蛋白（very low density lipoprotein，VLDL）合成及分泌减少导致 TG 转运出肝障碍。

小泡性脂肪肝主要由于线粒体功能障碍导致 FFA 氧化利用减少所致，而大泡性脂肪肝则与肝细胞脂质合成与排泄失衡有关，其中胰岛素抵抗相关的营养过剩性脂肪肝主要由于脂肪合成显著增多所致，而营养不良以及某些药物和毒性物质则主要通过影响VLDL 的合成与分泌而诱发脂肪肝。肝脏局部血流供应异常可能与局灶性脂肪肝以及弥漫性脂肪肝伴正常肝岛有关。

（二）脂肪性肝炎

单纯性脂肪肝是 FLD 的早期阶段，尽管脂肪变性的肝细胞尚能存活，但其对各种继发打击特别敏感。单纯性脂肪肝时伴存或继发的胰岛素抵抗、FFA 增多、肝脏细胞色素 P450（cytochrome P450，CYP）2E1 和 CYP4A 表达增强、氧应激和脂质过氧化损伤、肠源性内毒素血症或肝脏对内毒素敏感性增强、枯否细胞激活及其释放的炎性细胞因子和介质等，均可导致脂肪变的肝细胞发生气球样变性、点状坏死，同时吸引中性粒细胞和淋巴细胞趋化至肝小叶内，从而形成脂肪性肝炎。此外，氧应激可通过形成活性氧引起肝细胞内蛋白质、DNA 和脂质变性并积聚，进而形成Mallory 小体并激发自身免疫反应。因此，氧应激/脂质过氧化损伤在脂肪性肝炎的发展中可能起重要作用。

（三）脂肪性肝纤维化

与酒精性脂肪肝可直接导致肝纤维化不同，非酒精性脂肪肝必须通过脂肪性肝炎这一中间阶段过渡才能进展为肝硬化，提示导致脂肪性肝炎的各种因素及其所致炎症本身为脂肪性肝纤维化发生的前提条件。脂肪肝时肝组织内异常增加的脂质（特别是过氧化脂质）、FFA，以及可能并存的铁负荷过重和高瘦素血症，均可通过增强脂质过氧化反应和（或）刺激 Kupffer 细胞释放炎症介质，进而促进肝星状细胞激活、转化及合成大量细胞外基质，从而诱发进展性肝纤维化。肝微循环障碍、肝细胞缺血缺氧等因素也参与脂肪性肝纤维化的发病。

临床病理研究表明，绝大多数 FLD 处于单纯性脂肪肝阶段，仅有部分病例并发脂肪性肝炎，而进展性肝纤维化和肝硬化者则更少见。为此，Day 和 James 的"多重打击（multiple-hit）"学说认为，胰岛素抵抗等初次打击主要导致肝细胞脂肪变性并启动细胞适应程序，而这些适应反应可增加细胞对其他应激的反应性，结果通过氧应激/脂质过氧化损伤等二次打击诱发肝细胞坏死和炎症浸润。而接着增加的炎症介质可激活肝星状细胞诱发肝纤维化。除非能够及时阻止炎症－坏死循环，引起细胞外基质的降解超过合成，否则将会发生肝硬化。

五、流行病学

急性脂肪肝非常少见，普通人群患病率一般低于 10/100 000，但其分布国家和地区广泛。1984 年美国产妇妊娠急性脂肪肝发病率为 1/13 328，怀孕双胞胎、初产妇以及后代为男性者发病率相对较高，病因不明，部分病例可能与静脉滴注大剂量四环素有关。1973 年美国报道 Reye 综合征 2 900 例，其中 800 例死亡，并且 98% 患者年龄小于 20 岁，当时推测其发病率为 2.8%～4.7%。流感病毒、水痘病毒感染和（或）服用阿司匹林以及宿主的易感性可能与其发病有关。近来随着对其发病危险因素的控制，Reye 综合征发病率明显下降，在 1980－1997 年间新发 Reye 综合征 1 207 例。我国仅有妊娠急性脂肪肝、Reye 综合征以及四氯化碳中毒性脂肪肝的零星报道。

通常流行病学所调查的脂肪肝为慢性脂肪肝。在西欧、日本和美国，B 超普查显示普通成人脂肪肝检出率高达 25%，脂肪肝现已成为健康体检人群血清转氨酶升高的常见原因，嗜酒和肥胖与脂肪肝的高发密切相关，地理分布和尸体解剖学显示，肝硬化的流行率在肥胖的嗜酒者中最高，提示长期饮酒和肥胖对脂肪肝的发病有协同作用。目前脂肪肝的起病渐趋低龄化，日本儿童脂肪肝的患病率高达 2.6%。

我国目前已有多篇通过 B 超调查脂肪肝患病率的报道，由于所调查人群的样本对象、年龄和性别构成比不同，各组报道结果差异较大。有学者曾对上海市 4 009 名机关职员进行调查，结果脂肪肝患病率为 12.9%，随着年龄增大，脂肪肝患病率增加，50 岁以前男性脂肪肝患病率显著高于女性，其后性别差异不明显。相关分析表明，肥胖（特别是内脏性肥胖）、高血脂、高血糖、高血压以及年老等指标与脂肪肝密切相关；而血清 HBsAg 阳性率与脂肪肝患病率之间虽有相关性，但随着年龄增大，两者的发展趋势正好相反。进一步的病例对照研究显示，嗜酒、高脂高蛋白饮食、临睡前加餐、睡眠过多或白天精神萎靡、嗜睡，以及有肥胖症和/或糖尿病、脂肪肝家族史等为脂肪肝的危险因素；而有一定的工作节奏和劳动强度，经常参加体育锻炼，以及少量饮酒则为脂肪肝的保护因素。

六、临床表现

脂肪肝的临床表现与其病因、病理类型及其伴随疾病状态密切相关。根据起病方式可将脂肪肝分为急性和慢性两大类。前者病理上多表现为小泡性脂肪肝，而后者则为大泡性或以大泡性为主的混合性脂肪肝。

（一）急性脂肪肝

急性脂肪肝临床表现类似急性或亚急性重症病毒性肝炎，但愈合后一般不会发展为慢性肝病。患者常有疲劳、恶心、呕吐和不同程度的黄疸，甚至出现意识障碍和癫痫大发作。严重病例短期内迅速发生低血糖、肝性脑病、腹水、肾衰竭以及弥散性血管内凝血（disseminated intravascular coagulation，DIC），最终可死于脑水肿和脑疝。当然，也有部分急性脂肪肝病例临床表现轻微，仅有一过性呕吐及肝功能损害的表现。

妊娠期急性脂肪肝一般发生于妊娠第 7～9 个月，常于上呼吸道感染后起病，主要表现为伴有出血倾向和暴发性肝功能衰竭的多脏器功能不全，常伴有高血压、蛋白尿、少尿以及急性胰腺炎。尽管黄疸明显但罕见皮肤瘙痒。

Reye 综合征主要见于儿童，多在流行性感冒或水痘后出现，某些患者有近期服用水杨酸盐类药物史。患儿在出现剧烈的恶心、呕吐后迅速发生昏迷。肝脏可肿大，但无黄疸和局灶性神经体征。

（二）慢性脂肪肝

慢性脂肪肝主要为肥胖、糖尿病和慢性酒精中毒所致的 FLD，起病隐匿，临床症状轻微且缺乏特异性。即使已发生脂肪性肝炎甚至肝硬化，有时症状仍可缺如，故多在评估其他疾病或健康体检做肝功能及影像学检查时偶然发现。肝大为慢性脂肪肝的常见体征，发生率可高达 75% 以上，多为轻至中度肿大，表面光滑、边缘圆钝、质地正常或稍硬而无明显压痛。门静脉高压等慢性肝病体征相对少见，脾肿大检出率在脂肪性肝炎病例一般不超过 25%。局灶性脂肪肝由于病变范围小，临床表现多不明显。

部分慢性脂肪肝患者在其漫长病程中，除有其原发疾病表现外，可出现肝区疼痛、腹胀、乏力、食欲缺乏等主诉，主要与肝脂肪浸润导致肝大、肝包膜过度伸张有关。在肝内脂肪浸润消退、肝大回缩后，相关症状可缓解。极少数酒精性和糖尿病性脂肪肝因肝细胞脂肪迅速沉积或并发脂肪性肝炎，可出现右上腹疼痛、局部肌紧张和反跳痛，同时伴发热、外周血白细胞总数增加以及中性粒细胞核左移等全身炎症反应表现，易误诊为外科急腹症。

像大多数其他慢性肝病一样，FLD 患者的临床表现与其组织学改变相关性差。在 FLD 某一阶段缺乏肝病相关征象并不提示其预后良好，因为许多脂肪性肝炎甚至肝硬化患者在肝功能衰竭和门脉高压并发症发生之前往往呈"良性"临床经过。

恶性营养不良病引起的脂肪肝一般见于饮食中蛋白质摄入不足的儿童，常有右上腹触痛、水肿、腹水和生长发育迟缓，可出现肝纤维化但不会进展为肝硬化。饮食中补充蛋白质后肝脏病变可迅速逆转。蛋白质-热量营养不良引起的脂肪肝见于饥饿状态或某些胃肠道疾病，如严重的吸收不良，多仅表现为转氨酶轻度升高。肥胖者行空回肠旁路减肥手术引起的脂肪肝部分是因蛋白质-热量不足所致，常发生亚急性脂肪性肝炎，如果不加干预则病变可迅速进展为失代偿期肝硬化。

皮质类固醇等药物引起的单纯性脂肪肝，临床表现轻如，停药后病变恢复，临床意义不大；但胺碘酮、氨甲蝶呤等药则易导致脂肪性肝炎，并可发生亚急性肝功能衰竭和失代偿期肝硬化。

七、实验室改变

脂肪肝实验室改变与肝活检结果相关性差，仅 20％～30％肝活检证实的脂肪肝有 1 项或多项肝功能指标异常，且至今尚无反映脂肪肝有无及其程度的理想实验室指标，但对影像学检出的脂肪肝，实验室检查有助于判断其病因、病理类型及预后。

急性脂肪肝可出现 DIC 所致的血液学改变，血氨、脂肪酸以及转氨酶、碱性磷酸酶和胆红素可不同程度增高，并常伴有低血糖和血浆蛋白水平下降。

慢性脂肪肝可出现血清转氨酶、碱性磷酸酶、γ-谷氨酰转肽酶（GGT）等轻度升高，转氨酶水平一般不超过正常值上限 2～4 倍；血清总胆红素、清蛋白和凝血酶原时间（prothrombintime，PT）一般正常。血清转氨酶持续升高或明显异常常提示并发脂肪性肝炎，伴胆红素升高和 PT 延长则提示病情严重。Ⅲ型前胶原肽、Ⅳ型胶原-7S 成分、透明质酸等血清纤维化指标可反映是否合并肝纤维化。

营养过剩性脂肪肝血清 AST/ALT 比值多小于 1（并发脂肪性肝硬化时例外），伴空腹血糖、血脂、尿酸和胆碱酯酶活性增高；而低蛋白（包括清蛋白、转铁蛋白）血症、低胆固醇血症、营养性贫血则提示营养不良性脂肪肝；AST/ALT 比值大于 2，线粒体 AST（ASTm）和 GGT 显著升高提示酒精性脂肪肝。此外，平均红细胞容积和免疫球蛋白 A 选择性升高（IgA_1/IgA_2 比值降低），以及血清糖类缺乏性转铁蛋白（carbohydrate deficient transferrin，dTF）升高等亦有助于酒精性肝病的诊断。血清铜蓝蛋白浓度降低，而尿铜含量增加提示 Wilson 病，嗜肝病毒血清学标记物检测则可明确有无慢性病毒性肝炎。

八、影像学改变

脂肪肝的诊断主要依靠影像学检查，超声和 CT 可粗略判断脂肪肝的有无及其程度，并反映肝内脂肪分布类型，提示是否存在肝硬化、肝内占位性病变以及胆管病变。缺点为敏感性和特异性不高，无法反映肝内炎症和纤维化的有无，不能提示脂肪肝的病因。

实时超声对弥漫性脂肪肝诊断的敏感性高于 CT，当脂肪变性累及 30％以上肝细胞时，B 超即可做出脂肪肝诊断。主要依据为：①肝区近场弥漫性点状高回声，回声强度高于肾脏（明亮肝）。②远场回声衰减，光点稀疏。③肝内管道结构显示不清。④肝脏轻度或中度肿大，肝前缘变钝。CT 诊断脂肪肝的特异性高于 B 超，但价格昂贵，诊断依据为肝脏密度普遍低于脾脏或肝/脾 CT 比值小于等于 1。根据肝/脾 CT 比值可粗略判断脂肪肝程度，肝脏 CT 值稍低于脾脏，肝/脾 CT 比值小于等于 1.0 者为轻度；肝/脾 CT 比值小于等于 0.7，肝内血管显示不清者为中度；肝脏密度显著降低甚至呈负值，肝/脾 CT 比值小于等于 0.5，肝内血管清晰可见者为重度。

MRI 对脂肪肝的确诊并不敏感，无论从信号强度，还是计算弛豫时间，均难以将脂肪肝与正常肝组织相区分，这与脂肪肝肝脏含水量不增加有关。临床上利用这一缺点，可鉴别 CT 上难以与肝脏恶性肿瘤区分的局灶性脂肪肝和弥漫性脂肪肝伴正常肝岛，其中位相磁共振（phase-contrast MRI）的诊断价值最大。

影像学发现肝裂增宽、肝包膜厚度增加，肝表面不规则、肝内回声/密度不均匀、各肝叶比例失常、门脉主干内径增粗、脾脏体积增大、胆囊壁增厚等，提示可能发生肝硬化。

九、诊断与鉴别诊断

临床上，脂肪肝的诊断应包括脂肪肝的病因及其诱因、程度和分期、并发症以及伴随疾病诊断等诸方面。随着影像检测技术发展，单纯依赖影像学技术一般可检出脂肪肝；结合临床资料的进一步实验室检查可推测其病因，是否合并肝功能损害（脂肪性肝炎）和肝纤维化，对于急性脂肪肝则可明确有无多脏器功能衰竭征象。但脂肪肝的确诊及其程度和分期的准确判断则需依靠肝活检，完整的病理学评估包括肝细胞脂变类型，累及肝腺泡部位，伴同病变，以及脂肪肝的分型和分期。

由于伴随于肝活检的费用和危险性等原因，目前肝活检仅用于某些特殊的临床情况（见表 5-3）。

表 5-3　肝活检在诊断 NAFLD 中的作用

支持肝活检的观点	反对进行肝活检的观点
排除其他肝病	NAFLD 通常预后良好
鉴别 NASH 与单纯性脂肪变	缺少有效的治疗措施
根据纤维化的程度评估预后	肝活检伴有的风险和效益比不佳
判断纤维化的进展	

例如：①局灶性脂肪肝或弥漫性脂肪肝伴正常肝岛难以与恶性肿瘤相区别。②探明 Wolman 病、Wilson 病、肝糖原贮积病等引起脂肪肝的少见病因。③无症状性可疑的非酒精性脂肪性肝病。④疑似酒精性肝病但有不能解释的临床或实验室改变者，以及酒精性肝炎考虑皮质类固醇治疗前不能排除活动性嗜肝病毒感染者。⑤肥胖引起的脂肪肝在体重下降 10％后，肝功能酶学指标仍持续异常者。肝活检显示，FLD 的肝细胞损害、炎症和纤维化主要位于肝小叶内，并且病变常以肝腺泡 3 区为重；而慢性病毒性肝炎、自身免疫性肝炎、Wilson 病等尽管偶尔可有明显肝细胞脂肪变，但肝组织学改变主要位于汇管区，且常有其特征改变，据此可做出鉴别诊断。

十、治疗

（一）治疗原则及预后

1. 治疗原则

急性脂肪肝一旦确诊需立即给予综合性抢救措施，防治多器官功能衰竭；妊娠期急性脂肪肝应及时终止妊娠。慢性脂肪肝宜采取调整饮食、增加运动、修正不良行为并辅以各种中西药物等综合性防治措施。局灶性脂肪肝除针对其可能的病因进行治疗外，一般无须特殊处理。病毒性肝炎合并脂肪肝可根据其临床类型而采取相应的治疗措施。对于 FLD 合并亚临床型慢性 HBV 或 HCV 感染，治疗的重点为脂肪肝及其基础疾病——肥胖，并强调戒酒的重要性，多数患者无须抗病毒治疗。病毒性肝炎性脂肪肝则需按病毒性肝炎常规处理，但应避免过分强调休息及营养。病毒性肝炎合并 FLD，应兼顾防治病毒性肝炎和脂肪肝，建议先通过戒酒和控制体重、改善胰岛素抵抗和降低血糖等措施治疗脂肪性肝炎，其后再考虑是否需要抗病毒治疗。

2. 预后和转归

脂肪肝患者的临床病程和预后取决于引起脂肪肝的基础病因、病理类型和起病方式，大多数情况下，随着原发疾病控制并停止接触和应用有害药物，肝内脂肪沉积可消退。急性小泡性脂肪肝病情严重，预后差。近来由于及时终止妊娠和妥善处理，妊娠期急性脂肪肝母婴死亡率已从原先的 90%、70% 分别降至 10%～35% 和 7%～50%，再次妊娠一般不再发病。Reye 综合征死亡率 30%～50%，出现颅内压明显增高者预后极差。大多数酒精性泡沫样变性患者戒酒后病变消失，但也可能死于肝功能衰竭。绝大多数慢性脂肪肝近期预后良好，但远期预后不容乐观。酒精性肝病患者多数死于肝病相关并发症，偶尔可死于脂肪栓塞、低血糖和重症胰腺炎。NAFLD 预后优于酒精性肝病，肝病相关残疾和死亡主要见于 NASH 病例，但伴随于 NAFLD 的动脉硬化性心脑血管疾病和恶性肿瘤可影响其远期预后。局灶性脂肪肝常为一可逆性改变，在随访中常可见病灶形态改变或消失，故其对患者健康并不构成危害。肝炎后脂肪肝预后主要取决于病毒性肝炎本身的进程，但并存的脂肪肝可促进其肝纤维化进展。

（二）非酒精性脂肪性肝病的治疗

大量研究显示，NAFLD 不仅可导致肝病相关残疾和死亡，而

且与动脉粥样硬化性心脑血管事件的高发密切相关。为此，必须
重视 NAFLD 的有效防治，遗憾的是至今尚缺乏治疗 NAFLD 的特
效药物，现主要根据患者的具体病情采取个体化的三阶梯疗法。
第一阶梯为基础治疗，适用于各种类型的 NAFLD，具体包括：
①改变生活方式，如节食、运动、禁酒、戒烟。②去除病因和诱
因，停用肝毒药物和避免接触肝毒物质，并纠正可能存在的肠道
菌群紊乱。③控制原发基础疾病或伴随疾病，旨在通过上述措施
减少肝内脂肪含量，促进脂肪肝消退。第二阶梯为保肝药物辅助
治疗，主要用于 NASH 患者，旨在防治肝内炎症、坏死和纤维化
以阻止肝病进展。第三阶梯为失代偿期肝硬化和肝功能衰竭及其
并发症的处理，此时肝移植可能是挽救生命唯一有效的治疗选择。
有学者总结 NAFLD 的治疗措施如表 5-4。

表 5-4　NAFLD 的治疗措施

1. 控制体重，减少腰围	7. 胆碱、磷脂
2. 改善胰岛素抵抗	甜菜碱
瘦素和脂联素	胆碱
二甲双胍	亚油酸磷脂酰胆碱（必需磷脂）
罗格列酮	8. 减少肠源性内毒素血症
3. 减少肝脏脂质蓄积	抗生素和/或乳酸杆菌
贝特类降血脂药	VSL＃3
HMACoA 还原酶抑制剂	9. 拮抗炎性细胞因子
4. 可能具肝脏保护作用的药物	减少炎症和促纤维化细胞因子的产生
熊去氧胆酸	抗 TNF 抗体、TNF 受体拮抗剂
5. 减少肝脏铁蓄积	增加抗炎合抗纤维化细胞因子的产生
6. 抗氧化剂	10. 减少 CYP2E1 的活化
维生素 B	11. 苯扎贝特治疗他莫昔芬诱导的 NASH
乙酰半胱氨酸	12. 排除病毒性肝炎
丙硫氧嘧啶	13. 定期监测酒精滥用的情况
S 腺苷蛋氨酸	14. 避免酒精、毒物和肝毒性药物的应用
硒	
水飞蓟素	
维生素 E	

1. 去除病因及诱因，治疗原发基础疾病

NAFLD 与肥胖、2 型糖尿病、高脂血症等代谢综合征关系密切，是代谢综合征在肝脏的一种病理表现。由于代谢综合征极易并发动脉粥样硬化性心脑血管疾病，而这些疾病的防治往往比脂肪肝本身的治疗更为重要，因此从整体出发，加强原发基础疾病及其并发症的治疗，以维持理想体重和血糖、血脂水平，而随着原发疾病的控制，脂肪肝常可自行缓解。

（1）改变生活方式、控制体重肥胖是 NAFLD 最常见的危险因素，因此减肥是防治肥胖性脂肪肝必不可少的手段。

改变生活方式：处理肥胖的措施之一是改变生活方式。其包括三大手段：饮食治疗、体育锻炼和行为修正。由于肥胖是能量稳态平衡被破坏（能量摄入超过能量消耗）所导致，因此所有的患者都需要了解何时摄入和如何摄入能量（节制饮食），何时或如何消耗能量（运动疗法），并学会如何改正其不良生活方式（行为修正）。目前对于减肥，推荐女性每日摄入 4 180～5 016 kJ（1 000～1 200 kcal），男性每日摄入 5 016～6 688 kJ（1 200～1 600 kcal）的能量，其目的是减少每日能量的摄入量来达到减肥的目的。饮食治疗的另外两个措施是采用低能量食物和食物替代品。但在减肥中需要注意如果体重减少超过1.5 kg/周，则发生胆结石和脂肪性肝炎的危险性增高，而服用熊去氧胆酸（600 mg/d）可以预防胆结石的发生。因此，对于减肥目标的确定以 6 个月以上减轻原有体重的10％为宜，不宜减肥过速，这一目标比较合理、可操作和具有显著的临床意义。尽管运动本身对于减肥仅仅具有中等度的作用，然而节食和运动相结合是肥胖最有效的治疗措施。额外的运动对于改善心血管疾病和减少癌症的发病率均具有一定的效果。目前对体重超重和肥胖者推荐的运动量为进行中等强度劳动，每周累计时间不少于 150 min。为了维持体重的持续下降，推荐更大强度的运动，通常推荐每周的运动时间为 200～300 min。行为修正的目的是为了达到增加运动量、改善静坐的生活方式。其措施包括自我监测（对自己的体重、饮食和运动进行记录）、强

化管理（stress management）、意识性控制（stimulus control）
（如用小盘、不在看电视和坐车时吃零食）、社会支持（如帮助肥
胖者制订出更健康和现实的目标）等。

药物治疗：对于体重指数（BMI）≥30 kg/m² 或者 BMI＞
27 kg/m²，同时伴有肥胖相关危险因素或疾病的发生率增加，而
节食、运动和行为修正效果不佳的病例，可以考虑应用减肥药物。
常用的减肥药物包括两大类：作用于中枢神经的食欲抑制药，如
西布曲明（诺美亭、曲美）；作用于外周的减肥药，如奥利斯他
（赛尼可，一种脂蛋白脂酶抑制剂）。此外正在进行 3 期临床试验
的药物还有 141716（阻断中枢神经系统中大麻酯受体来抑制饥饿
感达到节食的目的）、重组人睫状体神经营养因子变构体（ciliary
neurotrophic factor，CNTF，又名 Axokine），后者与 CTNF 受体
结合活化下丘脑食欲控制中心神经元的信号传导通路，二期临床
试验结果令人鼓舞，可能是将来减肥非常有希望的药物。

最近美国 JAMA 杂志上公布了几项减肥的 RCT 结果，提示减轻
体重对于减轻内脏脂肪含量和体内的炎症水平具有重要价值。
Berkowitz 等用行为修正和西布曲明联合治疗对 82 例成人（BMI：
32～44 kg/m²）进行为期 12 个月的减肥试验，结果表明在行为修正
的基础上 ［每日摄取热量 5 016～6 270 kJ（1 200～1 500 kcal），35%
由脂肪提供，15% 为蛋白质，剩下的由碳水化合物提供，加上每周
至少累计达到 120 min 的中等量运动］，西布曲明组在治疗 6 个月时
BMI 减低了 8.5%（体重减轻 7.8 kg），而行为修正加安慰剂组体重
仅仅减低了 4%（体重减轻 3.2 kg）。六个月后所有的患者均使用西
布曲明，结果安慰剂组患者体重进一步减轻 1.3 kg，而此前已使用
西布曲明组体重增加了 0.8 kg。结果提示行为修正加用西布曲明可
以明显提高减肥计划的效果。

Esposito 等用减轻体重和改善生活方式来研究其对肥胖女性血
管炎症标记物的影响，试验采用单盲随机法，共有 60 位女性分配
到干预组，对其采用低热卡饮食和增加运动来达到减轻 10% 的体
重目的；对照组（60 人）给予普通的关于健康饮食和运动的建议。

2 年后试验结果显示，干预组体重较对照组减轻明显，且血清中血管炎症标记物 IL-6、IL-18 和 C 反应蛋白均较对照组明显降低；而与 IR 密切相关的游离脂肪酸水平下降，脂联素含量升高。多因素分析显示游离脂肪酸改变和脂联素水平是与胰岛素敏感性改变密切相关的因素。结果提示减肥可以减低血管炎症标记物的表达并改善胰岛素抵抗。

Irwin 等进行了运动对绝经后女性总脂肪含量和腹腔内脏脂肪含量影响的试验，试验采用随机对照双盲法进行。共有 173 位体重超重（BMI≥24 和体脂＞33％体重）的女性（50～75 岁）参加了这次试验，运动组 87 人，对照组 86 人。运动组每周累计运动量达到176 min，对照组为 91 min/周，12 个月后结束试验，测定两组的腰/臀比值、体重、腹腔内和皮下脂肪含量。结果发现，运动持续时间与减轻脂肪含量之间具有明显的剂量效应关系。提示常规进行运动（如轻度的步行）可以减轻绝经期后超重或肥胖女性的体脂和腹腔内脏脂肪含量。

减肥手术：主要为 Roux-en-Y 胃短路术。Solga 等报告用 Roux-en-Y 胃短路术治疗 99 例病理性肥胖（其中 12 人进行肝活检随访）的经验，术后患者的 BMI 从 52 kg/m^2 减少到34 kg/m^2。12 例具有手术前肝活检的患者，术前肝活检发现肝脂肪变的发生率为 87％，炎症为 72％，纤维化为 40％。肝脏炎症和损伤等级、肝纤维化分期在手术后随访肝活检中均有明显的改善，提示 Roux-en-Y 胃短路术可作为病理性肥胖合并脂肪肝的一个有效的治疗。此外，还有 U 型胃成型术和可调整性胃捆绑术治疗肥胖，三种术式的共同目的都是减少胃容积，进而达到控制热量摄入的作用。在 2002 年美国共进行了 63 000 例减肥手术，估计今年可以达到98 000例，其价值逐渐得到认可。但目前减肥手术仅仅推荐用于那些病理性肥胖者或者肥胖同时伴有其他危险因素的患者：体重超过理想体重 100％或是 BMI 大于 40 kg/m^2；BMI 大于 35 但已合并有高血压、糖尿病等肥胖相关疾病；至少 5 年以上的肥胖，同时有肥胖引起的不适症状；曾经尝试保守治疗失败（半年以上）；无嗜酒或主要的精神障碍；年龄在 18 至 55 岁之间，且无内分泌系统的问题。

节制饮食、增加运动和行为修正是减肥的基本方法，也是预防和控制 NAFLD 进展的重要措施。对于大多数病情较轻的肥胖性 NAFLD 患者经上述治疗后，在体重减轻的同时，胰岛素敏感性改善，血清转氨酶下降，肝脂肪变程度减轻。而中重度肥胖症患者需根据其具体情况制订切实可行的减肥计划，避免过度节食等减肥措施导致体重下降过快（每月体重下降超过 5 kg），其原因在于减肥虽可改善肝内脂肪浸润，但易引起体重反跳，且由于体内脂肪分解过快，反而诱发或加剧肝脏的炎症浸润或纤维化。对空－回肠旁路手术治疗肥胖症后体重显著下降的个体，给予营养支持治疗似可阻止 NAFLD 快速进展。最近Stephen等对 10 例肥胖同时具有的 NASH 的病例服用奥利斯他（赛尼可）进行治疗的预实验表明，结合该药和饮食控制，可以达到明显的减轻体重效果，同时血清糖化血红蛋白、ALT、AST 水平明显下降，6 例患者转氨酶恢复正常。二次肝活检发现肝脏脂肪变性程度明显改善，炎症轻度减低，部分患者纤维化程度也减轻，但是本实验的一个最大问题在于其不是一个随机对照双盲的临床试验，因此其结果是否具有可信性需要慎重对待。

（2）脂肪细胞因子的应用：近年研究发现，脂肪组织可分泌瘦素（leptin）、脂联素（adiponectin）等一系列肽类激素，调节脂肪代谢、摄食行为及胰岛素敏感性，并可维持能量的平衡。

瘦素是一种由白色脂肪产生的脂源性激素，ob/ob 小鼠因遗传性瘦素缺乏而易患肥胖，同时伴有胰岛素抵抗、高脂血症、乃至脂肪肝。补充瘦素后的小鼠体重明显下降，高胰岛素血症、胰岛素抵抗和脂肪肝等症亦同时消失。但研究发现，肥胖患者及部分NASH 患者血清瘦素水平明显升高，故此推断，这部分患者存在瘦素抵抗，这种高水平的内源性瘦素不仅无助于肥胖患者的体重控制，还可引起胰岛素抵抗，刺激巨噬细胞分泌 TNF-α 及 IL-6、IL-12，促进肝星状细胞分化及内脏脂肪积聚，从而使单纯性脂肪肝发展为脂肪性肝炎、肝纤维化。因此，关于瘦素对于肥胖及

NASH 的作用，还有待于更进一步的研究。

脂联素也是一种脂源性激素，在肥胖、2 型糖尿病的动物模型或患者血浆中，脂联素水平明显下降。补充生理剂量的脂联素可降低血糖及三酰甘油及游离脂肪酸的水平，明显改善胰岛素抵抗，而与瘦素合用时可使胰岛素抵抗完全逆转。但目前尚无该药用于治疗合并肥胖、2 型糖尿病的 NASH 的报道。

（3）改善胰岛素抵抗：胰岛素抵抗时，胰岛素分泌增多而敏感性下降，导致脂肪大量分解，游离脂肪酸生成增多，促使 NAFLD 的发展；反之 NAFLD 又可加剧胰岛素抵抗，从而形成恶性循环。因此，提高胰岛素敏感性理论上可阻止 NASH 进展。

噻唑烷二酮类药物（Thiazolidinedione，TZDs）：是一类新型降糖药（包括 Troglitazone，Rosiglitazone，Pioglitazone），可提高胰岛素敏感性、抑制脂质过氧化及 TNF-α 活性、调节血糖及游离脂肪酸水平。10 例经肝活检证实为 NASH 的患者在 Troglitazone 服用6 个月后，有 70%的患者血清转氨酶恢复正常，但肝组织学检查仍表现为持续性脂肪性肝炎，电子显微镜检查示线粒体明显增大畸形。由于部分患者应用该药后出现严重的肝功能损害而被迫进行肝移植，目前该药在美国已停止应用。最近 Neuschwander 等用罗格列酮对 30 例 NASH 患者进行治疗，剂量为 4 mg/次，2 次/d 给药，计划治疗 48 周。中期治疗（24 周）结果发现罗格列酮可以降低 NASH 患者的转氨酶水平（ALT 从 86 U/L降至 37 U/L，$P<0.01$），并且可以降低淤胆相关指标碱性磷酸酶（ALP）和 γ-谷氨酰转肽酶（GGT）的水平，ALP 从平均96 U/L降到 68 U/L，GGT 从 91 U/L 降到 36 U/L，两者的降低均具有统计学意义（$P<0.0001$），但没有发现肝脏脂质水平的减少。日本学者 Toshifumi 等对 7 例具有糖耐量异常患者给予吡格列酮（pioglitazone）治疗（15 mg/d，疗程三个月），治疗结束时，所有患者的 ALT 水平恢复正常，同时伴有血清胰岛素和低密度脂蛋白水平的改善，对高密度脂蛋白和 TG 则无明显影响，并且实验中没有发现吡格列酮导致的肝脏损伤。最近 Promat 等用吡格列酮

治疗了 18 例 NASH 患者（7 例体重超重，11 例为肥胖者），给药剂量是 30 mg/d，持续 48 周。结果发现在治疗起始的 8 周内患者血清转氨酶水平逐渐下降，于 8 周时恢复正常，随后肝活检证实肝脂肪变性、肝实质损伤、甚至纤维化程度均有改善。但 TZD 类药物治疗的一个明显不良反应是体重的增加，治疗结束后患者的体重与治疗前相比约增加 4%，同时其体重增加主要以体脂含量增加为主（尽管肝脏脂肪含量下降，经肝活检和 MRI 证实）。

二甲双胍：二甲双胍是双胍类降糖药物的代表，且二甲双胍可以活化脂蛋白脂酶，降低血脂。长期服用二甲双胍治疗糖尿病的研究发现，该药可以使体重每年减轻约 1.5kg。在抗糖尿病的研究中发现，二甲双胍可以减低脂肪细胞分泌肿瘤坏死因子-α，进而减轻炎症反应，且其通过调节胰岛素受体底物 2（IRS-2）和葡萄糖转运子-4（GLUT-4）来改善胰岛素抵抗，而胰岛素抵抗在 NASH 发病中起核心作用。因此，服用二甲双胍治疗 NASH 可能具有一定的效果。Giulio 用二甲双胍治疗 20 例 NASH 患者的研究中，给药方案为 500 mg/次，每天三次，治疗 4 个月，结果 50% 病例的转氨酶恢复正常，同时肝脏体积减小 20% 左右。肝体积缩小、转氨酶水平降低间接反映了肝脂肪化及炎症程度的下降，但其中有 6 例出现血清乳酸升高，且有 1 例超出正常范围（＞2 mmol/L）。尽管由于二甲双胍半衰期较短、对肝脏代谢影响较小，且试验样本量小、治疗持续时间短，目前尚无发生乳酸酸中毒的报道，但对于 NAFLD 伴有肝功能损害的患者，服药期间应密切监测其血中的乳酸盐浓度。有学者用二甲双胍治疗 NASH 的结果显示，其可以减轻 NASH 大鼠肝脂肪变性程度、肝脏炎症和纤维化评分，并可以使肝脏重量和腹腔内脏脂肪含量分别减少 7% 和 13%。在血清学方面，发现二甲双胍干预可以降低 AST、TG。

（4）调整血脂紊乱：据统计，20%～81% 的 NASH 患者同时合并有高脂血症，而并存的血脂紊乱又是 NAFLD 进展以及发生心脑血管事件的重要危险因素。但由于许多降血脂药可促使血脂更集中于肝脏进行代谢，反而可能促进脂质在肝内的蓄积，并进一步损害肝功能。因此，对 NASH 患者是否应用降血脂药物仍有争论。目前临床上用于高脂血症性脂肪肝的降血脂药物有以下三类。

苯氧乙酸类药物：该类药物可促进脂肪酶的活性，降低造模大鼠肝脏中的三酰甘油含量。但实验研究发现，苯扎贝特并不能减轻高脂饮食饲养大鼠脂肪肝的程度，部分大鼠肝内脂质含量甚至呈增加趋势。NASH 患者在应用氯贝丁酯（2 g/d）治疗 1 年后，其肝功能检查、脂肪化程度、炎症或纤维化均无明显变化。最近，有学者应用吉非贝齐治疗 46 例 NASH 患者，发现血清转氨酶水平明显下降，并可增加三酰甘油排泄、减少脂肪组织动员从而改善肝内脂肪积聚。

HMG-CoA 还原酶抑制剂：包括洛伐他丁、辛伐他丁、普伐他丁、氟伐他丁等。该类药物能抑制肝内胆固醇的合成，对血浆三酰甘油也有一定降低作用，其中普伐他汀可显著降低高脂饮食饲养家兔的血脂水平，使肝内的脂肪沉积得到改善，但光镜下未见肝组织脂肪变程度下降。尽管大多降血脂药物具有肝毒性，如可导致胆汁淤积、黄疸、药物性肝炎、肝硬化或急性肝功能衰竭等，但 Keith 认为，降血脂药所引起的血清转氨酶升高是血清胆固醇下降所致的药效学特征，而非药物的毒性作用，且持续应用一段时间后多可恢复正常。因此，目前认为不伴有高脂血症的NAFLD，原则上不用降血脂药物，伴有高脂血症者在综合治疗的基础上可应用降血脂药物，但需适当减量和监测肝功能，必要时联用保肝药物。

丙丁酚：是一种降血脂药物，同时具有抗氧化和延迟动脉粥样硬化的作用，目前被认为是抗动脉粥样硬化最有希望的药物。其药理作用机制是：抑制 HMG-CoA 还原酶活性，使胆固醇生成减少；增加肝脏表面的 VLDL 受体数量，使 VLDL 清除增加；降低 HDL含量，使其颗粒变小，但数目不减少，从而有利于发挥其转运功能；抑制氧自由基对 LDL 的修饰作用，从而抑制其致动脉粥样硬化作用；可以抑制泡沫细胞的形成，并进一步延迟动脉粥样硬化的形成。最近 Merat 等用普罗布考治疗 17 例经肝活检证实的 NASH 患者

（500 mg/次，每日 1 次），疗程 6 个月，试验结束后发现患者的转氨酶水平明显减低，ALT 从治疗前的 93.5 U/L 降到 41.8 U/L，AST 从治疗前的 80.4 U/L 恢复到 35.9 U/L。此外发现其还可以降低血清胆固醇水平。随后有学者进行了一个随机对照双盲的临床试验，共纳入 30 例患者，其中普罗布考治疗组 20 例，对照组 10 例，试验结束所得结果与原先结果基本一致，提示普罗布考是 NASH 治疗非常有希望的一个药物。

2. 阻止慢性肝病进展

尽管肥胖、2 型糖尿病、高脂血症与脂肪肝关系密切，通过治疗上述基础疾病有助于阻止 NAFLD 的进展。但快速减肥有时反而导致肝内炎症、坏死和纤维化加剧，而单纯依靠控制血脂和血糖等措施亦很难逆转 NAFLD。因此，对于合并肝损害的 NAFLD 病例（主要为 NASH），必须在综合治疗基础上加用去脂保肝抗氧化类药物，以阻止慢性肝病进展。此外，对于不能减重或不能长期维持体重减轻的大多数肥胖者以及缺乏相关危险因素的 NAFLD 病例，针对肝病的药物治疗可能特别重要。

（1）减少肝脏脂质沉积：脂质代谢障碍引起大量脂肪积聚于肝脏，当超过肝脏的代谢能力时引起肝脂肪变，这是脂肪肝形成的"第一次打击"，脂肪变性的肝脏可给活性氧/脂质过氧化提供足够的反应底物，因此脂肪肝较正常肝脏更易发生脂质过氧化损伤，而通过熊去氧胆酸（ursodeoxycholic alid，UDCA）等药物减少肝脏脂质含量可能有助于 NAFLD 的防治。

UDCA 是鹅脱氧胆酸的异构体，可改善胆流、增加胆汁中脂质的分泌、稳定细胞膜、保护肝细胞功能、抗凋亡及调节免疫。应用 UDCA（10 mg/kg·d）治疗 13 例 NASH 患者 6 个月，结果发现肝功能酶学指标及肝脂肪化程度较氯贝丁酯对照组（n＝13）明显改善。而 31 例转氨酶异常、B 超示"明亮肝"的肥胖儿童应用 UDCA 联合饮食控制的疗效并不优于单纯节食组。最近，Lindor 和UDCA/NASH研究会用UDCA干预 NASH，同时设立安慰剂对照组，在为期两年的时间里共有 168 位患者进行试验，所有患者均经肝活检证实肝脏脂肪变程度大于 10％且具有炎症，UDCA 的给药剂量为 13～15 mg/（kg·d），共有 109 位患者完成治疗，其结果显示与安慰剂相比，UDCA 并不能够使 NASH 患者受益。

（2）抗氧化剂：如前所述，只有部分单纯性脂肪肝可发生炎症、坏死及纤维化，故认为在脂肪肝发展过程中存在"第二次打击"氧化应激及脂质过氧化。脂质过氧化可直接损伤肝细胞膜，且可促进肝纤维化的形成，因此抑制氧应激及脂质过氧化可阻止 NASH 的进展。

维生素类：维生素 A、C、E 及 β-胡萝卜素均为抗氧化剂，可抑制脂质过氧化、参与肝脂肪代谢、保护肝细胞、阻止单核细胞和/或库普弗细胞过度表达 TNF-α、IL-1、IL-6、IL-8 及肝胶原蛋白 α_1。Strauss 等研究发现，肥胖儿童血中维生素 E、β-胡萝卜素水平明显低于正常体重儿童。因此，补充维生素 A、C、E 及 β-胡萝卜素似有助于 NASH 的治疗。给 12 例肝活检证实为 NASH 的患者应用维生素 E 治疗 1 年后发现在血清转氨酶、肝组织学明显改善的同时，血清转化生长因子 β 显著降低，说明维生素 E 还可抑制肝纤维化。而 11 例 NASH 儿童在补充维生素 E 后虽然肝功能指标有所改善，但 B 超示肝组织学无明显变化，且在停药后转氨酶反跳至治疗前水平。另外，维生素 A、E 均属于脂溶性维生素，大剂量补充易产生蓄积中毒而加重肝损害。因此，对于这些抗氧化类维生素的疗效及安全性，尚需进一步观察。

还原型谷胱甘肽及其前体物质：还原型谷胱甘肽（GSH）是由谷氨酸、半胱氨酸和甘氨酸组成的三肽，可对抗自由基的攻击、抗脂质过氧化、保护肝细胞膜；恢复肝脏内各种酶的活性；保护机体免受外源性有毒物质的损害；促进肝脏的合成功能；激活胆酸活性，促进胆酸的排泄。因此，可用于各种原因所致的肝损伤，包括脂肪肝、脂肪性肝炎等的治疗。

N-乙酰半胱氨酸（N-acetylcysteine，NAC）是 GSH 的前体物质，可增加肝细胞内 GSH 含量，从而起到抗氧化、保护肝细胞膜的作用。Gulbahar 等给 11 个 NASH 患者应用 N 乙酰半胱氨酸治疗3 个月可明显改善血清转氨酶水平，但由于未行肝活检，故尚不了解 NAC 对肝组织学的影响。

磷脂酰胆碱（必需磷脂）是细胞膜的重要组成部分，其含量及比例决定了细胞膜的稳定性，且可修复已损伤的肝细胞膜。胆碱、蛋氨酸、S-腺苷蛋氨酸为形成卵磷脂的重要物质，且可参与脂蛋白代谢，肝内脂肪酸氧化，促进 GSH、牛磺酸、半胱氨酸、辅酶 A 的合成，起到保肝、去脂、抗氧化的作用。

大量实验研究表明，胆碱和/或蛋氨酸缺乏可形成脂肪肝，补充胆碱或蛋氨酸后可使肝脂肪化程度明显减轻，而 Vandana 研究 29 例NASH 患者发现其体内游离性或磷脂结合性胆碱浓度与其肝损伤的临床、生化及组织学指标无关。事实上，人类一般不会缺乏胆碱，慢性肝病患者很少亦缺乏蛋氨酸，故认为胆碱、蛋氨酸只适用于严重营养不良和长期接受静脉高能营养治疗的患者。甜菜碱（Betaine）是体内唯一可替代叶酸或 S-腺苷蛋氨酸作为甲基供体，参与蛋氨酸循环及卵磷脂合成的物质。15 例 NASH 患者口服甜菜碱 1 年后血清转氨酶恢复正常，肝脂肪化、炎症及纤维化程度明显改善，且其耐受性好、不良反应轻微。最近一项包括 191 例NASH 患者的随机双盲安慰剂对照的甜菜碱治疗试验，结果发现治疗 8 周后，肝功能酶学指标及肝大和脂肪肝程度均有明显改善。

牛磺酸：牛磺酸具有维持渗透压、稳定细胞膜、调节细胞内钙平衡、抗脂质过氧化等多种生物学效应，可防止高脂血症诱发的原代培养大鼠肝细胞的脂肪变性，减少食物中三酰甘油、胆固醇的吸收，促进肝微粒体代谢酶活性，从而防止高脂饮食引起的肝脂肪变性。动物实验表明，牛磺酸可完全逆转酒精所致的肝脂肪变，降低脂质过氧化。10 例经 CT 证实为脂肪肝的单纯性肥胖患儿在口服牛磺酸后血清谷丙转氨酶水平下降，体重控制满意者效果尤为明显。

水飞蓟素：水飞蓟素是从蓟类植物中提取的一组黄碱素类物

质的总称，具有保护肝细胞膜、对抗自由基和脂质过氧化、刺激蛋白质合成以及促进损伤后肝细胞再生等作用。应用水飞蓟素治疗 NASH 患者 1 年可使其肝功能明显改善、生存率提高，而不良反应较少，仅有部分患者出现恶心、上腹部不适、关节痛、瘙痒、风疹及头痛等症状。

驱铁疗法：有研究发现，大多数 NASH 患者伴有 HFE（血色病基因）Cys282Tyr 变异（C282Y），血清铁蛋白浓度升高，且与血糖、血胰岛素浓度及胰岛素抵抗的严重程度正相关；同时，肝内铁含量的增加，可促使 NASH 发展为肝纤维化。而 Younossi 等则认为 NAFLD 患者肝内无过多的铁积聚，且铁与 NAFLD 的进展无关。由于普通人群中有 6.7％可发生 Cys282Tyr 变异，因此认为可能存在抽样误差。尽管对于铁在 NASH 发生和发展过程中的作用尚存在争议，但临床研究证实定期换血治疗在降低铁蛋白浓度的同时，可提高胰岛素敏感性和葡萄糖耐量、降低转氨酶水平，因此也可作为一项治疗选择。

（3）抗感染治疗：Wigg 等研究了 22 例 NASH 患者与 23 例对照者发现，有 50％NASH 患者存在小肠细菌过度生长，其血清 TNF-α 水平也明显升高；遗传性脂肪变性的肥胖小鼠对脂多糖所致的肝损伤较敏感，库普弗细胞的吞噬活性降低；而应用甲硝唑、多粘菌素可预防空回肠手术的肥胖患者 NAFLD 的发展，以上均支持内毒素对 NASH 的作用。因此认为服用抗生素、乳酸杆菌、VSL♯3 等对肠道进行净化，以及应用抗 TNF-α 抗体和 TNF-α 受体拮抗剂等抑制 TNF-α 活性可以改善 ob/ob 小鼠的肝脏组织学损伤（脂肪性肝炎）。

此外，最近发现对于酒精性肝炎治疗有效的药物己酮可可碱（pentoxyphylline），（一种非选择性磷酸二酯酶抑制剂，具有拮抗炎性细胞因子的作用，可降低 TNF-α 基因下游许多效应细胞因子的表达）在 NASH 的治疗中有效。我们的动物实验结果也提示该药对 NASH 效果比较理想。这提示己酮可可碱可能会成为 NASH 治疗的一个新希望。

3. 肝移植治疗终末期肝病

当 NASH 发展至肝硬化时，治疗措施同其他原因性肝硬化。对于终末期失代偿性肝硬化患者进行原位肝移植是唯一可行的方法，但临床发现 NASH 患者在移植后又发生肝脂肪变，部分甚至出现 NASH 复发。其原因仍不明确，考虑系由于持续性高三酰甘油血症、糖尿病及应用皮质类固醇激素治疗等引起。

第四节　肝硬化

肝硬化是一种常见的由不同病因引起的慢性、进行性、弥漫性肝病，是在肝细胞广泛变性和坏死基础上产生肝纤维组织弥漫性增生，并形成再生结节和假小叶，导致正常肝小叶结构和血管解剖的破坏。病变逐渐进展，晚期出现肝衰竭、门脉高压和多种并发症，是严重和不可逆的肝疾病。在我国肝硬化是消化系统常见病，并发症的病死率高，主要由感染乙型肝炎病毒引起，近年来酒精性肝病比例有上升趋势。

一、病因和发病机制

引起肝硬化的病因很多，不同地区的主要病因也不相同。欧美以酒精性肝硬化为主，我国以肝炎病毒性肝硬化多见，其次为血吸虫病肝纤维化，酒精性肝硬化亦逐年增加。研究证实，2 种病因先后或同时作用于肝脏，更易产生肝硬化。如血吸虫病或长期大量饮酒者合并乙型病毒性肝炎等。

二、临床表现

起病常隐匿，早期可无特异性症状、体征，根据是否出现黄疸、腹水等临床表现和食管静脉出血、肝性脑病等并发症，可将肝硬化分为代偿期和失代偿期。

(一) 代偿期肝硬化

代偿期肝硬化患者无特异性症状。常在体检或手术中发现。可有食欲缺乏、乏力、消化不良、腹泻等非特异性症状。临床表现同慢性肝炎，鉴别常需依赖肝病理。

(二) 失代偿期肝硬化

1. 症状

食欲缺乏，有时伴恶心、呕吐、乏力，腹胀，腹痛，常为肝区隐痛，腹泻，体重减轻，可出现牙龈、鼻腔出血、皮肤黏膜紫斑或出血点，女性常有月经过多等出血倾向。内分泌系统失调，男性有性功能减退，男性乳房发育，女性常有闭经及不孕；糖尿病发病率增加，表现为高血糖、糖耐量试验异常、高胰岛素血症和外周性胰岛素抵抗。进展性肝硬化伴严重肝细胞功能衰竭患者常发生低血糖。出现昼夜颠倒、嗜睡、兴奋等神经精神症状。

2. 体征

常呈慢性病容，面色黧黑，面部有毛细血管扩张、口角炎等。皮肤表现常见血管蛛、肝掌，可出现男性乳房发育，胸、腹壁皮下静脉可显露或曲张，甚至脐周静脉突起形成水母头状，静脉可听到静脉杂音。黄疸常提示病程已达到中期，随着病变进展而加重。1/3 患者常有不规则发热，与病情活动及感染有关。腹水、肝性胸腔积液、下肢水肿常发生在晚期患者。肝在早期肿大，晚期坚硬缩小、肋下常不易触及。35%～50%患者有脾大，常为中度，少数重度。

三、辅助检查

(一) 血常规检查

代偿期多在正常范围。失代偿期，由于出血、营养不良、脾功能亢进可发生轻重不等的贫血。有感染时白细胞可升高，脾功能亢进者白细胞和血小板均减少。

(二) 尿常规

一般在正常范围，乙型肝炎肝硬化合并乙肝相关性肾炎时尿蛋白阳性。胆汁淤积引起的黄疸尿胆红素阳性，尿胆原阴性，肝细胞损伤引起的黄疸，尿胆原亦增加。

（三）粪常规

消化道出血时出现肉眼可见的黑粪，门脉高压性胃病引起的慢性出血，粪潜血试验阳性。

（四）肝功能试验

1. 血清胆红素

失代偿期可出现结合胆红素和总胆红素升高，胆红素的持续升高是预后不良的重要指标。

2. 蛋白质代谢

在肝功能明显减退时，清蛋白合成减少。肝硬化时常有球蛋白升高，蛋白电泳也可显示清蛋白降低，γ 球蛋白显著增高和 β 球蛋白轻度升高。

3. 凝血酶原时间

晚期肝硬化及肝细胞损害时明显延长，如用维生素 K 后不能纠正，更说明有功能的肝细胞减少。

4. 血清酶学检查

（1）ALT 和 AST：肝细胞受损时，ALT 升高，肝细胞坏死时，AST 升高，肝硬化患者这两种转氨酶不一定升高，但肝硬化活动时可升高，酒精性肝硬化患者 AST/ALT≥2。

（2）γ-GT：90％肝硬化患者可升高，尤其以 PBC 和酒精性肝硬化升高更明显，合并肝癌时明显升高。

（3）AKP（ALP）：70％的肝硬化患者可升高，合并肝癌时常明显升高。

5. 反映肝纤维化的血清学指标

（1）Ⅲ型前胶原氨基末端肽（PⅢP）：测定血清中 PⅢP 可以间接了解肝脏胶原的合成代谢，肝硬化活动时，PⅢP 升高。

（2）Ⅳ型胶原：肝纤维化时Ⅳ型胶原升高，两者相关性优于其他指标。

（3）玻璃酸：肝硬化患者血清玻璃酸升高。

（4）层粘连蛋白：与肝纤维化有良好的相关性。

6. 脂肪代谢

代偿期患者，血中胆固醇正常或偏低，失代偿期总胆固醇特别是胆固醇酯明显降低。

7. 定量肝功能试验

（1）吲哚菁试验（ICG）：检测肝细胞对染料清除情况以反映肝细胞储备功能，是临床初筛肝病患者较有价值和实用的试验。

（2）利多卡因代谢产物生成试验（MEGX）：本试验反映肝细胞代谢功能，能预测患者预后。

（五）血清免疫学检查

1. 甲胎蛋白（AFP）

肝硬化活动时，AFP 可升高。合并原发性肝癌时明显升高，如转氨酶正常而 AFP 持续升高，须怀疑原发性肝癌。

2. 病毒性肝炎标记的测定

疑肝硬化者须测定乙、丙、丁肝炎标记以明确病因。肝硬化有活动时应作甲、乙、丙、丁、戊型标记及 CMV、EB 病毒抗体测定，以明确有无重叠感染。

3. 血清抗线粒体抗体、抗平滑肌抗体、抗核抗体

前者在 PBC 患者阳性率 95％，后二者阳性提示自身免疫性肝病。

（六）影像学检查

1. 超声检查

B 超检查可发现肝表面不光滑或凹凸不平，肝叶比例失调，多呈右叶萎缩和左叶、尾叶增大，肝实质回声不均匀增强，肝静脉管腔狭窄、粗细不等。门脉高压症声像图改变，表现为脾大、门静脉扩张和门腔侧支开放，部分患者还可探及腹水。多普勒检查可发现门腔侧支开放、门静脉血流速率降低和门静脉血流倒逆等改变。

2. CT

表现为肝叶比例失调、肝裂增宽和肝门区扩大，肝脏密度高

低不均。还可见脾大、门静脉扩张和腹水等门脉高压症表现

3. 放射性核素显像

^{99m}Tc-经直肠放射性核素扫描测定的心/肝比值能间接反映门静脉高压和门体分流程度，对诊断有一定意义，正常值为 0.26。肝硬化患者一般在 0.6 以上，伴门脉高压者常＞1。

4. 上消化道钡剂摄片

可发现食管及胃底静脉曲张征象，食管静脉曲张呈蚀状或蚯蚓状充盈缺损，胃底静脉曲张呈菊花样缺损。但诊断的敏感性不如胃镜检查。

（七）特殊检查

1. 胃镜检查

可直接观察并确定食管及胃底有无静脉曲张，了解其曲张程度和范围，并可确定有无门脉高压性胃病。

2. 腹腔镜检查

可见肝表面高低不平，有大小不等的结节和纤维间隔，边缘锐利不规则，包膜增厚，脾大，圆韧带血管充血和腹膜血管曲张。

3. 肝活组织检查

对肝硬化，特别是早期肝硬化确定诊断和明确病因有重要价值。

4. 门静脉测压

经颈静脉测定肝静脉楔入压以及肝静脉游离压，两者差为HVPG，可代表门静脉压力。正常值 0.7～0.8 kPa（5～6 mmHg），肝硬化门脉高压患者一般为 2.7 kPa（20 mmHg），食管静脉曲张及出血者均＞1.6 kPa（12 mmHg），腹水者均＞1.1 kPa（8 mmHg）。门静脉压力的测定是评价降门脉压力药物疗效的金标准。

5. 腹水检查

检查腹水的性质，包括颜色、比重、蛋白含量、细胞分类、腺苷脱氨酶（ADA）、血与腹水 LDH、细菌培养及内毒素测定。还应测定血清－腹水清蛋白梯度（SAAG），如＞11 g/L 提示门静

脉高压。

四、诊断和鉴别诊断

(一) 诊断

主要依据为：①有病毒性肝炎、长期饮酒等有关病史。②有肝功能减退和门静脉高压症的临床表现。③肝质地坚硬有结节感。④肝功能试验常有阳性发现。⑤肝活组织检查见假小节形成。

(二) 鉴别诊断

1. 肝、脾大与血液病、代谢性疾病的肝脾大鉴别

早期肝硬化与慢性肝炎的鉴别需做肝活检。

2. 腹水的鉴别诊断

(1) 肝硬化腹水为漏出液。SAAG＞11 g/L，患者常有血管蛛、肝掌、腹壁静脉曲张、脾大，合并自发性腹膜炎为渗出液，以中性粒细胞增多为主。

(2) 结核性腹膜炎为渗出液。腹水白细胞增多，以淋巴细胞为主，腹水蛋白＞3.5 g/L，伴 ADA 增高。SAAG％11 g/L，抗酸杆菌可阳性，患者常有发热、严重营养不良、CT、B 超提示腹膜增厚，腹膜活检可确诊。

(3) 肿瘤性腹水比重介于渗出液和漏出液之间。腹水 LDH/血 LDH＞1，可找到肿瘤细胞。腹水可为血性，SAAG％11 g/L，脐部扪及硬结节及左锁骨上淋巴结均提示恶性肿瘤转移。

(4) 恶性乳糜性腹水。常常提示转移性癌，特别是淋巴瘤。

(5) 缩窄性心包炎。患者常有奇脉、X 线平片可见心包钙化、心脏超声可诊断。

(6) 肾病综合征。引起腹水者常有全身水肿、蛋白尿。

(7) 胰性腹水。量较少、伴急性胰腺炎，腹水淀粉酶＞100 U/L。

(三) 并发症的诊断和鉴别诊断

1. 胃底食管静脉破裂出血

表现为呕血、黑粪，常为上消化道大出血。在大出血暂停，血

压稳定后，急症胃镜检查（一般在入院后 6 h 内）可以明确出血部位和原因，鉴别是胃底食管静脉破裂出血还是门静脉高压性胃病或溃疡病引起。

2. 感染

发热的肝硬化患者需要确定有无感染以及感染的部位和病原。应摄 X 线胸片、做痰培养、中段尿培养、血培养，有腹水者进行腹水检查，以明确有无肺部、胆管、泌尿道及腹水感染。患者在短期内腹水迅速增加，伴腹痛、腹胀、发热、腹水检查白细胞＞$500/mm^3$ 或中性白细胞＞$250/mm^3$，就应高度怀疑 SBP，腹水和血鲎试验及血细菌培养可阳性，常为革兰阴性菌。少数患者可无腹痛，患者可出现低血压或休克（革兰阴性菌败血症）。

3. 肝肾综合征

顽固性腹水患者出现少尿、无尿、氮质血症、低血钠、低尿钠，考虑出现肝肾综合征。应当注意的是应与由于利尿药、乳果糖过度使用，非甾体类消炎药、环孢素 A 和氨基糖苷类药物的应用引起的医源性肾衰区分开来。

4. 原发性肝癌

患者出现肝进行性变大、质地坚硬伴结节、肝区疼痛、有或无血性腹水、无法解释的发热要考虑此症，血清甲胎蛋白持续升高或B超提示肝占位病变时应高度怀疑，CT 有助于确诊。

五、治疗

（一）一般治疗

代偿期患者可参加轻工作，失代偿期尤其出现并发症患者卧床休息。营养疗法对于肝硬化患者特别是营养不良者降低病残率及病死率有作用。应给予高维生素、易消化的食物，严禁饮酒。可食瘦肉、河鱼、豆制品、牛奶、豆浆、蔬菜和水果。食管静脉曲张者应禁食坚硬粗糙食物。

（二）药物治疗

目前尚无肯定有效的逆转肝硬化的药物。活血化瘀软坚散的中药，如丹参、桃仁提取物、虫草菌丝以及丹参、黄芪为主的复方和甘草酸制剂均可用于早期肝硬化的抗纤维化治疗，并已取得一定疗效。

（三）腹水治疗

（1）寻找诱发因素：新近出现腹水或腹水量显著增加时首先要寻找诱发因素，例如过多摄入钠盐、用利尿药依从性不好、重叠感染、肝功能损害加重、门静脉血栓形成、原发性肝癌等，找到诱发因素后，可做相应处理。

（2）控制水和钠盐的摄入：对有轻度钠潴留、尿钠排泄＞25 μmol/d、肾功能正常、新近出现腹水者，钠的摄入量限制在800 mg（2 gNaCl）可达到钠的负平衡而使腹水减少。应用利尿药时，可适度放开钠摄入，中-重度钠潴留者理论上应限钠＜20 mmol/d。低钠血症（＜125 mmol/L）患者，应限制水的摄入（800～1 000 mL/d）。

（3）利尿药的应用：经限钠饮食和卧床休息腹水仍不消退者须应用利尿药，利尿药选用醛固酮拮抗药——螺内酯100 mg/d加上襻利尿药呋塞米40 mg/d作为起始剂量，服药后7d起调整剂量，体重减轻＜1.5 kg/周应增加利尿药量。直到螺内酯400 mg/d、呋塞米160 mg/d。利尿药也不应过量使用，一般而言对于有腹水并有外周水肿者用利尿药后体重下降不能＜1 g/d，仅有腹水者，体重下降不能＞0.5 g/d。利尿药的不良反应有水电解质紊乱、肾衰竭、肝性脑病、男性乳房发育等。如出现肝性脑病、低钠血症（血钠＜120 mmol/L），肌酐＞120 mmol/L应停用利尿药。

（4）提高血浆胶体渗透压：低蛋白血症患者，每周定期输注清蛋白、血浆可提高血浆胶体渗透压，促进腹水消退。

（5）对于难治性大量腹水患者，如无其他并发症（肝性脑病、上消化道出血、感染）、肝储备功能为 Child A、B 级，无出血倾向（凝血酶原时间＞40％，血小板计数＞40×10⁹/L）可于1～2h内抽排腹水4～6 L，同时补充人血清蛋白6～8 g/L腹水，以维持有效血容量，防止血液循环紊乱。一次排放后仍有腹水者可重复进行，该方法腹水消除率达96.5％。排放腹水后用螺内酯维持治疗者腹水再出现率明显低于不用者。

（6）自身腹水浓缩回输。在严格无菌情况下，将腹水尽可能多地抽到无菌输液器，经特殊装置，去除腹水中水分及小分子毒性物质，回收腹水中清蛋白等成分通过外周静脉回输给患者，一般可浓缩7～10倍。

（四）并发症的治疗

胃底食管静脉破裂出血：是肝硬化严重并发症和死亡的主要原因，应予以积极抢救。措施如下：①密切监测生命体征及出血情况。必要时输血。用缩血管药物，降门脉压力，从而达到止血效果。常用药物为神经垂体素（VP）0.4 U/min 静脉点滴，有心血管疾病者禁用，合并使用硝酸甘油（舌下含化或静脉滴注）可减少不良反应，增加降门脉压力作用。施他宁、奥曲肽止血率较高，不良反应较少。②气囊压迫术。使用三腔管对胃底和食管下段做气囊填塞。常用于药物止血失败者。这项暂时止血措施，可为急救治疗赢得时间，应在止血后 12 h 内转入内镜治疗。③内镜治疗。经过抗休克和药物治疗血流动力学稳定者应立即送去做急症内镜，以明确上消化道出血原因及部位。如果仅有食管静脉曲张，还在活动性出血者，应予以内镜下注射硬化剂止血。止血成功率90%，明显优于单纯用药治疗者。如果已无活动性出血，可对食管中下段曲张的静脉用皮圈进行套扎。如果是胃底静脉出血，宜注射组织黏合剂。④急症手术。上述急症治疗后仍出血不止，患者肝脏储备功能为 Child-pugh A 级者可行断流术。⑤介入治疗。上述患者如无手术条件者可行 TIPS 作为救命的措施。术后门脉压力下降，止血效果好，但易发生肝性脑病和支架堵塞。

第五节　肝性脑病

肝性脑病（hepaticenc ephalopathy，HE）过去称肝性昏迷，是由严重肝病引起的以代谢紊乱为基础、中枢神经系统功能失调的综合征。其主要临床表现为意识障碍、行为失常和昏迷。

一、病因和诱因

导致 HE 的原发疾病包括肝硬化、重症肝炎、肝癌、妊娠期急性脂肪肝、严重胆管感染、门腔静脉分流术后或其他弥漫性肝病的终末期。其中肝硬化最为多见，可达 70%，其中又以肝炎后肝硬化最多见。肝性脑病的常见诱因有：①低钾性碱中毒，因进食量减少、呕吐、腹泻、排钾利尿、放腹水、继发性醛固酮增多症等引起低钾血症及代谢性碱中毒。②氨摄入过多，如摄入过多的含氮食物、药物或因上消化道出血致大量血浆蛋白在肠内分解产氨。③低血容量与缺氧，如上消化道出血、放腹水、利尿等。④便秘。⑤感染。⑥低血糖。⑦其他，如镇静安眠药、手术和麻醉等。

二、发病机制

肝性脑病的发病机制尚未完全阐明，其病理生理基础是由于肝功能衰竭和门腔静脉间的侧支循环形成，来自肠道的有害物质（主要是含氮物质）未能经肝细胞代谢解毒和/或经侧支循环绕过肝进入体循环。关于 HE 的发病机制目前有如下假说。

（一）氨中毒学说

氨是促发 HE 的主要神经毒素。虽然肾脏、肌肉均可产氨，但肠道是氨产生的主要部位。正常人胃肠道每日可产氨 4 g，大部分由尿素经肠道细菌的尿素酶分解产生，小部分由食物中的蛋白质被肠道细菌的氨基酸氧化酶分解产生。氨在肠道的吸收主要以非离子型氨（NH_3）弥散进入肠黏膜，其吸收率比离子型氨（NH_4^+）高得多。游离的 NH_3 有毒性，且能透过血－脑屏障；NH_4^+ 呈盐类形式存在，相对无毒，不能透过血脑屏障。NH_3 与 NH_4^+ 的互相转化受 pH 影响。当结肠内 pH>6 时，NH_3 大量弥散入血；pH<6 时，则 NH_3 从血液转至肠腔，随粪便排泄。健康的肝脏能将来自门静脉血流的氨转变为尿素和谷氨酰胺，使之极少进入体循环。肝功能衰竭时，

肝脏对氨的代谢能力明显减退，当有门体分流存在时，肠道的氨不经肝脏代谢而直接进入体循环，血氨升高。上述多种诱因均可致氨的生成和吸收增加，使血氨进一步升高。

氨对脑功能的影响是多方面的：①干扰脑细胞三羧酸循环，使脑细胞的能量供应不足。②增加脑对芳香氨基酸如酪氨酸、苯丙氨酸、色氨酸的摄取，这些物质对脑功能有抑制作用。③脑星形胶质细胞含有谷氨酰胺合成酶，可促进氨与谷氨酸合成谷氨酰胺，谷氨酰胺是一种很强的细胞内渗透剂，如合成过多可导致星形胶质细胞肿胀，形成脑水肿。④氨还可直接干扰神经细胞的电活动。

（二）假神经递质学说

神经冲动的传导是通过神经递质来完成的。神经递质分兴奋和抑制两类，正常两者保持生理平衡。兴奋性神经递质有儿茶酚胺中的多巴胺和去甲肾上腺素、乙酰胆碱、谷氨酸和门冬氨酸等。食物中的芳香族氨基酸如酪氨酸、苯丙氨酸等经肠菌脱羧酶的作用分别转变为酪胺和苯乙胺。若肝对酪胺和苯乙胺的清除发生障碍，此两种胺可进入脑组织，在脑内经 β 羟化酶的作用分别形成 β-羟酪胺和苯乙醇胺。后两者的化学结构与正常的神经递质去甲肾上腺素相似，但不能传递神经冲动或作用很弱，因此称为假性神经递质。当假性神经递质被脑细胞摄取并取代了突触中的正常递质，则神经传导发生障碍。

（三）γ-氨基丁酸/苯二氮草（GABA/BZ）复合体学说

大脑神经元表面 GABA 受体与 BZ 受体及巴比妥受体紧密相连，组成 GABA/BZ 复合体，共同调节氯离子通道。复合体中任何一个受体被激活均可促使氯离子内流而使神经传导被抑制。研究表明，尽管 HE 脑内抑制性递质 GABA/BZ 未增加，但在氨的作用下，脑星形胶质细胞 BZ 受体表达上调。BZ 受体拮抗剂对部分 HE 患者有苏醒作用，支持这一假说。

（四）色氨酸

正常情况下色氨酸与清蛋白结合不易进入血—脑屏障，肝病时清蛋白合成降低，加之血浆中其他物质对清蛋白的竞争性结合造成游离的色氨酸增多，游离的色氨酸可通过血－脑屏障，在大脑中代谢生成5-羟色胺（5-HT）及 5-羟吲哚乙酸（5-HITT），二者都是抑制性神经递质，参与肝性脑病的发生，与早期睡眠方式及昼夜节律改变有关。

三、临床表现

肝性脑病的临床表现因原有肝病的性质、肝细胞损害的轻重缓急以及诱因的不同而很不一致。急性肝性脑病常见于急性重型肝炎所致的急性肝功能衰竭，诱因不明显，患者在起病数周内即进入昏迷直至死亡，昏迷前可无前驱症状。慢性肝性脑病多是门体分流性脑病，由于大量门体侧支循环和慢性肝功能衰竭所致，以慢性反复发作性木僵与昏迷为突出表现，常有诱因。根据意识障碍程度，神经系统表现和脑电图改变，将肝性脑病分为四期。

一期（前驱期）：有轻度性格、行为失常，常表现为欣快激动、焦虑、淡漠少语、健忘等。可有扑翼样震颤（即当患者两臂向前平伸手指分开时，可见两上肢向外偏斜并有急促而不规则扑翼样抖动；让患者紧握医生手一分钟，可感到患者的手在抖动）。此期脑电图一般正常。常因症状不明显被忽视。

二期（昏迷前期）：嗜睡、行为异常（衣冠不整或随地便溺）、言语不清、书写障碍及定向力障碍。体检时有健反射亢进、肌张力增高、踝阵挛、锥体束征阳性等。扑翼样震颤阳性，脑电图可见特征性的异常波形。

三期（昏睡期）：以昏睡、精神错乱、神志不清为主，大部分时间处于昏睡状态，强烈刺激可唤醒。可有精神错乱和严重幻觉，有扑翼样震颤，各种神经体征持续或加重，脑电图明显异常。

四期（昏迷期）：昏迷状态，任何刺激都不能唤醒。由于患者不能合作，扑翼样震颤无法引出。深昏迷时各种反射消失、肌张力下降、瞳孔散大。锥体束征呈阳性，脑电图明显异常。

以上各期界限不十分明显，其临床表现亦有重叠，在病情进展或经治疗好转时分期也随之变化。有少数患者可出现暂时或永久的智能减退、共济失调或截瘫，其原因是肝硬化、慢性肝性脑病并发中枢神经系统器质性损害。

亚临床或隐性肝性脑病是指患者的症状不明显，仅在做精细的智力试验或电生理检测时，可做出诊断的肝性脑病，也称此期为 0 期。

四、辅助检查

（一）血氨

慢性肝性脑病、门体分流性脑病多伴有血氨增高，而急性肝性脑病血氨可正常。

（二）脑电图

脑电图是大脑细胞活动时所发出的电活动，正常人的脑电图呈 α 波，每秒 8～13 次。肝性脑病患者的脑电图表现为节律变慢。Ⅱ～Ⅲ期患者表现为 δ 波或三相波，每秒 4～7 次；昏迷时表现为高波幅的 δ 波，每秒少于 4 次。脑电图的改变特异性不强，尿毒症、呼吸衰竭、低血糖亦可有类似改变。此外，脑电图对亚临床肝性脑病和Ⅰ期肝性脑病的诊断价值较小。

（三）诱发电位

诱发电位是大脑皮质或皮质下层接收到由各种感觉器官受刺激的信息后所产生的电位，其有别于脑电图所记录的大脑自发性电活动。诱发电位检查多用于轻微肝性脑病的诊断和研究。

（四）心理智能测验

心理智能测验的方法有多种，但临床常用数字连接试验和数字符号试验。数字连接试验是让患者将随机印在纸上的 25 个阿拉伯数字从小到大用笔快速连接起来，并记录所用的时间（包括连错后纠正的时间），超过 30 s 即为异常。数字符号试验是将 1～9 的数字与九个不同的符号相对应，让患者在 90 s 内尽快写出与随机排列数字相对应的符号。这两种试验方法简便，结果容易计量，对亚临床肝性脑病的诊断和随访很有帮助。

（五）其他

肝功能检查、B超及CT检查等，对肝性脑病的病因诊断和鉴别诊断有意义。

五、诊断和鉴别诊断

肝性脑病的主要诊断依据为：①有严重肝病和/或广泛门体侧支循环形成的基础。②有诱发肝性脑病的诱因。③有意识障碍、精神失常、昏睡或昏迷的临床表现，体检可见扑翼样震颤。④肝功能异常、血氨升高。⑤脑电图异常。对肝硬化患者进行简易智力测验和/或诱发电位检查可发现亚临床型肝性脑病。

有少部分HE患者肝病史不明确，以精神症状为突出表现，易被误诊。因此对精神错乱患者，应警惕肝性脑病的可能性。肝性脑病还应与可引起昏迷的其他疾病，如糖尿病、低血糖、尿毒症、脑血管意外、脑部感染和镇静药过量等相鉴别。进一步追问肝病病史，检查肝脾大小、肝功能、血氨、脑电图等将有助于诊断与鉴别诊断。

六、治疗

根据患者病因和发病机制，采取综合性的治疗措施，总体的原则是去除引起肝性脑病发作的诱因，保护肝功能，治疗氨中毒和调节神经递质。

（一）去除诱因

（1）慎用镇静药和对肝细胞有损害的药物：因肝病严重时，肝细胞代谢解毒能力下降，延长了药物在体内的半衰期，同时肝性脑病者大脑对药物的敏感性亦增强，一般不能耐受麻醉、镇痛、镇静等药物，易诱发肝昏迷，应尽量避免使用。如患者出现精神亢奋、烦躁症状可试用小剂量地西泮、异丙嗪、氯苯那敏等，而禁用鸦片类、巴比妥类、苯二氮䓬类镇静药。

（2）纠正电解质和酸碱平衡紊乱：肝硬化患者由于进食量少，

利尿过度，大量排放腹水等造成低钾性碱中毒，诱发或加重肝性脑病。因此利尿药的剂量不宜过大，大量排放腹水时应静脉输入足量的清蛋白以维持有效血容量和防止电解质紊乱。肝性脑病患者应经常检测血清电解质、血气分析等，如有低血钾或碱中毒应及时纠正。

（3）止血和清除肠道积血：上消化道出血是肝性脑病的重要诱因。因此，食管静脉曲张破裂出血者应采取各项紧急措施进行止血，并输入血制品以补充血容量。清除肠道积血可采取以下措施：乳果糖、乳梨醇或 25％硫酸镁口服或鼻导泻；用生理盐水或弱酸液（如醋酸）进行灌肠。

（4）积极防治感染：失代偿期肝硬化患者易并发感染，必要时给予抗生素预防性治疗。一旦发生感染应积极控制，选用对肝损害小的广谱抗生素静脉给药。

（5）其他：如患者有缺氧应予吸氧，低血糖者及时纠正，注意防治便秘。

（二）减少肠内有毒物质的生成和吸收

（1）限制蛋白质的摄入：起病数日内禁食蛋白质。Ⅰ～Ⅱ期患者应限制蛋白质在 20 g/d 之内，如病情好转，每 3～5 d 可增加 10 g 蛋白质，待患者完全恢复后可摄入 0.8～1.0 g/（kg·d）蛋白质。由于植物蛋白质富含支链氨基酸和非吸收纤维，后者可促进肠蠕动，被细菌分解后还可降低结肠的 pH 值，可以加速毒物排出和减少氨吸收。因此，肝性脑病患者应首选植物蛋白。限制蛋白质的同时应保证热量供给和各种维生素的补充。

（2）灌肠或导泻清除肠内积食及积血：方法如前。

（3）口服抗生素：可抑制肠道产尿素酶的细菌，减少氨的生成。常用新霉素，口服或鼻饲，1.0～2.0 g，1 天 4 次。因长期使用新霉素可引起听力和肾功能损害，服用时间一般不超过 1 个月。甲硝唑每次200 mg，口服，1 天 4 次，疗效与新霉素相似，但对胃肠反应较大，可引起呕吐、恶心等症状，胃肠疾病较重者慎用。利福昔明口服，每日 1.2 g。氨卡西林也可选用。

（4）乳果糖或乳梨醇：乳果糖口服到达结肠被细菌分解成乳酸和醋酸，使肠腔内呈酸性，能减少氨的形成和吸收，并有轻度导泻作用。临床常用剂量为每日 30～60 g，分 3 次口服，调整剂量以每日2～3 次软便为宜。不良反应有腹胀或腹痛、恶心、呕吐等。乳梨醇的疗效与乳果糖相似，但其甜度低，口感好，不良反应亦少。其剂量为每日 30～40 g，分 3 次口服。

（三）促进体内氨的代谢

L-鸟氨酸-L-门冬氨酸是一种鸟氨酸和门冬氨酸的混合制剂，能促进体内的尿素循环（鸟氨酸循环）而降低血氨。每日静脉注射20 g可降低血氨，改善症状，不良反应为恶心、呕吐。鸟氨酸-α-酮戊二酸降氨机制与 L-鸟氨酸-L-门冬氨酸相同，但其疗效相对较差。谷氨酸钠或钾、精氨酸等药物理论上有降氨的作用，但至今为止无证据肯定其疗效，故近年已较少用于临床。

（四）GABA/BZ 复合受体拮抗剂

氟马西尼可以拮抗内源性苯二氮䓬所致的神经抑制。对于Ⅲ～Ⅳ期患者具有促醒作用。静脉注射氟马西尼起效快，往往在数分钟之内，但维持时间很短，通常在 4 h 之内。其用量为 0.5～1 mg 静脉注射或1 mg/h持续静脉滴注。

（五）减少或拮抗假性神经递质

支链氨基酸制剂是一种以亮氨酸、异亮氨酸、缬氨酸等为主的复合氨基酸。其机制为竞争性抑制芳香族氨基酸进入大脑，减少假神经递质的形成，其疗效尚有争议，但对于不能耐受蛋白质的营养不良者，补充支链氨基酸有助于改善氮平衡。

（六）人工肝

用分子吸附剂再循环系统，血液灌流、血液透析等方法可清除血氨和其他毒性物质，对于急、慢性肝性脑病均有一定疗效。

（七）肝移植

肝移植是治疗各种终末期肝病的一种有效手段，严重和顽固性的肝性脑病有肝移植的指征。

七、预后

肝性脑病的诱因明确且易消除者预后良好。肝功能较好，且门腔静脉分流术后进高蛋白饮食引起的肝性脑病经适当处理恢复者预后较好。如肝功能甚差又出现腹水、黄疸、出血倾向者预后较差。而急性重型肝炎伴肝性脑病患者预后最差。

八、预防

积极防治各种肝病。肝病患者应避免一切诱发肝性脑病的因素。严密观察肝病患者，及时发现肝性脑病的前驱期和昏迷期的表现，并进行适当治疗。

第六章

肠道疾病

第一节 十二指肠溃疡

一、引言

十二指肠溃疡（duodenal ulcer，DU）是消化系统的多发病和常见病。典型的十二指肠溃疡呈圆形或椭圆形，溃疡浅者限于黏膜层，多深至黏膜肌层。部分溃疡贯穿黏膜全层，穿孔到腹膜腔或穿透到邻近器官。一些溃疡能侵蚀十二指肠动脉或其分支引起大出血。多数资料显示约 $10\%\sim12\%$ 的人一生中有十二指肠溃疡病史，DU 好发于青壮年，男性较女性多见。DU 的发病与幽门螺杆菌（Hp）、非甾体抗炎药（NSAIDs）、应激、遗传等因素有关。十二指肠溃疡的临床表现多种多样，典型的临床症状是上腹部疼痛。部分患者可无任何临床表现，约 10% 患者的首发症状是上消化道出血、穿孔等并发症。自 20 世纪 90 年代以来，DU 的发病率有下降趋势，主要和幽门螺杆菌的广泛根除有关。

DU 的确诊依据内镜检查或 X 线检查。内镜检查目前已经公认是诊断十二指肠溃疡的首选方法，诊断正确率远高于 X 线。

（一）X 线检查

目前多采用气钡双重造影和十二指肠低张造影。十二指肠溃疡的典型 X 线征象是龛影，后者是十二指肠溃疡诊断的可靠依据。溃疡龛影可呈圆形、椭圆形或线形，边缘光滑，周围环绕月晕样浅影或透光圈，系溃疡周围黏膜充血和水肿所致。溃疡愈合后瘢痕组织收缩可引起黏膜皱襞向龛影集中。间接征象有对侧出现痉挛性切迹；瘢痕挛缩引起的变形；溃疡局部压痛和激惹现象；溃疡愈合和瘢痕所致局部变形、狭窄等。

（二）普通内镜检查

内镜检查是诊断十二指肠溃疡的最重要手段，不仅能明确溃疡的存在，还可估计溃疡灶的大小、周围炎症的轻重以及直视下采取活组织标本做病理组织学检查，故内镜较 X 线钡餐检查有较多的优势，是十二指肠溃疡最佳、最直接的确诊方法。

（三）超声内镜（EUS）检查

在超声内镜下溃疡表现为黏膜的连续性中断，呈一凹陷状，凹陷底部可见一层较厚的高回声区，是由溃疡底部的厚苔对超声的反射形成，称为白苔回声；白苔下的炎性组织、肉芽组织及瘢痕组织在超声下均表现为低回声区，称为溃疡回声。随着溃疡的逐渐愈合，白苔回声逐渐不明显，溃疡回声缩小，最终消失。由于十二指肠溃疡很少癌变，因此超声内镜对十二指肠以外病变的观察意义较小。

二、内镜诊断

（一）内镜诊断特征

内镜下典型的十二指肠溃疡多呈圆形或椭圆形，也可呈线状，溃疡可单发或多发，边缘光整，底部充满灰黄色或白色渗出物，周围黏膜可有充血、水肿，有时见皱襞向溃疡集中（图 6-1）。十二指肠溃疡的发生部位以十二指肠球部最常见，前壁最常见，在特殊情况下也可发生在十二指肠降段等部位。十二指肠溃疡也可发生出血、幽门梗阻和穿孔等并发症。

（二）内镜诊断标准及分期

1. 十二指肠溃疡的内镜分期

根据病程不同，可将十二指肠溃疡在内镜下表现分为三期。目前采用的是日本学者畸田隆夫倡导的分期法，将溃疡病分为活动期、愈合期和瘢痕期，各期再分为 2 个亚期。

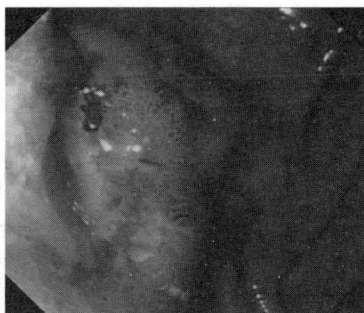

图 6-1　典型十二指肠溃疡（球部前壁）

（1）活动期（A 期）：为急性期，即发病的最初阶段，溃疡底部苔较厚，周边炎症显著，与正常组织界限模糊。活动期可进一步分为 A$_1$ 期和 A$_2$ 期。

A$_1$ 期：溃疡一般呈圆形或椭圆形，溃疡底部中心覆盖厚苔，呈白色、灰黄色或灰白色。有时中心可见到裸露的血管、新鲜血凝块或暗红色出血点，也可伴有渗血或血痂，有时可看见动脉及大血管的喷血、静脉和小血管的涌血或毛细血管的渗血等。A$_1$ 期溃疡周围黏膜潮红，为充血、水肿、糜烂的急性炎症表现。本期病变无明显的组织修复发生。

A$_2$ 期：溃疡底部仍覆盖厚苔，呈黄色或白色苔，但厚苔较为清洁、边缘渐清楚。急性炎症表现的周围充血水肿减轻，无出血征象，可见红色再生上皮及轻度黏膜皱襞集中现象。可见少许黏膜组织修复。

（2）愈合期（H 期）：此期溃疡面积缩小、深度变浅、急性炎症表现的充血、水肿消失，上皮再生显著，皱襞向溃疡明显集中。本期可分为 H$_1$ 期和 H$_2$ 期。

H$_1$ 期：溃疡处于愈合中，溃疡缩小，溃疡苔变薄、消退，其周围充血、水肿消失，新生毛细血管形成红晕明显，呈红色栅栏样，皱襞集中可达溃疡边缘。

H$_2$ 期：溃疡继续变浅、变小，已接近愈合，但未完全消失，膏微薄或消失，再生上皮进一步加宽，周围黏膜皱襞向溃疡集中。

（3）瘢痕期：此期溃疡已愈合，被再生上皮覆盖。本期可分为S_1期和S_2期。

S_1期：溃疡愈合，白苔完全消失，缺损黏膜为修复的再生上皮覆盖呈现红色新生瘢痕样黏膜，称红色瘢痕期。

S_2期：溃疡修复的再生上皮进一步增加、增厚，愈合溃疡的新生黏膜从红色转为白色，有时不易与周围黏膜区别，称白色瘢痕期。

内镜下对溃疡的分期，有时也难以明确。如H_1期与H_2期难以区分，则以H_1-H_2期表示；当H_2期与S_1期难以分辨时，可以用H_2-S_1期表示。

2. 特殊类型的十二指肠溃疡

（1）十二指肠霜斑样溃疡：是一种特殊类型的溃疡，在内镜下可见红润的黏膜区有单个或多个散在的小白苔，形如霜斑，无明显的黏膜凹陷。可能是溃疡处于活动期进展过程或愈合中的一种表现。

（2）十二指肠球部畸形：反复发作的十二指肠球部溃疡，愈合后常使球部正常形态发生改变或球腔变小。未愈合的溃疡也因黏膜严重水肿可造成畸形。

（3）十二指肠假憩室形成：正常球部呈球状，但溃疡愈合后，由于瘢痕牵拉，将球部分割成多个房室样结构，称为十二指肠假憩室。十二指肠假憩室可与溃疡病变同时发生，也可单独存在。

（4）幽门变形或梗阻：近幽门处的溃疡愈合后，牵拉幽门导致幽门关闭不全和开放受限，内镜通过受阻。幽门变形进一步加剧，或球部溃疡愈合出现瘢痕挛缩牵拉幽门，形成幽门口狭窄，严重者导致幽门梗阻，内镜通过困难，伴胃内大量内容物潴留。

（5）对吻溃疡：常见于十二指肠球部，是十二指肠多发性溃疡的特殊类型，可同时发生于大、小弯两侧或前、后壁等相对应位置，称为对吻溃疡。

（6）球后溃疡：十二指肠球后溃疡指发生在球部以远部位的

溃疡。常易发生在十二指肠乳头近端的后壁，易在内镜操作中误诊。因此对有典型消化性溃疡症状，寻找部位未发生病变时应重视对球后部位的检查。球后溃疡的发生率一般占十二指肠溃疡患者的1%左右，常见为多发性十二指肠溃疡或与胃溃疡同时发生，形成复合性溃疡。患者一般临床表现较明显，腹痛较剧烈，合并出血的发生率高，治疗较为困难。球后溃疡超越十二指肠第二段者且伴胃酸水平过高表现者，常提示有促胃液素瘤存在的可能。

（7）线形溃疡：十二指肠线形溃疡常发生于十二指肠球部，呈线状，其可长短不一，一般超过球腔周径的1/4，可呈横形或纵形，溃疡边缘清晰，与周围界限分明，周围黏膜组织充血、水肿相对较轻。线形溃疡一般较难以愈合，对药物的治疗反应不佳。

（8）十二指肠溃疡伴出血：出血是十二指肠溃疡最常见的并发症，可表现为喷射状、渗出性、血痂附着等表现。

（9）十二指肠恶性溃疡：尽管十二指肠溃疡的癌变率很低，但是对于溃疡不规则、菜花状、周边黏膜僵硬、隆起等表现的溃疡，仍有活检的必要，以排除恶性可能。

三、内镜治疗

（一）十二指肠溃疡出血的内镜治疗

单纯的十二指肠溃疡不需内镜治疗，口服制酸药物治疗有良好的效果。但对于伴有出血的十二指肠溃疡，尤其是有活动性出血者，必须行内镜下止血治疗。

（二）临床疗效

目前认为多种内镜下止血方法的疗效近似，即时止血率在药物注射、高频电、热探头、APC和止血夹等方法均可达到90%～98%，无显著性差异。内镜止血的再出血率在10%以下，和静脉内制酸药使用的止血效果相比优势明显。联合多种内镜下止血方法可进一步提高止血效果。

第二节 十二指肠肿瘤

一、引言

十二指肠长度仅占小肠全长的 8%，而肿瘤的发生率为 9.9%~29.8%。因此，十二指肠是小肠肿瘤的多发部位。国内外文献报道十二指肠占小肠恶性肿瘤的 30%~50%，位居首位，其次为回肠与空肠。临床上十二指肠肿瘤没有特异性表现，因此早期诊断较困难，约有 50% 的患者在内镜检查和手术活检中证实。

十二指肠肿瘤从性质上可分为良性和恶性肿瘤，良性肿瘤又包括息肉（腺瘤）、间质瘤（GIST）、脂肪瘤、Brunner 腺腺瘤等；恶性肿瘤包括十二指肠乳头癌、十二指肠腺癌、平滑肌肉瘤、恶性淋巴瘤、类癌等。

十二指肠良性肿瘤多见于男性，据统计男女之比约为 2：1，发病年龄多见于 50 岁以上年龄组，其次为 30~40 岁。管状腺瘤及绒毛状腺瘤（又称乳头状腺瘤）约占 54%，间质瘤和脂肪瘤约为22% 和 18%，其余的还有纤维肌瘤、血管瘤、淋巴血管瘤以及神经源性肿瘤。腺瘤性息肉和间质瘤还可发生恶变，癌变率分别为7% 和 20%。良性肿瘤绝大多数位于肠腔内，少数肿瘤生长在肠壁内或肠壁外浆膜下。肿瘤形态可分有蒂和无蒂，由于黏膜松弛致肿瘤脱垂，可发生间歇性、部分性或完全性十二指肠梗阻或肠腔狭窄。据国内有明显部位记载的小肠肿瘤 7003 例统计分析，十二指肠肿瘤 2873 例，其中良性肿瘤 368 例，占小肠良性肿瘤21.1%。Wilson 等报道1721 例小肠良性肿瘤中，十二指肠肿瘤367 例，约占 21%，其中腺瘤167 例，间质细胞瘤 86 例，脂肪瘤72 例，血管瘤 18 例，纤维瘤和神经纤维瘤各 12 例。前瞻性内镜研究报道十二指肠腺瘤的发病率有明显升高趋势。

十二指肠恶性肿瘤的发生率占整个小肠癌的 40%~50%，以腺癌最为多见，约占 81.5%，其次为淋巴瘤，约占 12.6%，平滑肌肉瘤甚少，仅占 5.1%。国外报道 2356 例小肠恶性肿瘤，位于十二指肠的恶性肿瘤 525 例（22.3%），其中腺瘤 427 例，肉瘤 50 例，类癌48 例。据国内 10 619 例小肠肿瘤统计，位于十二指肠的恶性肿瘤占 47.7%。原发性十二指肠恶性肿瘤最常见的部位是乳头周围，约占 2/3，由于病变部位特殊与既往检测手段有限，早期诊断困难，更不易区分不同部位的肿瘤，故统称为十二指肠壶腹周围癌。

内镜检查是确诊十二指肠肿瘤的重要手段，准确率显著高于 X 线钡餐检查和 CT、MRI 等影像学检查。它可在直视下观察病变的部位、性状、形态、色泽以及与周围黏膜的关系，并可在病灶处钳取标本送病理活检。考虑为黏膜下肿瘤时，可采取定点挖洞式取材 2～3 块送检。十二指肠镜检查对乳头病变的诊断价值较大，可直接观察肿瘤大小、形状和部位，且可作活检病理分型，确诊率达85.5%，是目前主要的诊断工具。

超声内镜（EUS）对于十二指肠息肉、间质瘤的诊断价值较大。EUS 是目前公认诊断消化道间质瘤的最佳手段，EUS 能显示消化道管壁的层次结构及壁外情况，根据其显示管壁层次结构的完整性、病灶的起源以及大小、回声、形态和边缘等声像学特征，准确判断间质瘤的起源，确定类型，做出定性诊断，以及判断消化道壁外器官的关系。其他影像检查对这种黏膜下的病变诊断均有较大的局限性。EUS 对消化道间质瘤的显示率和确诊率为 100%。平滑肌瘤、脂肪瘤、黏膜下囊肿、息肉等均有其特征性声像图，并显示出与消化道黏膜相应关系。息肉与 Brunner 腺瘤 EUS 声像学稳定，EUS 诊断准确性极高。除此之外，还可在超声内镜引导下行细针抽吸活检或组织学细针活检以获得细胞或组织学资料，对于临床诊断极其有意义。

内镜下治疗是十二指肠肿瘤主要的治疗手段。对于十二指肠良性肿瘤，黏膜层的病变（如息肉）可采取内镜下摘除术，平坦的病变也可采用 APC 烧灼术，对于黏膜下肿瘤可采取超声内镜引导下的套扎或摘除术。对于恶性肿瘤，建议手术治疗。

二、内镜诊断

(一) 十二指肠息肉

1. 内镜诊断特征

十二指肠息肉多位于十二指肠球部，可单发、多发，一般常见单发、可带蒂或亚蒂（此种息肉恶变程度较低）；也可存在于两个或两个以上不同的部位。因此，内镜下发现十二指肠息肉，还应检查其他部位的肠道。十二指肠乳头状腺瘤虽属良性，但可恶变为腺癌。乳头状腺瘤多位于十二指肠第三、四段，体积较大，一般可大于 2 cm。

十二指肠息肉依据山田分型，分为 4 型。①Ⅰ型：隆起的起始部平滑，界限不清楚。②Ⅱ型：隆起的起始部界限较明显，无蒂。③Ⅲ型：隆起的起始部略小，有亚蒂（图 6-2）。④Ⅳ型：隆起的起始部明显狭小，形成蒂。

内镜下发现十二指肠息肉，一般须行息肉组织活检，并进行病理学检查明确性质给予确诊。病理学分型为：真性息肉指突出于肠腔的息肉，表面有一层完整的连续的肠上皮黏膜。假性息肉指息肉表面上皮黏膜完全缺如或出现不连续。

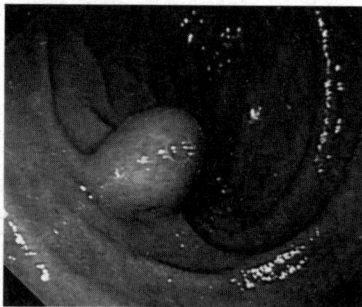

图 6-2　十二指肠降段息肉（Ⅲ型）

2. 超声内镜诊断特征

声像图表现为起源于黏膜层的高回声病灶，突向腔内，内部回声均匀，无包膜（图 6-3）。

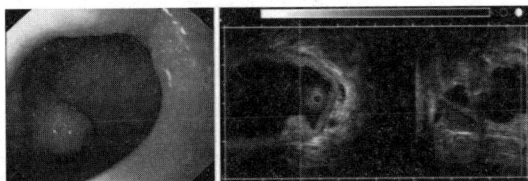

图 6-3　十二指肠球部息肉的内镜及 EUS 声像图

3. 息肉分类

（1）炎症性息肉：隆起组织有大量炎症细胞浸润，常见十二指肠炎症性病变，如炎症性肠病。

（2）增生性息肉：隆起组织含大量增生的纤维组织。

（3）腺瘤性息肉：隆起组织为富含大量增生的腺体（图 6-4）。依据腺体增生的表现，可分为管状腺瘤、绒毛状腺瘤以及混合性息肉。超声内镜下表现为起源于黏膜第 1～2 层的边界不清的低回声区，回声强弱类似脾脏，内部回声均匀。

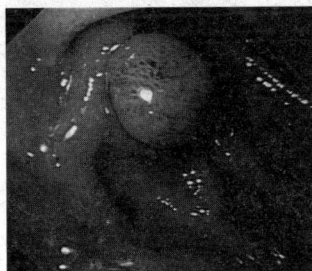

图 6-4　十二指肠腺瘤性息肉

（4）错构瘤样息肉：如 Peutz-Jeghers 综合征。临床表现为全消化道多发性息肉并伴有皮肤和口唇黏膜色素沉着者。本病以小肠最多见，好发于十二指肠，有一定遗传性与癌变率，40％有家族病史。

（二）十二指肠间质瘤

属于黏膜下肿瘤，起源于间质细胞，不同于平滑肌瘤和脂肪瘤，是小肠最常见的良性肿瘤，也是十二指肠黏膜下肿瘤最常见的一种。国内资料报道在十二指肠占 22％，国外报道占 19.6％。

1. 内镜诊断特征

好发于十二指肠球部或降部，间质细胞瘤多为单发，偶见多发。瘤体一般较大，表面一般光滑，黏膜层完好，无充血水肿，呈现黏膜下肿物特点。瘤体质地坚韧，一般呈半球形、哑铃形或分叶状，有一定的活动度，常形成桥形皱襞。当肿瘤生长过快或瘤体过大时，肿瘤顶部中央出现黏膜上皮溃破形成溃疡（图 6-5）。溃疡周围黏膜充血、水肿和糜烂，严重者可见溃疡面渗血和出血。瘤体过大或溃疡病灶也可引起十二指肠肠腔梗阻，导致内镜不能通过或通过困难。

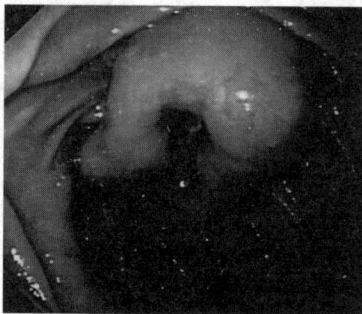

图 6-5　十二指肠降段间质瘤（表面溃疡形成）

2. 超声内镜诊断特征

对内镜下考虑诊断为间质细胞瘤，应行超声内镜检查，观察病变的起源，有利于本病确诊。同时可将间质细胞瘤分为腔内型、壁内型、腔外型和混合型，对能否行内镜下切除治疗具有重大指导意义。超声内镜下的声像图特征为起源于第 4 层的低回声病灶，常呈梭形或椭圆形，边缘清楚，内部回声均匀（图 6-6）。

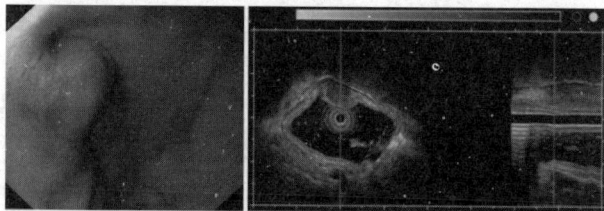

图 6-6　十二指肠球部间质瘤的内镜及其 EUS 声像图

（三）脂肪瘤

脂肪瘤内镜下常为半球状或分叶状隆起，表面光滑呈黄色，EUS 声像图表现为黏膜下层的高回声病灶，回声均匀，边界清晰。

（四）Brunner 腺腺瘤

为十二指肠黏膜下 Brunner 腺起源的腺瘤。本病一般不引起临床症状，常在胃镜检查时偶尔发现。当胃酸过多时可出现反酸和胃灼热感，也有的患者以消化道出血为主要表现。

1. 内镜诊断特征

常位于十二指肠近端 2/3 部分，以球部最常见。表现为单个或多个圆形或半圆形小结节，直径在 0.5～1.5 cm 间，成堆或散在出现，结节表面光滑、顶端潮红，有的糜烂，广泛增生呈铺路石样外观。本病极少发生癌变。病理学检查为典型 Brunner 腺增生，即十二指肠碱性的黏液腺，也可出现十二指肠息肉样表现。

2. 超声内镜诊断特征

Brunner 腺增生声像图显示为起源于第 1～3 层的囊性病变，囊壁厚而不规则，这是由于 Brunner 腺体能分泌较大量的黏液，而腺体增生，使分泌导管阻塞，而形成囊实性病变（图 6-7）。

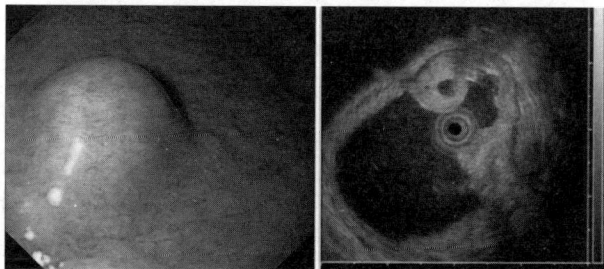

图 6-7　十二指肠 Brunner 腺腺瘤的内镜及其 EUS 声像图

（五）血管瘤

发病率较低，常表现为孤立、无包膜的肿块，主要是毛细血管和薄壁的静脉，也可见于动脉。血管瘤一般较小、无蒂，偶呈息肉样外观，与周围黏膜分界清楚。组织学上可分为毛细血管瘤、海绵状血管瘤和混合性血管瘤，常发生出血并发症，超声内镜下表现为肠壁第 2 层或第 3 层的不规则低回声。

（六）十二指肠乳头腺瘤

虽然十二指肠乳头肿瘤发病率不高，仅占消化道肿瘤的 5%，但是随着内镜检查和 ERCP 的应用其检出率越来越高。

在十二指肠乳头良性肿瘤中以腺瘤最为常见，约占 70%，其恶变率约为 30%，具有重要临床意义。

十二指肠乳头腺瘤的诊断需要依赖十二指肠镜，可以得到正面图像，内镜下表现为乳头膨大，表面充血，可呈颗粒状，易出血。活检组织病理可以确诊，EUS 对于区别良恶性和浸润深度有重要价值，尤其是使用微探头可以明确乳头肿大的性质（图 6-8）。

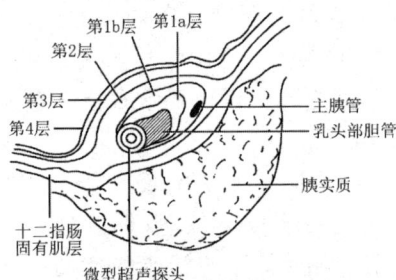

图 6-8　十二指肠乳头 EUS 微探头扫查示意图

（七）十二指肠腺癌

临床比较少见，其发病率约占全部胃肠道的恶性肿瘤的 0.3%。原发性十二指肠癌自 1764 年 Hamburger 首次报道至 1974 年文献记载仅 694 例，国内文献至 1990 年前 50 年间报道本病只有 322 例，但近年来发病率有升高趋势。可能由良性息肉恶变或溃疡、憩室恶变发展而来。

1. 内镜诊断特征

原发性十二指肠癌的好发部位为十二指肠降部，其中乳头区最多，其次为乳头上区和乳头下区，而球部、水平部及升部很少见。十二指肠癌内镜下表现为病变局部出现不规则隆起，也可呈菜花状、结节状等，黏膜组织明显增粗、糜烂，组织较脆，极易出血，与周围组织界限不清，或向周围组织浸润，黏膜皱襞变粗、变平、紊乱或消失，肠壁痉挛或蠕动减弱、消失。病灶也可为溃疡，一般较大，底部较深，上覆污浊厚苔，多数患者可伴有溃疡出血，当病灶浸润至肠腔全层或肠管四周时，可形成肠腔狭窄或梗阻，导致内镜不能通过或通过困难。内镜下可分为三型，即息肉型、溃疡型及溃疡浸润型。

2. 超声内镜诊断特征

超声内镜可清楚地显示肠壁各层结构及肿瘤侵犯深度，还能观察病变肠段外周有无淋巴结肿大情况。十二指肠腺癌表现为低回声，呈浸润性生长，可以取代正常的肠壁四层结构；也可以形成黏膜层缺损、不规则或中断等现象，使黏膜结构部分或全部消失；周围可见淋巴结肿大，也可侵犯周围脏器，特别是胰腺。

(八) 十二指肠乳头癌

1. 内镜诊断特征

内镜可表现为乳头部肿大，表面糜烂或不规则溃疡形成，可呈颗粒状、结节状、分叶状等，可有出血。

按其形态可分成 4 型（图 6-9）。

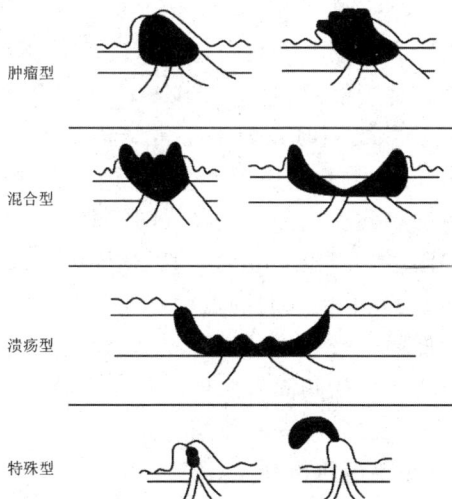

图 6-9　十二指肠乳头癌分型示意图

（1）肿瘤型：根据肿瘤是否破坏乳头表面，又可分为非露出和露出两个业型。

（2）混合型：又可分为肿瘤溃疡型及溃疡肿瘤型。

（3）溃疡型：整个乳头均被癌性溃疡所占据。

（4）特殊型：主要是正常型，病变位于壶腹内，未形成肿瘤或溃疡。

2.超声内镜诊断特征

内镜超声检查可以判断肿瘤的浸润深度，当肿瘤侵犯深度不超过黏膜层及 Oddi 括约肌时，称为早期乳头癌。十二指肠乳头癌的非露出型需与乳头炎及下段胆管癌相鉴别，而溃疡型应该与胰腺癌的十二指肠浸润鉴别。超声内镜分期如下。

T1：肿瘤局限于 Vater 壶腹内。

T2：肿瘤侵犯十二指肠壁，特别是十二指肠固有肌层。

T3：肿瘤侵及胰腺，但未超过 2 cm。

T4：肿瘤侵及胰腺达 2 cm 以上，或侵犯其他邻近脏器，特别是一些主要血管。

3.腔内超声内镜诊断特征

对于十二指肠乳头癌，管腔内超声（IDUS）具有一定的价值，可以更精细地判断肿瘤侵犯深度。IDUS 可显示十二指肠乳头的分层结构。十二指肠乳头癌时，乳头正常结构消失，为低回声病灶取代。根据肿瘤与 Oddi 括约肌及十二指肠壁固有肌层的关系，将十二指肠乳头癌的浸润深度分为 4 级（图 6-10）。

d0：肿瘤局限在相当于 Oddi 括约肌低回声带以内。

d1：肿瘤突破 Oddi 括约肌的低回声带，但未侵犯相当于十二指肠固有肌层的低回声带。

d2：肿瘤侵犯十二指肠固有肌层，但未突破。

d3：肿瘤突破十二指肠固有肌层。

（九）十二指肠平滑肌肉瘤

发病率居十二指肠恶性肿瘤的第二位，国外统计约占 17.7%，国内统计约占 27.3%。十二指肠降部是主要好发部位，常见于

40 岁以上，男女发病率几乎相等。起源于肠壁黏膜肌层或肌层，可由良性平滑肌瘤演变而来。常单发，偶多发。

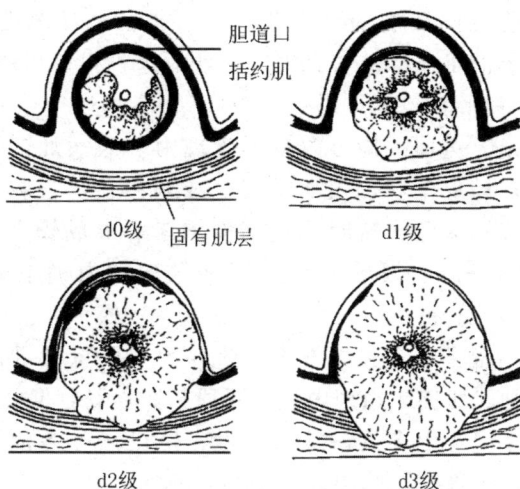

图 6-10　十二指肠乳头癌分级示意图

1. 内镜诊断特征

内镜下可见凹脐状或息肉样的肿瘤，活检时质脆，易大出血，或见到黏膜下巨大肿块，瘤体较硬，中央有溃疡形成。肿瘤也可呈蕈状、乳头状、菜花状或块状弥漫性向周围浸润。瘤体大小不一，多为广基，瘤体较大者，表面常有坏死、溃疡、继发大出血或中心坏死而形成瘘管、窦道，甚至并发脓肿、穿孔。内镜下根据生长方式将其分为 3 型：腔内型（黏膜下型）、腔外型（浆膜下型）和壁内型。

2. 超声内镜诊断特征

可见十二指肠平滑肌肉瘤的声像图特征为起源于第 4 层的低回声病灶（也可起源于第 2 层），直径一般大于 4 cm，常呈圆形或不规则形，边界欠清楚，有时可出现"断壁征"，其内部回声不均匀。常有囊性变，超声内镜诊断平滑肌肉瘤的敏感性可达 80%～100%。如行超声内镜下细针活检术并行病理及免疫组化检查其确诊率为 100%。

（十）十二指肠恶性淋巴瘤

十二指肠恶性淋巴瘤来源于肠壁淋巴组织，可为原发性，也可为全身性恶性淋巴瘤的一部分。十二指肠恶性淋巴瘤很少见，约占十二指肠恶性肿瘤的 6.20%，占小肠恶性淋巴瘤的 14.75%。

1. 内镜诊断特征

诊断依赖于病理活检。内镜下表现为多处病灶，肠壁增厚变硬失去弹性，呈皮革状，表面暗红色或灰白色，管腔扩张，黏膜常有多个结节样隆起，有时肠壁高度增厚可形成较大的肿块。也可因肠壁浸润增厚、僵硬而引起肠腔狭窄。内镜下分型及特点如下。

（1）扩张型：最多见，常为单发，由于肠壁被淋巴肿瘤弥漫浸润而损害神经肌肉，出现内镜下肠段扩张，肠管僵硬。

（2）溃疡型：也多见，常为多发，淋巴瘤弥漫浸润、坏死形成表面溃疡，边缘硬而凸起，外貌如癌溃疡。

（3）息肉型：肿瘤体积较大，常为多发，质似海绵状，易出现，可在瘤体的表面形成深溃疡。

（4）缩窄型：较少见，外观似环状癌。

2. 超声内镜诊断特征

超声内镜下表现为肠壁明显增厚可达 2 cm，以第 2 层（黏膜层）最明显，为低回声病灶，边界不清，内部回声均匀，十二指肠壁结构层次消失。

（十一）十二指肠类癌

来自肠壁的嗜银细胞故称类癌、嗜银细胞瘤，约占胃肠道肿瘤的 0.4%，发生在十二指肠者少见，国内统计占十二指肠恶性肿瘤的 2.7%，国外统计差别很大，占十二指肠恶性肿瘤的 1.8%～16.86%。肿瘤位于十二指肠黏膜层或黏膜下层，易发生黏膜浅表性溃疡。

十二指肠类癌内镜下表现为微黄色结节，边缘清楚，质地较硬，直径一般小于 2 cm。超声内镜表现为黏膜下梭形肿物，为较高回声，当出现浸润时肠壁各层结构不清，可侵及浆膜及周围组织。病理学检查提示在十二指肠黏膜层或黏膜下层可见类癌细胞浸润为确诊依据。

三、内镜治疗

十二指肠的部分良性肿瘤可以选择行内镜下切除或套扎，对于小的、平坦型病变也可选择 APC 烧灼术。对于恶性瘤，原则上仍首选外科治疗。本节重点介绍内镜下十二指肠乳头腺瘤切除这一新技术。

（一）十二指肠息肉摘除术

镜下息肉切除术是治疗十二指肠息肉的首选方法，包括活检钳咬除、电热活检钳摘除、电凝圈套后电切、注射法、激光及微波烧灼法、冷冻法等。0.5 cm 以下的息肉可采用活检钳咬除，电热活检钳摘除可避免出血，切除比较彻底，常用于小息肉的摘除，也可作为圈套电摘除后的补充治疗。现在广泛应用高频电凝电切方法，此法安全，并发症少，可适用于各种息肉，对于较大的息肉可采取分块切除。对基底部粗，估计有出血可能的息肉，在先于根蒂部注入硬化剂，然后再行圈套电切，效果较好。此外，文献报道经内镜尼龙绳套扎也是一种治疗较大无蒂息肉安全有效的方法。

内镜下息肉切除术后，黏膜所留下的缺损通常能够很快愈合，部分患者可有溃疡形成，这主要取决于创面的大小及深度。溃疡可导致出血和穿孔，出血的发生率较穿孔为高。

（二）十二指肠间质瘤切除术

若直径＜2 cm 的腔内型黏膜下肿瘤，可试行内镜下摘除术。具体方式有：①高频电切法和圈套器大块活检法（与息肉摘除相同），适用于腔内型较小的间质细胞瘤。②针状刀剥离黏膜下肿瘤。对胃外压迫性病变，腔外型、较大壁内型或混合型间质细胞瘤或可疑有恶性肿瘤者，不宜行内镜下治疗。具体方法如下。

1. 直接圈套切除

即用电圈套器直接套住病变，进行高频电切除，其操作步骤和要领与业蒂息肉切除基本一致，如病变隆起不明显，可将电圈套器张开围住病变，抽吸消化道管腔内气体，使黏膜向腔内凸起，此时令助手收紧电圈套器，对直径不超过 2 cm 的黏膜病变和直径不超过 1 cm 的黏膜下病变多能完整切除。本法主要用于向消化道管腔内凸出的黏膜下肿物和凸出于黏膜表面病变，尤其适用于病变深度不超过 1/2 黏膜下层病变的内镜下切除。

2. 黏膜下注射后直接圈套切除

先用内镜注射针，在病变处黏膜下注射液体（生理盐水、高渗盐水、1∶10 000 肾上腺素盐水），使病变处黏膜隆起，便于电套圈套住病变，同时注射到黏膜下层的液体使待切除黏膜远离固有肌层，从而减少了病变切除时对固有肌层的损伤，大大降低了消化道穿孔的危险性，适用于黏膜平坦病变或消化管壁较薄处黏膜病变的切除。

3. 套扎后圈套切除

对于突起不明显的黏膜或黏膜下病变，采用先套扎使隆起不明显的病变变成亚蒂息肉状，再采取圈套电凝切除。

4. 透明帽法切除

在内镜前端加装透明帽，经活检钳道放入圈套器，对准待切除病变吸引将病变吸入透明帽内→收紧圈套器→电凝切除病变。

5. 黏膜下注射后黏膜剥离术

在待切除病变处行黏膜下注射，使病变黏膜充分隆起远离肌层，再用铲式切开刀切除病变黏膜。

（三）十二指肠乳头腺瘤切除术

1. 切除指征

目前内镜乳头切除术的适应证并未统一，有学者认为病变直径小于 4 cm、边界规则、质地柔软，没有溃疡等恶变征象，组织学检查结果为良性，大小不超过十二指肠半周，未累及胰管和胆管，黏膜下注射能抬起的病变适宜切除。日本内镜学会制定的内镜乳头切除术指征为暴露型的腺瘤和原位癌，未侵犯十二指肠黏膜肌层，未侵犯胆管和胰管。

2. 黏膜下注射

在乳头部位的黏膜下层注入适量的生理盐水等液体使病变基底隆起,使黏膜层和肌层分离,便于内镜切除。是否行黏膜下注射仍有争议。注射针为硬化剂注射针,注射剂有生理盐水、1∶10 000 的肾上腺素和 50% 葡萄糖苷注射液。注射肾上腺素的好处在于可以降低出血的风险。葡萄糖苷的好处是具有较高的黏滞度,延长了注射液在局部的存留时间,更有利于止血。也可在生理盐水里加入亚甲蓝,使肿块尤其是肿块的边界在内镜下看得更清楚。目前没有关于注射液之间的比较的随机对照研究。

3. 圈套切除

应用圈套器将圈套器套住乳头基底部后勒紧、通电,使组织凝固后汽化切除。为便于圈套可以用外科电针刀在病变周围做一个切口,由于圈套整个乳头比仅仅圈套病灶更加容易,所以可将肿块和乳头一起套住切除。

4. 胆胰管支架置入

许多学者认为内镜乳头切除术后置入胰管支架可以降低术后胰腺炎和乳头狭窄的发生率,胆管支架置入可以预防内镜乳头切除术后胰腺炎。

5. 补救治疗

如果肿块切除当时就怀疑有病变组织残留,在技术上可能的情况下,要立即进行追加圈套切除。如果切除不完全就要用活检钳或热凝补救治疗。热凝治疗的方法包括氩离子凝固术、单极或多极电凝,Nd∶YAG 激光治疗和光动力治疗。补救治疗的方法取决于内镜医师的偏好和具备的器械,目前还没有比较各种补救治疗方法的随机对照试验。

6. 临床疗效

因为目前内镜乳头切除术的“成功”没有统一的定义,内镜乳头切除术的成功率相差较大 (46%~92%),所以难以比较各个研究的结果。术后的腺瘤复发率为 0~33%;复发的危险因素包括肿块的大小和乳头切除术后未追加热凝治疗。内镜乳头切除术后腺瘤复发需要手术治疗的比例为 10%～30%。

7. 并发症

内镜乳头切除术的并发症分为早期并发症（胰腺炎、出血、穿孔、胆管炎）和晚期并发症（乳头狭窄）。总发生率为 23.0%，总死亡率为 0.4%。两个最常见的并发症是术后出血和胰腺炎，大部分出血可以经内镜止血和保守治疗控制。大部分术后胰腺炎是轻症，只需要保守治疗。

第三节　小肠恶性肿瘤

小肠恶性肿瘤约占胃肠道全部恶性肿瘤的 2%～3%，男性多于女性，约 2∶1，以中老年多见。主要包括腺癌、平滑肌肉瘤、恶性淋巴瘤、类癌。十二指肠以腺癌发生率最高，平滑肌肉瘤最常见于空肠，淋巴瘤或类癌多见于回肠。临床上一般早期无明显症状，中晚期出现腹痛、肠出血、肠梗阻及腹部包块等症状。

一、内镜检查

（一）小肠腺癌

占小肠恶性肿瘤的 50%，多数单发，以十二指肠多见。小肠腺癌内镜下早期表现为黏膜表面粗糙、糜烂或浅溃疡；进展期表现为息肉样、结节样肿块或明显溃疡，环周狭窄，黏膜充血水肿，脆性增强，易出血（图 6-11），在形态上分为肿块型、溃疡型、狭窄型和弥漫浸润型。

（二）恶性淋巴瘤

恶性淋巴瘤在小肠恶性肿瘤中的发病率仅次于小肠腺癌，病变组织来源于黏膜下的淋巴组织，绝大多数为非霍奇金淋巴瘤。在肿瘤来源上可以小肠本身为原发灶，也可以是全身淋巴瘤的一部分。判断是否为小肠原发性淋巴瘤，Dawson 提出了诊断标准：①浅表淋巴结无肿大。②白细胞总数和分类正常。③胸部 X 线检查没有纵隔淋巴结肿大。④手术探查没有发现除病变肠段外其他部位以及肠系膜淋巴结等组织器官受累及。⑤肝、脾未累及。

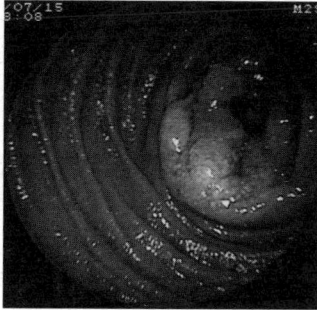

图 6-11　小肠腺癌

肿块向腔内生长，伴溃烂、渗血，管腔狭窄

恶性淋巴瘤多位于回肠，其次是空肠和十二指肠，多为单发，少数多发。小肠淋巴瘤起病隐匿，发展缓慢，主要的临床表现是腹痛、腹胀，黑便或便血，伴有不同程度的贫血、体重减轻，有时出现恶心、呕吐等肠梗阻的表现，查体可触及腹部包块。

内镜下小肠淋巴瘤分为弥漫型和局灶型。肿瘤长于黏膜下潜行生长，使管壁僵硬增厚，蠕动变差成皮革样。肠壁黏膜暗红色或灰白色，管腔呈扩展状态，可见多个黏膜隆起，有的局部形成较大肿块（图 6-12）；部分病例表现为病变弥漫增厚致管腔狭窄；有的呈现局灶黏膜隆起，增厚成大小不等的浸润性包块；也可单独表现为某一部位溃疡或与浸润、隆起同时出现，病变底硬且深，周边隆起。针对恶性淋巴瘤，病理诊断较困难，普通内镜下活检阳性率较低。如病变为腔内生长，大块活检阳性率可明显提高，或者自溃疡病变中心取材阳性率也可获提升。

（三）平滑肌肉瘤

平滑肌肉瘤起源于小肠壁肌层，单发多见，好发部位是回肠，其次是空肠，占小肠恶性肿瘤的 10％～20％，好发于 60 岁以上老人，无明显性别差异。因肿瘤可发生表面的溃疡和中央的坏死，故临床上常出现胃肠道出血等急腹症。

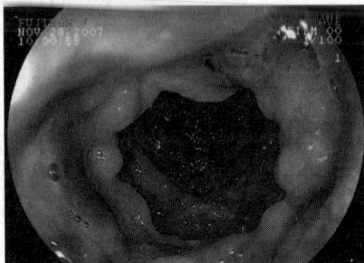

图 6-12　小肠淋巴瘤
弥漫结节样隆起，管腔僵硬并稍狭窄，蠕动差

内镜下一般呈圆形、椭圆形隆起或结节状突起，暗红色，质硬且韧，肿块较大时可压迫肠腔或引起黏膜溃疡，并可出现穿孔。平滑肌肉瘤体积大，直径常≥5.0 cm，倾向于向肠腔外生长，可与良性平滑肌瘤鉴别。

（四）类癌

类癌发病率为 3.85/10 万，在欧美国家相对多见，而在我国则罕见，Magganl 等发现，90％以上的类癌发生在胃肠道，其中小肠类癌占全部消化道类癌的 43.7％。发病年龄平均 50 岁左右，男女发病率资料统计数据不太一致。除阑尾外，回肠尤其是回肠末端是好发部位，80％病灶位于距回盲部 80 cm 以内。类癌肿瘤细胞起源于肠腺腺窝深处的嗜银细胞，也可起源于神经嵴细胞，能分泌多种不同的多肽类及活性胺类激素，属于 APUD 系统（胺前体摄取，脱羧系统）肿瘤。其分泌的 5-羟色胺、肠肽类、组胺类物质，可引起血管运动障碍、胃肠道症状、心脏和肺部病变的表现，出现发作性的面部潮红，胸闷、气短、心悸、哮喘、腹痛、腹泻（水样泻）等临床表现，称为类癌综合征，发生率约 10％。

电子结肠镜对回肠末端类癌可以进行观察，如小肠其他部位则有赖于双气囊小肠镜和胶囊内镜进行观察诊断（图 6-13）。电子肠镜和双气囊小肠镜可直接观察病变肠段，取活检做病理和进行嗜银染色，做出诊断。

内镜下瘤体常为细小的黄色或灰色黏膜下结节样肿块，单发或多发，黏膜表面多完整，形态不一，有息肉样、结节样或呈环状，少数瘤体表面可形成溃疡，需与腺癌鉴别。小肠类癌多数直径在 1.5 cm 左右，一般直径在 1 cm 以内的小肠类癌多表现为良性病程，而直径大于 2.5 cm 者常已发生转移。

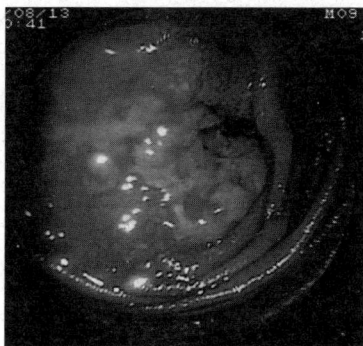

图 6-13　嗜铬细胞瘤
突出腔内，致肠腔狭窄、梗阻

二、影像学检查

（一）X 线钡剂检查

1. 小肠腺癌

肠腔内不规则的充盈缺损、黏膜皱襞破坏、肠壁僵硬、管腔狭窄，钡剂通过受阻，近端管腔扩张，可出现小肠移位及梗阻造成的液平，若肿瘤为环形狭窄，可出现典型的"苹果核"征。

2. 平滑肌肉瘤

小肠钡剂造影可见病变肠段变形，黏膜皱襞平坦，腔内圆形充盈缺损，肿块内可见充钡的溃疡、坏死腔或瘘管，相邻的肠曲移位、黏附。

3. 恶性淋巴瘤

表现为多发大小不一的结节状充盈缺损，病变范围较长，管腔呈不规则的狭窄或扩张，管壁僵硬，病变表面可有溃疡；若肿瘤向腔外生长，可出现部分肠壁侵润及小肠外压移位的表现；因淋巴瘤能造成肠壁目王神经丛的破坏，故可引起该处系膜缘肠壁局部膨出，形成"动脉瘤样扩张"；此外还可以出现肠粘连、肠套叠的 X 线表现。

4. 类癌

小肠类癌的不同 X 线钡剂检查与腺癌不易区别，需结合临床和病理。应用[131]I-M IBG（放射性碘-131 标记的间位磺代卞胍）和奥曲肽作扫描，利用该物质可选择性浓缩沉积于类癌的特点，完成对类癌的检查，其阳性率可达 70%，对类癌的诊断有一定价值。

（二）CT 检查

CT 扫描是小肠肿瘤检查的重要方法之一，可以诊断消化道钡透显示不清的病变。通过 CT 检查可以了解肿块的形态、大小、位置及与毗邻的关系还可显示肠壁的厚度，如果小肠壁厚度＞1.5 cm，则怀疑有肿瘤性病变。

1. 腺癌

表现为密度不均匀的肿块影，增强 CT 呈现中度强化，邻近肠管壁增厚，并可见淋巴结转移。

2. 平滑肌肉瘤

CT 表现为肿瘤所呈现的偏心性软组织肿块影较钡剂造影时所见的腔内改变大，增强 CT 示明显强化的肿瘤组织内见低密度的坏死腔。

3. 恶性淋巴瘤

CT 表现为形态大小不同的无蒂的软组织肿块、肠壁增厚、密度较低，其增强扫描后强化程度较腺癌和平滑肌肉瘤差。

（三）小肠血管造影检查

选择性肠系膜上动脉造影检查可对小肠良、恶性肿瘤引起的急性出血做出定位，根据造影剂外渗的位置，准确地判断出出血部位，并可通过介入的办法达到止血的目的。

（四）MRI 检查

不能用于小肠早期肿瘤的发现，主要用于了解恶性肿瘤侵犯的范围和有无远处转移。

（五）B 超

主要是明确腹部是否有肿块，有资料表明超声诊断对腹部肿块显示率为 86.2%，但对早期诊断效果差。

三、实验室检查

血清 5-羟色胺（5-HT）含量增加，尿中 5-羟吲哚乙酸（5-HIAA）排除增多，对类癌的诊断有意义，5-HIAA 超过 523.0 mmol/24h，类癌诊断即可成立。

四、治疗

原发性小肠恶性肿瘤术前诊断困难，确诊率低。小肠恶性肿瘤 5 年生存率在 20% 左右，预后取决于病情的早晚、肿瘤的生物病理学特性和肿瘤生长的部位等多种因素。小肠恶性肿瘤的治疗目前仍以手术治疗为主，一经确诊应力争早期手术，为求得本病的根治，应力争行肿瘤和相应受累肠段及系膜淋巴结广泛切除，一般两切端距肿瘤 10 cm。小肠恶性淋巴瘤需注意其多灶性，要防止遗漏。回肠末端癌要彻底清除肠系膜上动脉旁淋巴结需作右半结肠切除。小肠恶性淋巴瘤在根治术后均应辅以化疗，以达到延长生命的目的。

第四节　炎症性肠病

炎症性肠病（inflammatory bowel disease，IBD）广义的概念是指肠道的炎症性疾病，狭义的概念专指病因未完全阐明的炎症性肠病，包括溃疡性结肠炎（ulcerative colitis，UC）和克罗恩病（Crohn's disease，CD）。IBD 的病因和发病机制尚未完全明确，与环境、遗传、感染和免疫因素等多因素有关。UC 和 CD 在病理变化、临床表现、并发病及预后转归方面有一定程度的相似之处，但又各有其特点。

一、溃疡性结肠炎

溃疡性结肠炎（UC）是一种病因尚不完全清楚的直肠和结肠的慢性非特异性炎症疾病。病变主要限于大肠黏膜和黏膜下层，严重病例可累及全层。临床可表现为腹痛、腹泻、黏液脓血便等症状。严重患者可有发热、体重减轻、贫血等全身症状。少数有关节炎、强直性脊柱炎、结节性红斑、硬化性胆管炎等肠外表现，病情轻重不一，可反复发作。本病可发生在任何年龄，国内高发年龄多见于30～49岁。男女发病率无明显差别。过去认为 UC 在我国较欧美少见，且病情较轻，但近年来文献报道病例数急剧增加，趋势重症患者也常见报道。

（一）结肠镜

结肠镜可直接观察到结肠黏膜的表现，比 X 线钡剂灌肠检查更准确，并能结合组织病理学检查，是诊断 UC 最有意义的诊断手段。

1. 内镜诊断

（1）病变部位：UC 病变多位于直肠和乙状结肠，也可上升累及近端结肠或全部结肠，少数可侵及末端回肠（倒灌性回肠炎），受累范围一般不超过回盲瓣 10 cm 以内的回肠。UC 受累肠段病变主要限于结肠黏膜与黏膜下层，严重患者可累及肌层及浆膜层。病变呈连续性弥漫性分布，活动期突出表现破溃性、渗出性和出血性炎症改变。

（2）大肠镜下诊断特征。

活动期：早期弥漫性充血、水肿，血管纹理紊乱，腔内有大量黏液或脓血分泌物。以后黏膜面粗糙呈砂纸样，接触易出血，进一步发展出现糜烂，伴许多散在分布的黄色小斑，如拭去黄色斑点，可见许多相同小溃疡，不久溃疡交错融合，形成镜下典型特征，即溃疡小而表浅、形态不规则，如针尖样、线样、斑块状。周围黏膜明显出血、充血、糜烂，几乎不能看见正常黏膜残存，类似于地图样。急性暴发型者，还可见到有大量黏膜剥离形成的假膜。重度炎症导致黏膜上皮脱落时，可产生融合性的巨大溃疡。倒灌性回肠炎内镜表现为末端回肠黏膜的弥漫性充血、水肿、脆性增加，溃疡少见。病变常位于末端回肠 2～3 cm，亦可更广泛些。

内镜下病变严重程度分级（Baron-Connell-lennard-Jones 分级）。0 级：黏膜形态基本正常。1 级：黏膜水肿、充血、血管网消失、颗粒状不平。2 级：黏膜有接触性出血。3 级：黏膜有自发性出血。4 级：黏膜可见大小不等的溃疡。其中 1～2 级称早期表现。

缓解期：缓解期主要以黏膜萎缩和炎性假息肉为特点。①初发型：炎症程度较轻者，病情缓解后溃疡缩小变浅至愈合，渗出物吸收，炎症消退后充血、水肿消失，因病变表浅不超过黏膜下层，可完全恢复，不留任何痕迹，不形成纤维化和瘢痕。②慢性持续型或复发型：因溃疡反复形成及愈合，则主要表现为多发性假息肉、黏膜桥及黏膜萎缩。假性息肉是由于上皮细胞和少量纤维组织增生形成；黏膜桥形成是由于溃疡向下掘进，边缘上皮增生，在溃疡面上相对愈合连接而成；黏膜萎缩表现为色泽苍白、血管纹理紊乱，表面无光泽，显得干燥、质硬、无弹性。若假息肉较多、密集分布、黏膜皱襞消失，伴萎缩性改变者称假息肉型；以黏膜萎缩为主，假息肉较少者，称黏膜萎缩型；混合型为萎缩改变基础上有少量散在分布的假性息肉。无论哪一型，在假性息肉、黏膜桥、萎缩性改变基础上，如同时出现活动期改变，都可视为本病的慢性复发型或持续型，亦有称之为慢性活动型。晚期尚可出现肠段缩短、肠壁僵直、结肠袋消失、肠腔狭窄，形成 X 线检查所见的"铅管样结肠"。结肠镜检查进镜感觉肠腔无明显弯曲，只需用较短长度、较快速度就能插至盲肠。

（3）超声内镜诊断特点。

活动期：①轻度：超声内镜显示各层组织结构清楚，第 2 层增厚，周围组织轻度增厚，说明炎症累及黏膜层。②中重度炎症：

超声内镜显示第1~3层增厚，边界不清楚，增厚的第1~3层内部见低回声变化，部分第3层缺损（溃疡），第4层呈不对称轻度增厚，说明炎症已累及黏膜下层。

缓解期：5层结构逐渐恢复正常。在炎症改善和再生上皮修复过程中，表现为：①表面黏液处为厚度不均匀的高回声。②组织修复时可见第2层明显增厚，增厚的第3层为低回声水平。③炎症性息肉处可描绘出较低的低回声，部分第3层为片段高回声，但界限不清楚。

（4）染色及放大内镜下特点：可采用亚甲蓝或靛胭脂染色后用放大肠镜观察，溃疡边缘显示更清晰。

2.黏膜病理学检查

（1）活动期：固有膜内有弥漫性慢性炎症细胞、中性粒细胞及嗜酸性粒细胞浸润。隐窝内有急性炎细胞浸润，尤其上皮细胞间有中性粒细胞浸润，甚至形成隐窝脓肿，可有脓肿溃入固有膜。隐窝上皮增生，杯状细胞减少。黏膜表层糜烂，溃疡形成，肉芽组织增生。

（2）缓解期：中性粒细胞消失，慢性炎细胞减少。隐窝大小形态不规则，排列紊乱。腺上皮与黏膜肌层间隙增大。潘氏细胞化生。可有假息肉形成。

（二）影像学与检查

1.X线钡灌肠检查

X线钡灌肠检查曾经是诊断UC的重要手段之一，但目前已经逐渐被结肠镜检查取代，对结肠镜检查有困难时可辅以钡剂灌肠检查。但对于重型或暴发型病例一般不宜作钡剂灌肠，以免加重病情或诱发中毒性巨结肠。

X线征主要有：①黏膜粗乱及（或）颗粒改变。②多发性浅溃疡，表现为肠管壁边缘毛糙呈毛刺状或锯齿状改变可见小龛影，有炎症性息肉时表现为多个小的圆形或卵圆形盈缺损。③结肠袋消失，肠壁变硬，肠管缩短、变细，可呈铅管状。

2. 其他辅助检查

CT 仿真结肠镜目前正试用于溃疡性结肠炎研究。

(三) 实验室检查

血红蛋白在重型病例有轻或中度下降。白细胞计数在活动期可有增高，血沉加快和 C-反应蛋白增高是活动期的标志，粪便常规检查肉眼可见黏液脓血，显微镜检可见红细胞和脓细胞，急性发作期可见巨噬细胞，连续 3 次以上粪便培养无致病菌。血小板计数在活动期患者半数可以升高。

(四) 内镜治疗

主要用于溃疡性结肠炎并发症的治疗，如出血时内镜下氩离子凝固术止血，并发息肉时行息肉高频电切除术等，需要说明的是，由于溃疡性结肠炎并发息肉大部分为炎性增生所致，一般不需要切除，除非不典型增生或癌变情况，而且尽量选择在缓解期切除更安全。

二、克罗恩病

克罗恩病 (Crohn's disease，CD) 于 1932 年由 Crohn、Ginzterg 和 ppen hneime 最早描述，是一种病因尚不十分清楚的胃肠道慢性炎症性肉芽肿性疾病，1973 年由世界卫生组织 (WHO) 将其命名为 Crohn 病。病变多见于末端回肠和邻近结肠，但从口腔至肛门各段消化道均可受累，呈节段性或跳跃式分布。临床上以腹痛、腹泻、腹块、瘘管形成和肠梗阻为特点，可伴有发热、营养障碍等全身表现以及关节、皮肤、眼、口腔黏膜、肝脏等肠外损害。本病在欧美发病率较高，平均年发病率3.74/10 万～14.6/10 万，患病率 13.7/10 万～198.5/10 万。好发年龄为 15～30 岁，男女比例为 1：1.46～1：1.6。国内报道不一致，男女发病比率为 1：1.29 和1.6：1，近年来，本病在我国发病率有逐年增加的趋势。

(一) 内镜检查

内镜检查可直接观察到黏膜的病变并可确定病变范围，并可取活组织进行检查，若能发现非干酪性肉芽肿，对诊断有帮助。但活检中能找到肉芽肿者不到 50%。

1. 病变部位

CD 病变见于肠黏膜层、黏膜下层和浆膜层或肠壁全层，非干酪性肉芽肿为本病的重要特征之一。本病从口腔至肛门的全胃肠道的任何部位均可受累，病变呈跳跃式或节段性分布。小肠和结肠同时受累最为常见，占 40%~60%；病变限于小肠，主要是在末端回肠发病的 30%~40%，单独发生在肛门或直肠的病变少见，约占 3%，多与小肠和结肠病变合并存在；结肠单独发病者较少，占 5%~20%。胃或十二指肠、食管、口腔病变总共约占 10% 以下。

2. 内镜下诊断特征

（1）病变好发于右半结肠，以回盲部多见，早期 CD 呈口疮样溃疡（aphthoid ulcer，阿弗他样溃疡）表现。溃疡病损直径小于 5 mm，扁平或略凹陷，周围发红，边缘不隆起，中央凹陷呈灰白色或黄色，呈特征性环状红斑，常呈簇分布（图 6-14）。

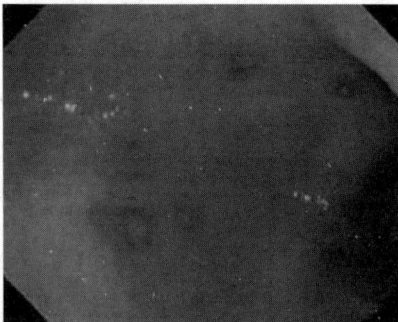

图 6-14　克罗恩病（阿弗他溃疡）

（2）病变不连续，呈跳跃式，病变肠段之间的黏膜正常或肠壁一侧有病变或对侧或相邻侧壁正常。

（3）溃疡：特征性环状红斑，中央凹陷呈灰白色或黄色，常呈簇状分布，一般溃疡直径通常大于 5 mm，可平坦也可深凿，形态常常不规则或迂曲，边缘清楚，不隆起。随着病变进展小溃疡相互融合为匐行性溃疡和纵行溃疡。CD溃疡常呈纵行、线状、裂隙状或纵行排列，溃疡间黏膜接近正常。大的溃疡可引起出血。

（4）卵石征：黏膜不平，呈"鹅卵石样"，可伴有凹陷或溃疡。在溃疡和卵石区域之间的黏膜可比周围上皮发红，但并无明显质脆。与假息肉不同，卵石征的基底宽度大于其高度。

（5）炎性假息肉：少见，一般多局限于结肠远端，可以多发，一般直径小于1.5 cm。

（6）狭窄和变形：深溃疡和裂隙状溃疡加之卵石征及假息肉形成可导致瘢痕、纤维化，使肠腔狭窄，结肠袋变形。

（7）瘘管：是CD的常见并发症，可有多种形式，瘘口周围常有红斑和水肿，常见于直肠肛周，也可形成外瘘。

3. 胶囊内镜和小肠镜检查及诊断特征

当CD病变仅发生于小肠时，胶囊内镜和小肠镜可以清晰地观察到小肠克罗恩症的特征。病变呈特征性的、跳跃式分布的纵行深裂状溃疡，底部有白苔，溃疡的周边有不同程度的肉芽组织增生和充血水肿，瘢痕性狭窄。

胶囊内镜能在患者毫无痛苦的情况下取得整个小肠的影像学资料，尤其是发现小肠克罗恩病患者的早期轻型病变，包括黏膜糜烂、口疮样溃疡及肉芽肿结节样变，溃疡伴肠腔不完全狭窄。

4. 黏膜病理学检查

活检可见裂隙状溃疡，结节病样肉芽肿。固有膜底部和黏膜下层有淋巴细胞聚集。隐窝结构正常，杯状细胞不减少。固有膜中量炎细胞浸润，黏膜下层增宽。

（二）影像学检查

1. 小肠气钡造影

可显示小肠壁深部的慢性炎症表现，如狭窄、瘘管、深的纵行溃疡以及跳跃式或节段性分布，有时可见钡剂进入窦道与邻近的肠或腹腔相通。

钡灌肠尤其是气钡双重造影可发现结肠壁的纵行溃疡，裂隙状溃疡及卵石征。病变呈节段性分布，后期由于肠腔狭窄，肠管呈管状，钡剂通过迅速而遗留一细线条状影，称线样征。

2. CT 及 B 型超声

有辅助作用，能显示肠壁及肠外的改变。CT 优于 B 型超声。

3. 磁共振成像（MRI）

能显示组织不同层次的平面图和准确的解剖位置。MRI 和小肠钡灌肠所显示的病变肠段基本一致。主要表现为肠壁增厚和淋巴结肿大。可显示上、下肛提肌间隔，能将肛周漏管轮廓显示清楚。

（三）实验室检查

贫血常见，活动期周围血白细胞增高，血沉加快，血清血红蛋白常有降低；粪便隐血试验常呈阳性。

（四）内镜在 IBD 治疗中的作用

1. 根据内镜下病变的程度指导用药

治疗 IBD 的传统用药主要有水杨酸类制剂、糖皮质激素和免疫抑制剂。对于病变主要在左半结肠以下者，内镜表现为 1 级和（或）2 级者，可选用水杨酸类制剂（如 SASP、5-ASA）进行强化治疗；对于广泛性结肠以上病变者，或不管病变范围如何，主要内镜表现为严重的 3 级和（或）4 级者，以及合并有肠管狭窄者，均应选用 SASP 或 5-ASA 加上糖皮质激素（如泼尼松、地塞米松、甲泼尼龙、布地奈德等）和（或）免疫抑制剂（如硫唑嘌呤、巯嘌呤、甲氨蝶呤、环孢素等）进行治疗；合并瘘管形成者，应尽早应用免疫抑制剂和甲硝唑进行治疗；一旦肠镜结合超声内镜确诊 CD 者，应尽早采用激素和（或）免疫抑制剂进行治疗；对于初发或可疑病例，一般选用 SASP 或 5-ASA 进行治疗，并进行密切随访，确诊后按上述原则进行治疗。

2. 指导减药过程或选用维持治疗药物与剂量

以往经验是应用内镜进行诊断后，根据临床表现进行指导减药或维持用药。但部分患者即使临床症状好转，肠道内仍有明显病变。随着内镜操作技术的改进和熟练程度的提高，内镜操作给复查患者带来的痛苦已大大减少。因此，一般认为，强化治疗 2~3 个月后，复查肠镜，如黏膜病变明显好转或范围明显缩小，可考虑减药，随后，每2～3个月复查1次肠镜，主要是观察病变的肠段，不需要进行全结肠的检查，如在减药过程中，黏膜病变继续好转，无恶化，可继续减药，直至找出最小的维持量进行维持治疗。

3. 可尽早识别激素依赖型 IBD

激素依赖型 IBD 在激素足量治疗 2～3 个月时，黏膜病变会明显好转，但在激素逐渐减量的过程中，一般而言，当泼尼松在减至20～30 mg/d，肠道黏膜病变有恶化，则提示该患者为激素依赖型 IBD，应尽早加用或改用免疫抑制剂进行治疗。

4. 早期识别需要外科手术治疗的病例

规范应用激素和免疫抑制剂进行治疗，但肠镜下的表现仍然恶化并出现病灶增厚者、肠道隆起性病变上出现中重度不典型增生者、肠管明显狭窄出现肠梗阻表现者、高度怀疑癌变者均需要及早进行外科手术治疗。

5. 内镜在随访中的作用

对于初发的病例一定要进行严格的排除性诊断，如最初不能区别是 IBD 还是感染性肠病时，应先进行抗感染治疗后，再进行内镜随访，以进一步明确诊断。

在内镜随访的过程中，一旦发现上皮细胞有中重度不典型增生、腺瘤性息肉，应尽早在内镜下进行治疗，并要缩短内镜的随访时间，在病变肠段进行多点活检，一旦发现癌变，尽早进行外科手术治疗。

即使是完全缓解的病例，仍需要进行定期的内镜随访，因为炎症过后，黏膜的上皮细胞仍会发生变化，如息肉形成等，特别是在缓解的病例，短期内出现新的溃疡，并逐渐扩大者，应注意结肠癌发生的可能。

内镜在 IBD 的诊治作用越来越重要，特别是对于慢性复发型和慢性持续型 IBD 的治疗，能更好地指导治疗，从而使 IBD 的诊治更加有客观依据和规范化。

第七章
胆道疾病

第一节　急性梗阻性化脓性胆管炎

一、概述

急性梗阻性化脓性胆管炎（acute obstructive suppurative cholangitis，AOSC）亦称急性重症型胆管炎（acute cholangitis of severe type，ACST）。多继发于胆管结石、肿瘤、蛔虫或 Oddi 括约肌炎性水肿、痉挛引起的胆管阻塞。病情凶险，进展迅速，病死率高，是导致良性胆管疾患患者死亡的最主要原因，引起死亡的最常见原因是胆管感染所致的多系统器官功能不全，器官衰竭发生频率的顺序常为肝、肾、肺、胃肠道、心血管、凝血系统和中枢神经系统。

二、病因

急性梗阻性化脓性胆管炎的基本病理改变是胆管梗阻和在胆管梗阻基础上发生的胆管感染。任何引起胆管梗阻的因素均可成为急性梗阻性化脓性胆管炎的发病原因，诱发急性梗阻性化脓性胆管炎的原因可因不同地区而异，主要病变和诱因是胆管蛔虫病、胆管结石和胆管狭窄。引起急性梗阻性化脓性胆管炎的细菌种类与一般胆管感染相同，主要为革兰阴性细菌，如大肠杆菌、变形杆菌和铜绿假单胞菌等，其中以大肠杆菌最多见，厌氧性细菌感染也较多见，厌氧菌中以类杆菌属多见。

三、病理

胆管的梗阻及感染是急性梗阻性化脓性胆管炎的基本病理改变。胆管梗阻可发生在肝外胆管、左肝管或右肝管。梗阻早期，胆汁淤滞，胆总管扩张多不明显，因为化学刺激等因素胆管黏膜充血、水肿，随病变的进一步发展，胆管压力升高，可见胆总管显著扩张，但胆管扩张情况亦与病情无明显相关，肠道内细菌可逆行感染，胆管黏膜充血、水肿更加明显，黏膜面上常有溃疡；当胆管内压升高至 20 cmH$_2$O 时，即可发生胆血反流，大量内毒素及细菌经肝内毛细胆管破溃进入血循环，造成菌血症和败血症，引发严重的全身感染，急性梗阻性化脓性胆管炎的死亡原因多由此引发。肝脏受感染表面常充血、肿大，镜下见肝细胞肿胀、胞浆疏松不均，肝索紊乱，胆管壁及周围有炎性细胞浸润，可有大片的肝细胞坏死以及多发性肝脓肿。含游离胆红素颗粒的胆汁可经坏死的肝细胞而进入肝窦、肝静脉等，临床上引起程度不同的急性肝静脉阻塞综合征。这些病理改变一旦发生，即使手术解除了胆管高压，但在肝实质和胆管仍会留下损害。胆沙性血栓还可经下腔静脉进入肺循环，造成肺局部梗死。晚期患者可发生感染性休克、多脏器功能损害等一系列病理生理性变化。

四、分型

临床上按 ACST 的病理类型，可分为：

（一）重症急性化脓性胆管炎型

指胆管的低位阻塞，引起肝内、外胆管广泛的化脓性炎症，表现有腹痛、寒战、高热和明显的黄疸，由于是全胆管的急性炎症，病情可以十分严重，进展十分凶险，甚至出现多种并发症。这种类型亦可见于继发性胆管结石的壶腹部嵌顿，而且由于结石突然由胆囊降至胆管，胆管突然高压，整个临床表现及过程往往比原发性胆管结石的梗阻更严重，也易并发急性胰腺炎。

（二）重症急性化脓性肝胆管炎型

指左、右肝管开口阻塞的以半肝范围为主的胆管炎，这同样也是嵌闭性炎症，又可不出现黄疸，亦不表现典型的绞痛发作，而以中毒性感染最为突出。

（三）复合性重症急性化脓性胆管炎

指同时有肝内、外大胆管的阻塞。

五、分级

华南医科大学根据对 1635 例急性梗阻性化脓性胆管炎的分析，将病情分成四级。

一级：单纯 AOSC。

二级：感染性休克。

三级：肝脓肿。

四级：多器官衰竭。

病情分级可以有利于对情况的判断和在不同组别之间治疗效果的比较。

六、临床表现

（一）病史

患者常有胆管结石、肿瘤、蛔虫或胆管手术病史。

（二）症状

起病急，进程快，急性梗阻性化脓性胆管炎患者多呈典型的 Chareot 三联征，常表现上腹痛，而腹痛的性质可因原有疾病不同而异，如胆总管结石、胆管蛔虫多为剧烈的绞痛，肝管狭窄、胆管肿瘤梗阻则可能为右上腹胀痛。患者常有寒战，继之出现体温变化，一般可达 39℃ 以上，有时每天可能有不止一次的寒战、高热。黄疸也是常见症状，但随病程的长短和胆管梗阻的部位不同而异，由一侧肝胆管阻塞引起的急性梗阻性化脓性肝胆管炎，可能不表现黄疸或黄疸较轻。病程长者，多有明显的黄疸。约半数患者于 Chareot 三联征后很快出现烦躁不安、意识障碍、昏睡及昏迷等神志改变，同时出现血压下降，有时血压可一度略呈升高，随后很快地下降，即 Reynolds 五联征，后期患者可并发肝脓肿、多器官功能衰竭，并出现相应症状、体征，严重者可出现中毒性休克，在发病后数小时内死亡。

(三) 体征

多有程度不同的黄疸，约 20% 的患者亦可无明显的黄疸。腹部检查右上腹有压痛和肌紧张，肝脏可肿大，若梗阻位于一侧的肝管，则肝脏常呈不均匀的肿大，肝区可有叩击痛，有时胆囊亦肿大。

七、辅助检查

(一) 实验室检查

(1) 同一般胆管感染，白细胞计数常高于 $20 \times 10^9/L$，其上升程度常与胆管感染的严重性成比例，白细胞发生核左移，可出现中毒颗粒。尿中常有蛋白及颗粒管型。肝功能常呈损害表现，血清胆红素、转氨酶、碱性磷酸酶值升高。

(2) 血气分析有明显酸碱平衡紊乱表现，常发生严重的水、电解质紊乱。代谢性酸中毒及低血钾均较常见。血培养常有细菌生长。

(二) 影像学检查

B超最为实用，简单、无创，及时可见结果，检查时可见梗阻近段胆管扩张，并可了解梗阻部位性质等，必要时行 MRCP、ERCP 或 CT 检查。

八、诊断

根据急性梗阻性化脓性胆管炎患者的临床表现可做出初步诊断，同时可做下列检查。

(1) 白细胞计数常显著增高，其上升程度常与胆管感染的严重性成比例。

(2) 部分患者血培养有细菌生长。

（3）肝功能常呈损害。

（4）尿中常有蛋白及颗粒管型。

（5）代谢性酸中毒及低钾血症均较常见。

九、鉴别诊断

本病需与急性胆囊炎、消化性溃疡穿孔、急性坏疽性阑尾炎、重症急性胰腺炎以及右侧胸膜炎、右下大叶肺炎等鉴别诊断。在这些疾病中，都难以具有重症急性胆管炎的基本特征，综合分析，不难得出正确的结论。

十、治疗

急性梗阻性化脓性胆管炎是一紧急的病症，严重威胁患者生命，及时解除胆管梗阻是救治急性梗阻性化脓性胆管炎患者的关键。

（一）非手术治疗

非手术治疗既是治疗手段，也是为手术治疗做准备。部分患者经上述紧急处理后，若病情趋于稳定，生命体征保持平稳，可于渡过急性期之后，再择期施行手术。但当有胆管梗阻、胆管内积脓时，非手术治疗多不能达到预期的效果，延长非手术治疗的时间，反而加重感染及休克对全身的不良影响，若经过紧急处理，病情未能稳定，则应积极地进行急症手术。非手术治疗应控制在6 h之内。

（1）疾病早期，在严密观察下可试行非手术治疗，包括以下几方面。

监测生命体征，吸氧，降温，禁饮食，止痛、解痉。

补充血容量，改善组织灌注，预防急性肾功能不全等脏器功能障碍，必要时应用血管活性药物，常用药物多巴胺、多巴酚丁胺等。

依据血气分析等化验室检查纠正代谢性酸中毒及水、电解质平衡紊乱。

使用肾上腺皮质激素，抑制全身炎症反应。

抗感染：宜早期、足量应用广谱抗生素及对厌氧菌（特别是类杆菌属）有效的抗生素，如有可能，可依据细菌培养药敏试验选用敏感抗生素。近年来，随着强力有效的抗生素问世和普遍应用，急性梗阻性化脓性胆管炎患者死亡率明显下降，但不可盲目过分依赖抗生素而错过最佳的手术时机。

全身营养支持治疗，静脉内给予维生素 K_1。

（2）经内镜鼻胆管引流术（ENBD）。

通过十二指肠镜经十二指肠乳头于胆管内置入导管，如可跨越胆管梗阻平面，即可有效引流梗阻近段胆管内高压感染的胆汁，达到胆管减压目的，部分患者可避免急诊手术。鼻胆管引流术一般只适用于胆管下端的梗阻，在高位的胆管阻塞时，引流常难以达到目的，如经 ENBD 治疗，病情无改善，应及时改行手术治疗。

（二）手术治疗

（1）手术原则：积极做好术前准备，紧急手术、解除胆管梗阻、通畅引流。手术力求简单、有效，选择有利的时机施行才能达到目的，如果已出现严重的并发症，则单纯的引流胆管不能达到目的，治疗的策略上又需要做相应的改变。

（2）手术方式：通常采用胆总管切开减压、T 管引流。手术时必须注意解除引流口以上的胆管梗阻或狭窄，胆管引流管的一臂必须放置于最高梗阻平面的上方，手术才能达到目的，在梗阻远端的引流是无效的，病情不能得到缓解。如病情条件允许，还可切除炎症的胆囊，待患者度过危险期后，再彻底解决胆管内的病变。禁忌手术中的造影、加压冲洗和反复搔刮，甚至对于胆总管下端结石引起的梗阻，如手术中患者情况不允许，不必强行取石，可待术后6~8周后，待患者病情稳定经胆管镜取石。多发性肝脓肿是本病严重而常见的并发症，应注意发现和及时处理。胆囊造瘘术因胆囊管细、迂曲，不能有效引流胆管，手术常常无效，应不予采用，所以强调对胆总管的直接减压、引流。

第二节 急性胆囊炎

急性胆囊炎 (acute cholecystitis) 是胆囊发生的急性炎症性疾病，在我国腹部外科急症中位居第二，仅次于急性阑尾炎。

一、病因

多种因素可导致急性胆囊炎，如胆囊结石、缺血、胃肠道功能紊乱、化学损伤、微生物感染、寄生虫、结缔组织病、过敏性反应等。急性胆囊炎中 90%～95%为结石性胆囊炎，5%～10%为非结石性胆囊炎。

二、病理生理

胆囊结石阻塞胆囊颈或胆囊管是大部分急性结石性胆囊炎 (acute calculous cholecystitis) 的病因，其病变过程与阻塞程度及时间密切相关。结石阻塞不完全且时间较短者，仅表现为胆绞痛，阻塞完全且时间较长者，则发展为急性胆囊炎，按病理特点可分为四期：水肿期为发病初始 2～4 d，由于黏膜下毛细血管及淋巴管扩张，液体外渗，胆囊壁出现水肿；坏死期为发病后 3～5 d，随着胆囊内压力逐步升高，胆囊黏膜下小血管内形成血栓，堵塞血流，黏膜可见散在的小出血点及坏死灶；化脓期为发病后 7～10 d，除局部胆囊壁坏死和化脓，病变常波及胆囊壁全层，形成壁间脓肿甚至胆囊周围脓肿，镜下见有大量中性粒细胞浸润和纤维增生。如果胆囊内压力持续升高，胆囊壁血管因压迫导致血供障碍，出现缺血坏疽，则发展为坏疽性胆囊炎，此时常并发胆囊穿孔；慢性期主要指中度胆囊炎反复发作以后的阶段，镜下特点是黏膜萎缩和胆囊壁纤维化。

严重创伤、重症疾病和大手术后发生的急性非结石性胆囊炎由胆囊的低血流量灌注引起，胆囊黏膜因缺血缺氧损害和高浓度胆汁酸盐的共同作用而发生坏死，继而发生胆囊化脓、坏疽甚至穿孔，病情发展迅速，并发症率和死亡率均高。

三、临床表现

（一）症状

急性结石性胆囊炎患者以女性多见，起病前常有高脂饮食的诱因，也有学者认为与劳累、精神因素有关。其首发症状多为右上腹阵发性绞痛，可向右肩背部放射，伴恶心、呕吐、低热。当胆囊炎病变发展时，疼痛转为持续性并有阵发性加重。出现化脓性胆囊炎时，可有寒战、高热。在胆囊周围形成脓肿或发展为坏疽性胆囊炎时，腹痛程度加剧，范围扩大，呼吸活动及体位改变均可诱发腹痛加重，并伴有全身感染症状。约 1/3 患者可出现轻度黄疸，多与胆囊黏膜受损导致胆色素进入血液循环有关，或因炎症波及肝外胆管阻碍胆汁排出所致。

（二）体征

体检可见腹式呼吸受限，右上腹有触痛，局部肌紧张，Murphy 征阳性，大部分患者可在右肋缘下扪及肿大且触痛的胆囊。当胆囊与大网膜形成炎症粘连，可在右上腹触及边界欠清、固定压痛的炎症包块。严重时胆囊发生坏疽穿孔，可以出现弥漫性腹膜炎体征。

（三）实验室检查

主要有白细胞计数和中性粒细胞比值升高，程度与病情严重程度有一定的相关性。当炎症波及肝组织可引起肝细胞功能受损，血清 GPT、GOT 和碱性磷酸酶（AKP）升高，当血总胆红素升高时，常提示肝功能损害较严重。

（四）超声检查

超声检查是目前诊断肝胆管疾病最常用的一线检查方法，对急性结石性胆囊炎诊断的准确率高达85%～90%。超声检查可显示胆囊肿大，囊壁增厚，呈现"双边征"，胆囊内可见结石，胆囊腔内充盈密度不均的回声斑点，胆囊周边可见局限性液性暗区。

（五）CT

可见胆囊增大，直径常＞5 cm；胆囊壁弥漫性增厚，厚度＞3 mm；增强扫描动脉期明显强化；胆囊内有结石和胆汁沉积物；胆囊四周可见低密度水肿带或积液区（图7-1）。CT扫描可根据肝内外胆管有无扩张、结石影鉴别是否合并肝内外胆管结石。

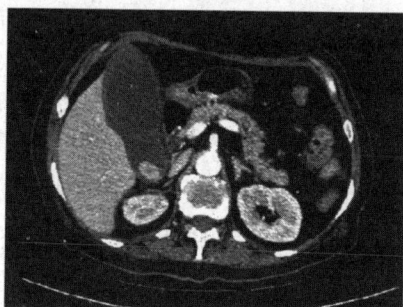

图7-1　胆囊结石伴急性胆囊炎

（六）核素扫描检查

可应用于急性胆囊炎的鉴别诊断。经静脉注入^{99m}Tc-EHIDA，被肝细胞摄取并随胆汁从胆管排泄清除。因急性胆囊炎时多有胆囊管梗阻，故核素扫描时一般胆总管显示而胆囊不显影，若造影能够显示胆囊，可基本排除急性胆囊炎。

四、诊断

结合临床表现、实验室检查和影像学检查，即可诊断。注意与上消化道溃疡穿孔、急性胰腺炎、急性阑尾炎、右侧肺炎等疾病鉴别。当合并黄疸时，注意排除继发性胆总管结石。

五、治疗

（一）非手术治疗

为入院后的急诊处理措施，也为随时可能进行的急诊手术做准备。包括禁食，液体支持，解痉止痛，使用覆盖革兰阴性菌和厌氧菌的抗生素，纠正水电解质平衡紊乱，严密观察病情，同时处理糖尿病，心血管疾病等并发症。60%～80%的急性结石性胆囊炎患者可经非手术治疗获得缓解而转入择期手术治疗。而急性非结石性胆囊炎多病情危重，并发症率高，倾向于早期手术治疗。

（二）手术治疗

急性结石性胆囊炎最终需要切除病变的胆囊，但应根据患者情况决定择期手术、早期手术或紧急手术。手术方法首选腹腔镜胆囊切除术，其他还包括开腹手术、胆囊穿刺造瘘术。

1. 择期手术

对初次发病且症状较轻的年轻患者，或发病已超过 72 h 但无紧急手术指征者，可选择先行非手术治疗。治疗期间密切观察病情变化，尤其是老年患者，还应注意其他器官的并存疾病，如病情加重，需及时手术。大部分患者通过非手术治疗病情可获得缓解，再行择期手术治疗。

2. 早期手术

对发病在 72 h 内的急性结石性胆囊炎，经非手术治疗病情无缓解，并出现寒战、高热、腹膜刺激征明显、白细胞计数进行性升高者，应尽早实施手术治疗，以防止胆囊坏疽穿孔及感染扩散。对于 60 岁以上的老年患者，症状较重者也应早期手术。

3. 紧急手术

对急性结石性胆囊炎并发穿孔应进行紧急手术。术前应尽量纠正低血压、酸中毒、严重低钾血症等急性生理紊乱，对老年患者还应注意处理高血压、糖尿病等并发症，以降低手术死亡率。

（三）手术方法

1. 腹腔镜胆囊切除术

腹腔镜胆囊切除术（laparoscopic cholecystectomy，LC）为首选术式。

（1）术前留置胃管、尿管。采用气管插管全身麻醉。

（2）患者取头高脚低位，左倾 15°。切开脐部皮肤 1.5 cm，用气腹针穿刺腹腔建立气腹，CO_2 气腹压力 12～14 mmHg。经脐部切口放置 10 mm 套管及腹腔镜，先全面探查腹腔。手术采用三孔或四孔法，四孔法除脐部套管外，再分别于剑突下 5 cm 置入10 mm套管，右锁骨中线脐水平和腋前线肋缘下 5 cm 各置入5 mm套管，三孔法则右锁骨中线和腋前线套管任选其一（图 7-2 和图 7-3）。

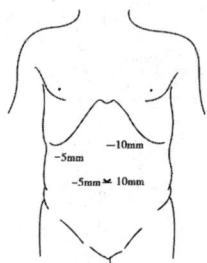

图 7-2　四孔法 LC 套管位置　　　　图 7-3　三孔法 LC 套管位置

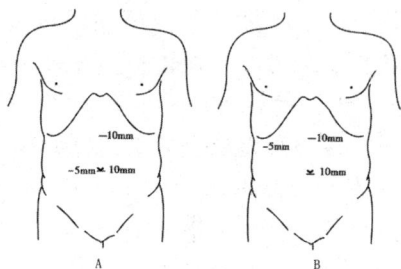

（3）探查胆囊：急性胆囊炎常见胆囊肿大，呈高张力状态。结石嵌顿于胆囊颈部，胆囊壁炎症水肿，甚至化脓、坏疽，与网膜和周围脏器形成粘连。先用吸引器结合电钩分离胆囊周围粘连，电钩使用时一定要位于手术视野中央。

（4）胆囊减压：于胆囊底部做一小切口吸出胆汁减压，尽可能取出颈部嵌顿的结石。

（5）处理胆囊动脉：用电钩切开胆囊浆膜，大部分急性胆囊炎的胆囊动脉已经栓塞并被纤维束包裹，不需刻意骨骼化显露，在钝性分离中碰到索条状结构，紧贴壶腹部以上夹闭切断即可。

（6）处理胆囊管：沿外侧用吸引器钝性剥离寻找胆囊管，尽量远离胆总管，确认颈部与胆囊管连接部后，不必行骨骼化处理，确认"唯一管径"后，靠近胆囊用钛夹或结扎锁夹闭胆囊管后离断。对于增粗的胆囊管可用阶梯施夹法或圈套器处理。胆囊管里有结石嵌顿则需将胆囊管骨骼化，当结石位于胆囊管近、中段时，可在结石远端靠近胆总管侧胆囊管施夹后离断；当结石嵌顿于胆囊管汇入胆总管部时，需剪开胆囊管大半周，用无创伤钳向切口方向挤压，尝试将结石挤出，不能直接钳夹结石，以避免结石碎裂进入胆总管。确认结石完整挤出后，夹闭胆囊管远端。

（7）处理胆囊壶腹内侧：急性炎症早期组织水肿不严重，壶腹内侧一般容易剥离。但一些肿大的胆囊壶腹会延伸至胆总管或肝总管后壁形成致密粘连无法分离，此时不能强行剥离，可试行胆囊大部分或次全切除，切除的起始部位应选择壶腹－胆囊管交接稍上方，要保持内侧与后壁的完整，切除胆囊体和底部。残留的壶腹部黏膜仍保留分泌功能，需化学烧灼或电灼毁损，防止术后胆漏，电灼时间宜短。

（8）剥离胆囊：胆囊炎症可波及肝脏，损伤肝脏易出现难以控制的出血，应"宁破胆囊，勿损肝脏"，可允许部分胆囊黏膜残留于胆囊床，予电凝烧灼即可。剥离胆囊后胆囊床渗血广泛，可用纱块压迫稍许，然后电凝止血。单极电凝无效可改用双极电凝。

（9）取出胆囊：将胆囊及结石装入标本袋，由剑突下或脐部套管孔取出，亦可放置引流管后才取出胆囊。遇到巨大结石时，可使用扩张套管。

（10）放引置流管：冲洗手术创面，检查术野无出血、胆漏，于 Winslow 孔放置引流管，由腋前线套管孔引出并固定。解除气腹并缝合脐部套管孔。

（11）术中遇到下列情况应中转开腹：①胆囊组织质地偏硬，不排除癌变可能。②胆囊三角呈冰冻状，组织致密难以分离，或稍做分离即出现难以控制的出血。③胆囊壶腹内侧粘连紧密，分离后出现胆汁漏，怀疑肝总管、左右肝管损伤。④胆囊管－肝总管汇合部巨大结石嵌顿，有 Mirrizi 综合征可能。⑤胆肠内瘘。⑥胆管解剖变异，异常副肝管等。

（12）术后处理：包括继续抗生素治疗，外科营养支持，治疗并存疾病等。24～48 h 后观察无活动性出血、胆漏、肠漏等情况后拔除引流管。

2. 其他手术方法

（1）部分胆囊切除术：术中胆囊床分离困难或可能出现大出血者，可采用胆囊部分切除法，残留的胆囊黏膜应彻底电凝烧灼或化学损毁，防止残留上皮恶变、形成胆漏或包裹性脓肿等。

（2）超声或 CT 引导下经皮经肝胆囊穿刺引流术（percutaneous transhepatic gallbladder drainage，PTGD）：适用于心肺疾患严重无法接受胆囊切除术的急性胆囊炎患者，可迅速有效地降低胆囊压力，引流胆囊腔内积液或积脓，待急性期过后再择期手术。禁忌证包括急性非结石性胆囊炎、胆囊周围积液（穿孔可能）和弥漫性腹膜炎。穿刺后应严密观察患者，警惕导管脱落、胆汁性腹膜炎、败血症、胸腔积液、肺不张、急性呼吸窘迫等并发症。

六、几种特殊类型急性胆囊炎

（一）急性非结石性胆囊炎

指胆囊有明显的急性炎症但其内无结石，多见于男性及老年患者。病因及发病机制尚未完全清楚，推测发病早期由于胆囊缺血及胆汁淤积，胆囊黏膜因炎症、血供减少而受损，随后细菌经胆管、血液或淋巴途径进入胆囊内繁殖，发生感染。急性非结石性胆囊炎往往出现在严重创伤、烧伤、腹部大手术后、重症急性胰腺炎、脑血管意外等危重患者中，患者常有动脉粥样硬化基础。

由于并存其他严重疾病，急性非结石性胆囊炎容易发生漏诊。在危重患者，特别是老年男性，出现右上腹痛和（或）发热时，应警惕本病发生。及时行 B 超或 CT 检查有助于早期诊断。B 超影像特点：胆囊肿大，内无结石，胆汁淤积，胆囊壁增厚＞3 mm，胆囊周围有积液。当存在肠道积气时，CT 更具诊断价值。

本病病理过程与急性结石性胆囊炎相似，但病情发展更快，易出现胆囊坏疽和穿孔。一经确诊，应尽快手术治疗，手术以简单有效为原则。在无绝对禁忌证时，首选腹腔镜胆囊切除术。若病情不允许，在排除胆囊坏疽、穿孔情况下，可考虑局麻行胆囊造瘘术，术后严密观察炎症消退情况，必要时仍需行胆囊切除术。术后给予抗休克，纠正水、电解质及酸碱平衡紊乱等支持治疗，选用广谱抗生素或联合用药，同时予以心肺功能支持，治疗重要脏器功能不全等。

(二) 急性气肿性胆囊炎

临床上不多见，指急性胆囊炎时胆囊内及其周围组织内有产气细菌大量滋生产生气体积聚，与胆囊侧支循环少、易发生局部组织氧分压低下有关。发病早期，气体主要积聚在胆囊内，随后进入黏膜下层，致使黏膜层剥离，随病情加重气体可扩散至胆囊周围组织，并发败血症。本病易发于老年糖尿病患者，临床表现为重症急性胆囊炎，腹部 X 线检查及 CT 有助诊断，可发现胆囊内外有积气。注意与胆肠内瘘，十二指肠括约肌功能紊乱引起的胆囊积气，及上消化道穿孔等疾病相鉴别。气肿性胆囊炎患者病情危重，可并发坏疽、穿孔、肝脓肿、败血症等，死亡率较高，15％～25％，应尽早手术治疗，手术治疗原则与急性胆囊炎相同。注意围术期选用对产气杆菌有效的抗生素，如头孢哌酮与甲硝唑联用。

(三) 胆囊扭转

指胆囊体以胆囊颈或邻近组织器官为支点发生扭转。胆囊一般由腹膜和结缔组织固定于胆囊床，当胆囊完全游离或系膜较长时，可因胃肠道蠕动、体位突然改变或腹部创伤而发生顺时针或逆时针扭转。病理上主要以血管及胆囊管受压嵌闭为特征，病变严重性与扭转程度及时间密切相关。扭转 180°时，胆囊管即扭闭，胆汁淤积，胆囊肿大。超过 180°为完全扭转，胆囊静脉受压回流受阻，表现为胆囊肿大，胆囊壁水肿增厚，继而动脉受累，胆囊壁出现坏疽、穿孔。当扭转达 360°时，胆囊急性缺血，胆囊肿大，呈暗红甚至黑色，可有急性坏疽，但穿孔发生率较低。

本病临床罕见，误诊率高，扭转三联征有助提示本病：①瘦高的老年患者，特别是老年女性，或者合并脊柱畸形。②典型的右上腹痛，伴恶心、呕吐，病程进展迅速。③查体可扪及右上腹肿块，但无全身中毒症状和黄疸，可有体温脉搏分离现象。扭转胆囊在 B 超下有特殊影像：胆囊锥形肿大，呈异位漂浮状，胆囊壁增厚。由于胆囊管、胆囊动静脉及胆囊系膜扭转和过度伸展，在胆囊颈的锥形低回声区混杂有多条凌乱的纤细光带，但后方无声影。CT检查见胆囊肿大积液，与肝脏分离。磁共振胆管成像（MRCP）可清晰显示肝外胆管因胆囊管扭转牵拉呈"V"形。

高度怀疑或确诊胆囊扭转均应及时手术，首选腹腔镜胆囊切除术。因胆囊扭转造成胆囊三角解剖关系扭曲，可先复原正常胆囊位置，以利于保护胆总管。

第三节　慢性胆囊炎

慢性胆囊炎是胆囊慢性炎症性病变。大多数合并胆囊结石，也有少数为非结石性胆囊炎。临床上可表现为慢性反复发作性上腹部隐痛、消化不良等症状。

一、病因和发病机制

（一）病因

慢性胆囊炎多发生于胆石症的基础上，且常为急性胆囊炎的后遗症。其病因主要是细菌感染和胆固醇代谢失常。常见的病因有下面几条。

1. 胆囊结石

结石可刺激和损伤胆囊壁，引起胆汁排泌障碍。约70%慢性胆囊炎的患者胆囊内存在结石。

2. 感染

感染源常通过血源性、淋巴途径、邻近脏器感染的播散和寄生虫钻入胆管而逆行带入。细菌、病毒、寄生虫等各种病原体均可引起胆囊慢性感染。慢性炎症可引起胆管上皮及纤维组织增生，引起胆管狭窄。

3. 急性胆囊炎的延续

急性胆囊炎反复迁延发作，使胆囊纤维组织增生和增厚，病变较轻者，仅有胆囊壁增厚，重者可以显著肥厚，萎缩，囊腔缩小以至功能丧失。

4. 化学刺激

当胆总管和胰管的共同通道发生梗阻时，胰液反流进入胆囊，胰酶原被胆盐激活并损伤囊壁的黏膜上皮。另外，胆汁排泌发生障碍，浓缩的胆盐又可刺激囊壁的黏膜上皮造成损害。

5. 代谢紊乱

由于胆固醇的代谢发生紊乱，而致胆固醇沉积于胆囊的内壁上，引起慢性炎症。

（二）发病机制

1. 胆管嵌顿

胆囊是胆囊管末端的扩大部分，可容胆汁 30～60 mL，胆汁进入胆囊或自胆囊排出都要经过胆囊管，胆囊管长 3～4 cm，直径 2～3 mm，胆囊管内黏膜又形成 5～7 个螺旋状皱襞，使得管腔较为狭小，这样很容易使胆石、寄生虫嵌入胆囊管。嵌入后，胆囊内的胆汁就排不出来，这样，多余的胆汁在胆囊内积累，长期滞留和过于浓缩，对胆囊黏膜直接刺激而引起发炎。

2. 胆囊壁缺血、坏死

供应胆囊营养的血管是终末动脉，当胆囊的出路阻塞时，由于胆囊黏膜仍继续分泌黏液，造成胆囊内压力不断增高使胆囊膨胀、积水。当胆囊缺血时，胆囊抵抗力下降，细菌就容易生长繁殖，趁机活动起来而发生胆囊炎。

3. 胆汁蓄积

由于胆囊有储藏胆汁和浓缩胆汁的功能，因此胆囊与胆汁的接触时间比其他胆管长，而且，接触的胆汁浓度亦高，当此时人的胆管内有细菌时，就会发生感染，形成胆囊炎的机会当然也就增多了。

二、临床表现

（一）症状

许多慢性胆囊炎患者可无临床症状，只是在手术、体格检查时发现，称为无痛性胆囊炎。本病的主要症状为反复发作性上腹部疼痛。腹痛多发于右上腹或中上腹部，腹痛常发生于晚上和饱餐后，常呈持续性疼痛。当胆总管或胆囊管发生胆石嵌顿时，则可发生胆绞痛，疼痛一般经过 1～6 h 可自行缓解。可伴有反射性恶心、呕吐等症状，但发热和黄疸不常见，于发作的间歇期可有右上腹饱胀不适或胃部灼热、嗳气、反酸，厌油腻食物、食欲缺乏等症状。当慢性胆囊炎伴急性发作或胆囊内浓缩的黏液或结石进入胆囊管或胆总管而发生梗阻，呈急性胆囊炎或胆绞痛的典型症状。

（二）体征

体格检查可发现右上腹部压痛，发生急性胆囊炎时可有胆囊触痛或 Murphy 征阳性。当胆囊膨胀增大时，右上腹部可扪及囊性包块。

三、诊断要点

（一）症状和体征

有部分患者可无特殊症状，一般主要症状为反复发作性上腹痛。可伴有恶心呕吐等症状，于间歇期有胃部灼热，反酸等胃肠道症状，但发热黄疸不常见。查体上腹部压痛，当胆囊膨胀增大时，右上腹部可扪及囊性包块。

（二）实验室检查

血常规：白细胞总数升高。

（三）影像学检查

1. 超声检查

超声检查是最重要的辅助手段，可测定胆囊和胆总管的大小，胆石的存在及囊壁的厚度，尤其对结石的诊断比较准确可靠。见图 7-4。

2. 放射学检查

腹部 X 片可显示胆囊膨胀和阳性结石的征象，罕见的胆囊钙化（瓷瓶胆囊）有并发胆囊癌的特殊临床意义。胆囊、胆管造影术可以发现胆石胆囊变形缩小及胆囊浓缩和收缩功能不良等慢性胆囊炎征象，口服双倍量造影剂有利于胆囊显影及测定胆囊浓缩和收缩功能。

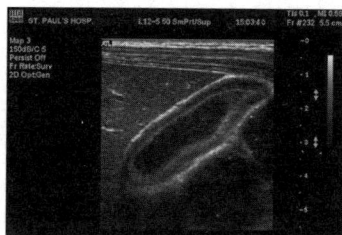

图 7-4　慢性胆囊炎

（四）放射性核素扫描

用^{99m}Tc-PMT 静脉注射行肝胆动态显像，如延迟超过 1～4 h 才显示微弱影像，而肠道排泄正常，首先考虑慢性胆囊炎。如静脉注射辛卡利特（sincalide，人工合成缩胆囊素）0.02 mg/kg，或缩胆囊素（cholecystokinin，CCK）后 30 分钟，如胆囊排除率＜40%，支持慢性胆囊炎伴胆囊收缩功能障碍的诊断。

四、治疗原则

（一）内科治疗

非结石性慢性胆囊炎患者以及结石性慢性胆囊炎患者症状较轻无反复发作者，可内科保守治疗。嘱患者平时低脂饮食，可口服消炎利胆片 6 片每日 3 次或 33%～50% 硫酸镁 10 mL 每日 3 次，另外可口服一些溶石或排石的中药。腹痛明显者可用抗胆碱能药物解除平滑肌痉挛。经常保持愉快的心情，注意劳逸结合，寒温适宜。劳累、气候突变、悲观忧虑均可诱发慢性胰腺炎急性发作。

（二）外科治疗

对于有症状特别是反复急性发作的慢性胆囊炎，伴有较大结石，胆囊积水或有胆囊壁钙化者以及反复发作胆绞痛、胆囊无功能者行胆囊切除术是一个合理的根本治疗方法，但对仅有胆绞痛的胆囊病变较轻的患者，行胆囊切除后症状多不能缓解。

手术适应证有以下几点。

（1）临床症状严重，药物治疗无效，病情继续恶化，非手术治疗不易缓解的患者。

（2）胆囊肿大或逐渐增大，腹部压痛明显，腹肌严重紧张或胆囊坏疽及穿孔，并发弥漫性腹膜炎者。

（3）急性胆囊炎反复发作，诊断明确，经治疗后腹部体征加重，有明显腹膜刺激征者。

（4）化验检查，血中白细胞明显升高，总数在 $20 \times 10^9/L$ 以上者。

（5）黄疸加深，属胆总管结石梗阻者。

（6）畏寒，寒战，高热并有中毒休克倾向者。

第四节　原发性胆管癌

原发性胆管癌主要指左右肝管、肝总管、胰腺上胆总管及胆管末端的原发性恶性肿瘤。一般将胆管末端癌肿归入壶腹周围癌中一并讨论，而由肝内胆小管发生的胆管细胞癌，则归入原发性肝癌中讨论。根据西方文献记载，胆管癌在常规尸检时的发现率为 $0.01\% \sim 0.46\%$，胆管癌在胆管手术中的发病率平均为 $0.29\% \sim 0.73\%$，但是胆管癌的发病率在日本和我国均较高；根据发病的部位，则以上段胆管癌的发病率高，国内外均有共同特点。本病发病年龄多为 $50 \sim 70$ 岁，40 岁以下少见，患者中以男性为多，男性与女性的比为 $（2 \sim 2.5）：1$。

胆管癌的预后不佳。手术切除组一般平均生存期为 13 个月，很少存活 5 年。单纯胆管内引流或外引流，其平均生存期仅 $6 \sim 7$ 个月，很少超过 1 年。一般认为作胆肠内引流的患者较外引流者生存率高。

一、病因

胆管癌的确切病因尚不清楚。临床资料统计显示，胆管癌合并胆管结石者，国内文献统计报道为16.9％，国外为20％～57％。各类胆管癌中以中段胆管癌伴发结石较高，约占35.3％。因此认为胆总管长时间受到结石的慢性刺激，上皮发生增生性改变，可能与胆管癌的发生有关。有人提出慢性溃疡性结肠炎、肝脏华支睾吸虫感染及先天性胆总管囊肿患者较易发生胆管癌。慢性溃疡性结肠炎约有9％的病例并发胆管癌，而先天性胆总管囊肿的癌变率为1％～5％，较正常人高20倍，尤其以Ⅰ型胆总管囊肿病例更多见。如做囊肿肠道内引流术，在残留的囊肿内继发癌肿的发生率可高达50％，5％～7％癌肿发生在囊肿的后壁。至于原发性硬化性胆管炎和胆管癌的关系，迄今仍无定论，据统计20％～30％的长期罹患PCC的患者可发生胆管癌，这可能与胆汁淤滞和感染有关，使胆管上皮长期遭受胆汁中的有毒物质、致癌物质，以及慢性炎症的反复损害和刺激，胆管上皮细胞可异型增生和肠上皮化生，甚至诱发癌变。但也有学者认为根本不存在原发性硬化性胆管炎，因经长期随访或术中多次的取样活检，最后结果都证实为癌肿，因而原发性硬化性胆管炎的本质就是一种进展缓慢的胆管癌。

二、病理

胆管癌可发生在胆管的任何部位。①上段癌：癌肿位于肝总管和左右肝管汇总处及其近侧胆管的癌，又称Klastkin肿瘤，其发生率在胆管癌中占40％～76％。②中段癌：指癌肿位于胆囊管到十二指肠上缘一段的胆总管癌。③下段癌：癌肿位于十二指肠下缘一段的胆总管癌。

胆管癌通常表现为3种形态。①乳头状型：最少见，可发生于胆管的任何部位，癌组织除主要向管腔内生长外，亦可进一步向管壁浸润性发展，如能早期切除，成功率高，预后较好。但此型病灶有时波及胆管的范围较大，或呈多发性病灶。②管壁浸润型：可见于胆管的任何部位，此型最多见。癌肿可在肝内、外胆管广泛浸润，难以确定肿瘤的原发部位，切除困难，预后不佳。③结节型：较管壁浸润型少见。肿瘤呈结节状向管腔内突出，基底宽，向周围浸润程度较轻，手术切除率较高，预后较好。

胆管癌的组织学类型最主要为分化较好的腺癌。①高分化胆管腺癌：占胆管癌 60%～70%，癌组织在胆管壁内缓慢而呈浸润性生长，可环绕整个管壁，也容易向胆管壁上下蔓延而无明显界限，或肿瘤呈团块状生长。②乳头状腺癌：占胆管癌 15%～20%，多数为分化较好的腺癌，癌组织有同时向胆管腔内和胆管壁内浸润生长的现象。③低分化腺癌：少见，癌组织部分呈腺体结构，部分为不规则的实质肿块，亦可在管壁内浸润生长。④未分化腺癌：较少见，癌细胞在胆管壁内弥漫性浸润，间质少，癌组织侵袭性较大，常可浸及胆管周围脂肪组织或邻近器官。⑤印戒细胞癌：罕见。其他罕见的如鳞状细胞癌、类癌等偶见报道。胆管癌的早期，多数肿瘤生长缓慢，发生转移者少见，其转移主要是沿着胆管壁向上、向下缓慢地浸润扩散。少数肿瘤生长迅速，早期即可发生转移，可累及整个胆管。上段胆管癌可直接侵及肝脏，中下段胆管癌可直接扩展至胆囊、肝总管、胆总管甚至整个胆管，其部位有时难以确定。区域性胆管周围淋巴结常有侵犯，最常见的淋巴转移为肝门部淋巴结，并向胰十二指肠和腹腔内以及肠系膜上血管的周围淋巴结扩散。高位胆管癌易侵犯门静脉，并可形成癌性血栓，导致肝内转移。胆管癌经血液发生远隔器官转移者较少。

三、临床表现

60 岁以上男性发病较多。其主要症状有进行性加重的梗阻性黄疸伴上腹部胀痛、恶心、呕吐、体重减轻、皮肤瘙痒、发热等。少数患者出现胆管炎的表现，部分患者出现食欲减退，尿色深黄，粪便呈陶土色等，如癌肿破溃可出现胆管出血、黑便、贫血等。

检查皮肤、巩膜黄染、肝大、质硬，胆囊是否肿大，随胆管癌的部位而异。胆管癌如位于胆囊颈管与肝总管汇合处肝总管的近端，胆囊即不出现肿大。由于胆管癌多发生于上 1/3 胆管处，故胆囊肿大者不多见。胆管癌到了晚期可出现腹水和门静脉高压症状。实验室检查血清胆红素和碱性磷酸酶（AKP）增高明显。Tompkins 发现 91％的早期胆管癌血清胆红素超过0.05 mmol/L，50％的患者血清胆红素超过 3.4 mmol/L。病情进一步发展者则会出现肝功能损害改变，如转氨酶、γ-谷氨酰转肽酶增高。

四、诊断与鉴别诊断

胆管癌诊断方面应根据上述临床表现，体格检查，再辅以辅助性检查，基本上能得以确诊。由于 B 超及经皮肝穿刺胆管造影（PTC）的应用，胆管癌的诊断在手术前已变得可能。凡黄疸患者，首选 B 超检查。B 超检查可区别黄疸是肝外型或肝内型，可确定癌肿部位、形态和范围，但 B 超不能确定病变性质，也难以判别胆管狭窄或肿块是肿瘤还是炎性肿块。因而如发现肝外梗阻而又不是结石时，应进一步选用 PTC 检查以确定诊断。PTC 在诊断胆管癌方面有较高价值。它能显示胆管癌部位近端胆管不同形态及癌肿侵犯情况，还可以判断病灶范围。有报道其确诊率达94％～100％。术前根据 PTC 影像可提供手术方式选择，以减少术中的盲目性探查。此外经十二指肠纤维内镜逆行胰胆管造影（ER-CP）可观察胆管下端乳头部位癌灶，并可活检以明确病理学诊断，ERCP 配合 PTC 造影可明确癌灶浸润胆管的范围。但如果胆管完全梗阻时，造影不能了解癌肿的近侧浸润范围，是 ERCP 不如PTC 之处。CT 在胆管癌的诊断方面能显示癌灶部位，大小以及肝内胆管扩张情况。但 CT 不能显示胆系全貌影像，因而对胆管癌的临床实用价值不高。MRI 和 CT 的效果相当。可做不同切面的成像图以增加对肝内胆管系统改变的立体影像。CT 和 MRI 可通过系列的肝门部位体层扫描，系统了解肝内胆管的改变、肿瘤的范围、有无肝转移。为了清楚了解肝门部入肝血流情况及胆管癌与肝门部诸血管的关系，以及门静脉有无被肿瘤侵犯或癌栓有无形成，可应用选择性肝动脉造影和经肝门静脉造影。胆管癌多属血供较少的肿瘤，血管造影一般不能对肿瘤的性质及范围做出诊断，主要显示肝门处血管是否受到侵犯。若肝固有动脉及门静脉主干受侵犯，则表示肿瘤有肝外扩展，难以施行根治性切除，但还需区别血管是受转移还是肿瘤直接侵犯，以便在手术前初步判断定癌肿能否切除或做何种手术，从而预先做好充分准备。血管造影术可较好地判定胆管癌能否被切除，但血管造影不能显示已经癌转移的情况。我们认为，如果上述检查仍不能确定是否为恶性肿瘤的病例，应早期进行剖腹探查，并取术中病理以防误诊。但有时亦会发生困难，由于胆管癌常在胆管壁内呈潜行性生长，故较难取到合适的标本，切片中常显现为一堆癌细胞被致密的纤维细胞包围，此时常不易与原发性硬化性胆管炎相鉴别，往往经多次多处取病理切片检查，才能明确诊断。测定血清中糖抗原 CA19-9 和 CA50 的浓度来协助诊断，有一定参考价值。

在鉴别诊断方面，胆管癌致黄疸应与黄疸型肝炎相鉴别，及时 B 超检查如发现肝内胆管扩张，胆管内有不伴声影响的光团时，要进一步行 PTC 或 ERCP 检查。胆管癌又常与肝胆管结石并存，国内统计为 16.9%。如果肝胆管结石手术治疗时，如探查发现肝胆管壁增厚、狭窄、变硬明显，术中应选快速病理切片检查，以明确诊断。胆管炎患者，尤其是高龄者，胆管炎经抗感染治疗体温下降，而黄疸不见好转且加深者，要考虑为胆管癌可能。此外胆管癌应与胰头癌，壶腹部癌相鉴别。

五、治疗

目前治疗胆管癌最有效的手段仍为手术切除。其目的为清除肿瘤和恢复胆管的通畅。但由于胆管癌的生物学行为，决定了其手术切除率较低的临床特征。特别是上部胆管癌由于解剖关系复杂，切除难度更大，文献报道能手术切除的胆管癌为 5%～50%，平均为 20%。手术切除能得到最佳治疗效果，因此有学者提出除了：①局部转移，腹膜种植不包括在切除范围内。②肝蒂外淋巴结转移。③双侧肝内转移。④双侧二级以上肝管侵犯。⑤肝固有动脉或左右肝动脉同时受累（血管造影发现）；⑥双侧门静脉干受累（血管造影发现）等情况外，所有肝门部胆管癌患者宜积极手术探查，争取切除。胆管癌的治疗原则是：早期病例以手术切除为主，术后配合放疗及化疗，以巩固和提高手术治疗效果；而对于不能切除的晚期病例，应施行胆管引流手术，以解除胆管梗阻，控制胆管感染，改善肝功能，减少并发症，改善患者生活质量，延长患者生命。凡能耐受手术的患者，都应考虑手术治疗。

（一）术前准备

由于胆管癌所致的胆管梗阻，因而患者肝功均有不同程度的受损。高胆红素血症，低蛋白血症，免疫功能低下和（或）合并的胆管感染等。术后并发症亦明显增多。为提高手术效果，减少并发症，降低手术死亡率，术前应根据病情给予必要的术前准备。

具体措施包括：①营养支持，给予大量维生素 C、维生素 K，纠正电解质、酸碱平衡紊乱，护肝治疗。低蛋白血症、贫血者，应补充新鲜血、清蛋白及支链氨基酸等，力争使血色素上升达 10 g/L，血清清蛋白＞30 g/L。同时，术前 3 d 经静脉途径给予广谱抗生素和甲硝唑。②患者情况较差，黄疸时间长，有腹水者，还要应用内科治疗方法消除腹水。③关于术前胆管减压，目前仍有不同看法，有人主张对深度黄疸患者（胆红素超过171 μmol/L时）术前行 PTCD 或鼻胆管引流，经过 10～14 d 引流，血清胆红素水平下降到一定程度后考虑手术。但有些患者虽经胆管减压而胆红素下降并不理想，这既延误了手术时间又要承担 PTCD 引流本身带来的一些并发症，特别是胆管感染的风险，因此不主张术前采用 PTCD 减黄，而强调术前做好充分准备的前提下尽早手术解除梗阻，大多数学者更趋向后一种主张。

（二）手术切除可能性的判断

一般根据术前 PTC、CT 和 SCAG 初步估计肿瘤可否切除，但最后仍需依赖术中所见和术中超声，还可采用术小经肝穿刺胆管造影加以判断。

Iwasaki 认为具有下列条件的胆管癌有切除的可能性：①门静脉和肝动脉未被肿瘤侵犯。②非肿瘤侧的门静脉和肝动脉未被癌肿侵犯。③远端胆总管应有足够长的正常胆总管以便切除。④胆管癌侵犯近端胆管，至少必须有一侧胆管的二级分支联合部是正常的。

如遇下列情况则不宜行根治性切除：①局部肿瘤转移，如腹膜表面或大网膜上有肿瘤转移结节。②肝、十二指肠韧带外的肝胆管受累。③血管造影显示双侧肝动脉及主干受累。④血管造影显示双侧门静脉其主干受累。

（三）切除的手术方式

一般根据肿瘤所在的部位不同以及分型不同而采取相应的术式。上段胆管癌，由于其解剖位置特殊，肿瘤易侵犯肝门区的重要血管、肝胆管和肝实质致使手术复杂且切除困难，是胆管癌手术治疗中存在的主要问题和困难。由于诊疗技术的进步，手术技巧的提高，胆管癌的切除率已由过去的 $15\%\sim20\%$ 提高到 $50\%\sim60\%$，有的甚至达到 75% 左右，手术死亡率降至 $0\sim9\%$，1，3，5 年生存率分别为 48%，$29\%\sim30\%$，$6\%\sim12.5\%$。手术切除的范围包括：十二指肠上方的整个胆管、胆囊管、胆囊、肿瘤和近端的肝管，以及十二指肠上方的肝十二指肠韧带内的组织，包括相应的淋巴结；对于浸润较广泛的肿瘤，可能需行肝切除，然后行肝管-空肠 Rouxen-Y 吻合以重建胆汁流通道。具体地讲，对左、右肝管汇合部以下（Ⅰ型）的胆管癌，可采用肝门部胆管、胆总管及胆囊切除，胆肠吻合术；对肝总管痕或肝管分叉部癌（Klatskin 瘤）（Ⅰ型或Ⅱ型），可采用肝方型叶或加部分右前叶切除及肝门部胆管、肝管切除，胆肠吻合术；对左肝管及肝总管的胆管癌（Ⅲ型），可采用肝方型叶或左半肝切除及肝门部胆管、肝外胆管切除、胆肠吻合术；对来源于右肝管，侵犯肝总管的胆管癌（Ⅳ型），可采用肝方型叶或右半肝切除及肝门部胆管、肝外胆管切除，胆肠吻合术；对侵犯左、右二级分支以上肝管并侵犯尾状叶肝管的胆管癌（Ⅴ型），可采用超半肝或三叶肝切除及肝门部胆管、肝外胆管、部分尾状叶切除、胆肠吻合术。肝门部胆管癌连同肝叶和尾状叶切除，是肝胆外科很复杂的手术，创伤大，死亡率高。在术中探查时，可先切开上部胆管，在直视下观察尾状叶肝管开口，然后沿肝总管与门静脉间隙向肝门部分离，显露门静脉汇合部及左右于前壁，触诊其上方，若有肿块，再切除肝方叶或半肝及肝门部胆管和尾状叶。

胆管癌病变可沿黏膜下浸润，为防止肝侧残留病变。至少应在距肿瘤 1.0 cm 处切断胆管，且在术中应行肝侧胆管断端快速病理检查，以排除残留病变。

部分学者不同意对胆管癌进行根治性切除，其理由是胆管癌的生物学特征已决定患者预后不佳，切除术并不能使之改善，建议用姑息手术加其他辅助治疗作为主要治疗手段，究竟如何选择治疗方案还应根据具体病例、医院条件、医生的技术水平等情况加以确定。

（四）姑息性手术治疗

由于胆管癌起病隐匿，根治困难，国内资料报道，高位胆管癌切除率仅为 10.4％左右，而达到根治目的的病例更少，因而对无法行根治切除的胆管癌，多数学者主张术中应设法解除胆管梗阻和建立通畅的胆肠内引流，据报道，经胆管引流减压后，可使患者生存期自 9.9 个月延长到 25.3 个月，同时胆管梗阻解除后，可使患者肝功能得到改善，进而改善患者的生活质量，并为其他治疗创造条件。单纯胆管外引流不仅可引起大量胆汁丧失，尚可引起胆管感染、结石形成，进而阻塞引流管等，故现已很少采用此种方法。

1. 胆肠内引流术

术式较多，主要根据肿瘤的部位而选择相应的术式。如为中

下部胆管癌可选择胆总管、空肠 Roux-Y 手术，也可用胆总管加十
二指肠内引流术。但应注意无论选用何种术式，吻合口均应尽量
远离肿瘤部位以免发生阻塞。对于上段胆管癌的内引流问题较多，
如肿瘤尚未侵及肝门，则不行肝管或左右肝管汇合部、空肠 Roux-
Y 吻合术。如肿瘤已侵及肝门者，可行 Longmine 手术，即经肝左
叶第Ⅱ肝管行胆肠内引流术。但从手术需切除肝左外叶，创伤大，
且不适用于分叉部阻塞的肝管癌。如果肝左叶尚正常，可采用经
肝圆韧带途径行左第Ⅲ肝管、空肠 Roux-Y 吻合术。如果左右肝管
分叉部受肿瘤浸润梗阻，则须同时行双侧胆肠吻合术。如果左侧
肝管阻塞，右侧代偿扩张时，可单独引流右侧肝管。由于右肝管
较短，很难直接作胆肠吻合术，此时可经肝右叶第Ⅴ肝管途径实
现内引流术。即将空虚的胆囊在肝脏腹膜连结处切除，从肝脏上
分离下来，保留胆囊血供，显露肝裸面，在胆囊床部进行穿刺，
寻找肝内胆管，分开肝实质显露扩大的右肝前叶胆管支，将肝管
与胆囊作吻合。再作胆囊空肠 Roux-Y 吻合术。

2. 桥式胆肠内引流术

（1）体外：选择肿瘤上方扩张的胆管后，置入 T 或 V、Y 型
管，然后行空肠造瘘，术后 1 周将 T 管与空肠造瘘管连接，但胆
汁经导管转流入肠道。我们采用此法行千余例高位胆管癌患者，
手术创伤小，术后恢复快，多用于晚期高位胆管癌或胆囊癌无法
根治切除患者。

（2）体内：探查胆管癌上方扩张的胆管与十二指肠降部中点
的距离，再加 10 cm 为架桥所需管长。选择 22～24 号 T 型管，长
壁端 4 cm 范围内剪 3～4 个侧孔。纵行切开肿瘤上方扩张的胆管的
前壁 1.5 cm，吸净胆汁、置入已修剪过的 T 管短臂，间断缝合胆
管壁。在十二指肠降部外侧浆肌层做一荷包缝合，剪开肠壁，插
入 T 管长臂，收紧荷包，缝合固定管壁后填入大网膜，完成桥式
内引流。桥式内引流术式简单，手术创伤小，又达到了内引流之
目的，避免了胆汁丧失，水电解质和酸碱平衡紊乱、肠道菌群失
调和消化不良等并发症的发生，尤其适合晚期胆管癌无法行根治

性手术或技术条件所限的广大基层医院。

3. 置管外引流术

可采用将 T 型管或 V、Y 型管等通过肿瘤占据的管腔达到梗阻上方的扩张肝管和下方的肠管，并将该管引出体外，以便减压、注药或更换新管。此类手术较为简单，在无条件行内引流术时可考虑应用。

（五）辅助性放疗

辅助性放疗对肝门部胆管癌的治疗效果还存在争议。有肿瘤残留或不能切除的胆管癌，有人建议采用常规放射治疗，但对生存期的益处还没有被证实。外线束放疗或管腔内的近距离放射疗法在小样本病例研究中已表明可能有作用。它可以降低胆管压力及缓解疼痛。但是当前，还没有足够的数据支持某一措施作为常规治疗。放疗的不同强化方法比如近距离放射疗法、术中放射疗法以及化疗和放疗结合（化放疗）已经应用。最常见的放疗形式是外线束放射治疗。

外线束放疗的效果也存在争议。有人认为它是新辅助或辅助（手术前或后）治疗或非手术胆汁引流后控制肿瘤的一种确定性治疗方法，通常的剂量是 42～50 Gy。最近有人将 91 例患者分成三组：单独切除病灶；切除病灶＋外线束放疗；以及切除病灶＋外线束放疗＋近距离放射疗法，结果发现外线束放疗对生存期有益。胆管置入支架（经内镜或经皮肝穿刺）后。也可采用外线束放射治疗，据报道可以延长平均生存期、减少支架阻塞和提高生活质量。而 Johns Hopkins 研究所的前瞻性研究（到目前是唯一的）了 50 例胆管癌患者，其中行病灶切除 31 例；胆汁引流 19 例。分别接受外线束放疗 23 例；非放疗 27 例。结果发现外线束放疗无论对生存期还是生活质量都没有益处。

回顾性研究已表明外线束放疗与近距离放射疗法联合使用对生存期有帮助。通过这种联合治疗，10%～20% 的患者可存活 2 年。其主要局限性是并发症发生率高，比如 Roux 臂狭窄、上消

化 道 出 血、门 静 脉 阻 塞、腹 水 和 胆 管 炎（发 生 率 高 达
40%～50%）。

从理论上，采用术中放疗伴外线束放射治疗。可对高度危
险复发区域——肝管残端、门静脉、肝动脉分支和肝脏实质产
生单次大剂量的辐射（27.5～35 Gy）。63 例ⅣA 期胆管癌患
者采用术中放疗结合外线束放疗，5 年生存率有明显的改善
（单纯切除病灶的 5 年生存率是 10.5%；而病灶切除＋外线束
放疗＋术中放疗的 5 年生存率是 33.9%，P＝0.01）。有回顾
性分析表明：切缘组织学检查为阳性的患者 5 年生存率可因接
受术后体外放疗而增加。然而，这一结论还未被其他研究证
实，且缺乏前瞻性随机试验。

（六）辅助性化疗

有远处转移的患者是全身化疗候选者。但目前胆管癌的化疗
经验有限，仅有一些Ⅱ期临床试验。最近统计的部分研究病例数
少，均系回顾性、单中心研究，缺乏对照组，所以数据质量差。
迄今为止，化疗还未表现出对胆管癌患者的生存率有实质性改善。
大部分胆管癌的化疗研究是针对单独采用氟尿嘧啶、或与其他药
物比如顺铂、甲氨蝶呤、亚叶酸钙、丝裂霉素 C 或干扰素 α 等联
合用药。单独使用氟尿嘧啶并没有什么效果。有研究认为氟尿嘧
啶与顺铂联合使用是标准治疗之一，据报道反应率为 20%～40%，
其他药物比如干扰素 α 和丝裂霉素 C 与氟尿嘧啶联用时反应率是
10%～30%。最近，正在研究一些不同的、新的抗癌药物用于治
疗进展期胆管癌。据报道其中有一种核苷类似物（吉西他滨）对
治疗进展期胆管癌有效果。

（七）新的辅助性放化疗

从理论上，放疗和化疗的结合对于不能切除胆管癌的治疗是
非常有吸引力的。由于手术姑息切除肝门部胆管癌后，放、化疗
亦不能延长生存期或提高生活质量，故有人提出了新的辅助性放
化疗，即先化疗，随后手术，术后再行化疗及放疗。其理论基础
是术前或放疗前行有效地联合化疗，尽可能地杀死大量的敏感肿

瘤细胞，然后再手术切除或放疗破坏残存的包括对化疗不敏感的癌细胞。达到治愈肿瘤的目的。现有学者将此方案用于治疗肝门部胆管癌。氟尿嘧啶的潜在放射敏感效应提示：放化疗的联合应用要比单独运用有效。然而这种放化疗的联合使用还没有相关的前瞻性研究结果。

第八章

胰腺疾病

第一节 急性胰腺炎

急性胰腺炎（acute pancreatitis，AP）是指胰腺及其周围组织被胰腺分泌的消化酶自身消化而引起的急性化学性炎症，临床表现以急性腹痛、发热，伴有恶心呕吐、血尿淀粉酶升高为特征。大多数患者病程呈自限性，20%～30%的病例临床经过凶险，总体病死率5%～10%。AP 按病情程度可分为轻症急性胰腺炎（mild acute pancreatitis，MAP）和重症急性胰腺炎（severe acute pancreatitis，SAP）。MAP 无器官功能障碍和局部并发症，保守治疗效果好。SAP 病情发展迅猛，并发症多，病死率高，短期内可引起多器官系统功能障碍乃至衰竭而危及生命。

一、病因

（一）胆管疾病

胆管疾病在我国仍是主要的发病因素，胆石症、胆管感染、胆管蛔虫等均可引起 AP。胆管结石常是 AP 首发及反复发作的主要原因，发病机制主要为"共同通道学说"（图 8-1），也与梗阻或 Oddi 括约肌功能不全有关，导致胆汁或十二指肠液反流入胰管，激活消化酶，损伤胰管黏膜，进而导致胰腺组织自身消化而引起胰腺炎。Lankisch 等总结过去 50 年各国关于 AP 的 20 项研究显示，胆管疾病是 AP 发病的首要原因，占41%。

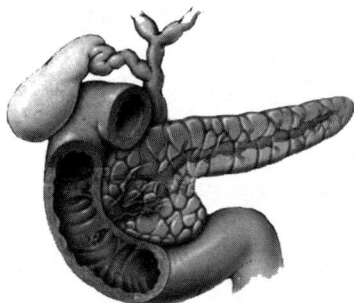

图 8-1　胆管结石阻塞胆胰共同通道

（二）高脂血症

自 Klatskin 1952 年首次报道 1 例高脂血症胰腺炎以来，国内外学者对其进行了大量研究，发现高脂血症胰腺炎与甘油三酯有关，而与胆固醇无关。近年来随着我国居民饮食结构发生改变，动物性食物比例上升，使高脂血症引起的 AP 数量上升，国内有些报道认为高脂血症已成为 AP 的第二位病因。目前高脂血症引起 AP 的原因尚不明确，可能由于其导致动脉粥样硬化，使内皮细胞损伤，合成或分泌前列腺素（PGI_2）减少，可激活血小板，释放血栓素（TXA_2），使 PGI_2-TXA_2 平衡失调，胰腺发生缺血性损伤。另外高脂血症时血液黏稠度增加，有利于血栓形成；过高的乳糜微粒栓塞胰腺微血管或在胰腺中发生黄色瘤；胰腺毛细血管内高浓度的甘油三酯被脂肪酶水解，生成大量具有毒性的游离脂肪酸，引起毛细血管脂肪栓塞和内膜损伤，均可引起胰腺炎发作。随着人们生活水平的提高，高脂血症引起的 AP 患病率正逐渐增高，故在 AP 防治中应重视控制血脂水平。

（三）大量饮酒

酗酒是西方国家急、慢性胰腺炎的首要病因，在我国占次要地位。一般认为乙醇通过下列机制与酒精性胰腺炎有关：刺激胰腺分泌，增加胰腺对胆囊收缩素的敏感性，使胰液中胰酶和蛋白质含量增加，小胰管内蛋白栓形成，引起胰管阻塞，胰液排出受阻；使胰腺腺泡细胞膜的流动性和完整性发生改变，线粒体肿胀，细胞代谢障碍，细胞变性坏死；引起胆胰壶腹括约肌痉挛，导致胰管内压力升高，引起高甘油三酯血症直接毒害胰腺组织，刺激胃窦部 G 细胞分泌胃泌素，激发胰腺分泌；从胃吸收，刺激胃壁细胞分泌盐酸，继而引起十二指肠内胰泌素和促胰酶素分泌，最终导致胰腺分泌亢进。

（四）暴饮暴食

暴饮暴食使短时间内大量食糜进入十二指肠，引起乳头水肿和 Oddi 括约肌痉挛，同时刺激大量胰液和胆汁分泌，进而由于胰液和胆汁排泄不畅而引发 AP。故养成良好的进食习惯非常重要，尤其对患有胆源道疾病的患者进行饮食指导可能对预防 AP 有重要作用。

（五）其他病因

包括药物、妊娠、手术和创伤、胰腺肿瘤、特发性胰腺炎等。

1. 药物

迄今为止已经发现超过 260 种药物与胰腺炎发病有关，常用药物如氢氯噻嗪、糖皮质激素、磺胺类、华法林、拉米夫定、他汀类药物等均能导致胰腺炎发生，其发病机制至今仍未完全阐明，其发病率呈逐年上升趋势。

2. 手术和创伤

胃、胆管手术或 ERCP 容易引发术后胰腺炎。

3. 感染

感染是 AP 的少见病因。现已发现细菌感染（伤寒杆菌、大肠杆菌、溶血性链球菌）、病毒感染（柯萨奇病毒、HIV、泛嗜性病毒、乙肝病毒）和寄生虫感染（蛔虫、华支睾吸虫等）均能引起胰腺炎。

4. 肿瘤

胰腺或十二指肠附近的良恶性肿瘤压迫导致胰管梗阻、胰腺缺血或直接浸润胰腺激活胰酶均可诱发 AP。

5. 特发性胰腺炎（idiopathic acute pancreatitis，IAP）

部分胰腺炎未能发现明确病因，临床上称为特发性胰腺炎。

二、病理生理

正常情况下，胰液中的胰蛋白酶原在十二指肠内被胆汁和肠液中的肠激酶激活后，方具有消化蛋白质的作用。如果胆汁和十二指肠液逆流入胰管，胰管内压增高，使腺泡破裂，胰液外溢，大量胰酶被激活。胰蛋白酶又能激活其他酶，如弹性蛋白酶及磷脂酶 A。弹性蛋白酶能溶解弹性组织，破坏血管壁及胰腺导管，使胰腺充血、出血和坏死。磷脂酶 A 被激活后，作用于细胞膜和线粒体膜的甘油磷脂，使其分解为溶血卵磷脂，后者可溶解破坏胰腺细胞膜和线粒体膜的脂蛋白结构，致细胞坏死，引起胰腺和胰周组织的广泛坏死。饮酒能刺激胃酸分泌，使十二指肠呈酸性环境，刺激促胰液素分泌增多，使胰液分泌增加。乙醇还可增加 Oddi 括约肌阻力，或者使胰管被蛋白阻塞，导致胰管内压和通透性增高，胰酶外渗引起胰腺损伤。乙醇还可使自由脂肪酸增高，其毒性作用可引起胰腺腺泡细胞和末梢胰管上皮细胞损害。氧自由基损伤也是乙醇诱发胰腺损伤的机制之一。此外，细胞内胰蛋白酶造成细胞的自身消化也与胰腺炎发生有关，人胰腺炎标本的电镜观察发现细胞内酶原颗粒增大和较大的自身吞噬体形成。另外，脂肪酶使脂肪分解，与钙离子结合形成皂化斑，可使血钙降低。大量胰酶被吸收入血，使血淀粉酶和脂肪酶升高，并可导致肝、肾、心、脑等器官损害，引起多器官功能不全综合征（MODS）。

三、临床表现

AP 发病多较急，主要表现有腹痛、腹胀、腹膜炎体征及休克等，因病变程度不同而使临床表现复杂。

（一）腹痛

不同程度的腹痛常在饱餐或饮酒后 1～2 h 突然起病，呈持续性，程度多较重，也可因结石梗阻或 Oddi 括约肌痉挛而有阵发性加剧。腹痛位于上腹正中或偏左，有时呈带状，并放射到腰背部、左肩，患者常喜弯腰前倾，一般镇痛剂不能使疼痛缓解。腹痛原因包括胰腺肿胀，包膜张力增高，胰胆管梗阻和痉挛，腹腔化学性物质刺激和腹腔神经丛受压。

（二）恶心、呕吐

90%以上患者在起病时有频繁恶心、呕吐，呕吐后腹痛并不减轻，病程初期呕吐为反射性，呕吐物为食物和胆汁，至晚期因胰腺炎症渗出致麻痹性肠梗阻，呕吐物可有粪臭味。

（三）发热

根据胰腺炎的发病原因和是否继发感染，患者可出现不同程度的发热。若为胆源性胰腺炎，胆管感染可有寒战、高热。MAP多为中等程度发热，体温一般不超过 38.5 ℃，SAP 体温常超过 39 ℃。早期的发热是由于组织损伤及代谢产物引起，后期发热常提示胰周感染、脓肿形成或其他部位如肺部感染的存在。若继发感染发生的较晚，病程中可有一个体温下降的间歇期。

（四）黄疸

胆源性胰腺炎时胆管感染、梗阻，胰头水肿造成胆总管下端梗阻，或 Oddi 括约肌痉挛水肿，都可引起梗阻性黄疸。病程长、感染严重者，可因肝功能损害而发生黄疸。

（五）休克

为 SAP 的全身表现，患者烦躁、出冷汗、口渴、脉细速、四肢厥冷、呼吸浅快、血压下降、尿少，进一步发生呼吸困难、发绀、昏迷、血压测不到、无尿等，主要原因是胰酶外渗、组织蛋白分解、多肽类物质释放使毛细血管通透性增加，腹膜及胰周组织受到刺激，大量组织液渗出至腹膜后和腹腔内，导致血容量大量减少。

（六）体征

1. 腹膜刺激征

MAP 时腹部压痛轻，局限于上腹或左上腹，肌紧张不明显。SAP 时有明显的腹部压痛，范围广泛可遍及全腹，腹肌紧张明显。

2. 腹胀、肠鸣音消失

腹膜后渗液、内脏神经刺激、腹腔内渗液导致肠麻痹，引起腹胀，随之肠鸣音消失。

3. 腹水

MAP 一般无腹水或仅有少量淡黄色腹水。SAP 腹水多见，可从淡黄色、粉红色至暗红色，颜色深浅常可反映胰腺炎症的程度，腹水内胰淀粉酶通常很高。诊断性腹腔穿刺抽出血性腹水对 SAP 有诊断价值。

4. 皮下出血征象

较少见，仅发生于严重的 SAP，在起病数日内出现，常伴有血性腹水。其发生机制为含有胰酶的血性渗液沿组织间隙到达皮下，溶解皮下脂肪，发生组织坏死、毛细血管破裂出血，表现为局部皮肤青紫色瘀斑。发生在腰部两侧的皮肤瘀斑称为 Grey-Turner 征，发生在脐周者称为 Cullen 征。

5. 腹部包块

在部分患者由于胰腺水肿增大，小网膜囊积液，胰腺周围脓肿或假性胰腺囊肿形成，在上腹部可扪及边界不清有压痛的肿块。

四、辅助检查

（一）血清酶学检查

强调血清淀粉酶测定的临床意义，尿淀粉酶变化仅作参考。血清淀粉酶活性高低与病情不呈相关性。AP 血淀粉酶升高始于发病后 1～3 h，24 h 达到高峰，超过 500 U/dL（Somogyi 法）有诊断意义，72 h后降至正常；尿淀粉酶升高始于发病后 24 h，可持续 1～2 周，超过 250～300 U/dL（Somogyi 法）有诊断意义。血清淀粉酶持续增高要注意病情反复、并发假性囊肿或脓肿、存在结石或肿瘤、肾功能不全、巨淀粉酶血证等。要注意鉴别其他急腹症引起的血清淀粉酶增高。血清脂肪酶活性测定具有重要临床意义，尤其当血清淀粉酶活性已经下降至正常，或其他原因引起血清淀粉酶活性增高时，血清脂肪酶活性测定有互补作用。血清脂肪酶活性与疾病严重度亦不呈正相关。

（二）血清标志物

推荐使用 C 反应蛋白（CRP），发病 72 h 后 CRP＞150 mg/L 提示胰腺组织坏死。动态测定血清白细胞介素-6（IL-6），增高提示预后不良。

（三）影像学诊断

在发病初期 24～48 h 行 B 超检查，可以初步判断胰腺形态变化，同时有助于判断有无胆管疾病。但受 AP 时胃肠道积气影响，B 超可能不能做出准确判断，故推荐 CT 作为诊断 AP 的标准影像学方法，必要时可行增强 CT 或动态增强 CT 检查，根据炎症程度分为 A～E 级（Balthazar 分级）。A 级：正常胰腺；B 级：胰腺实质改变，包括局部或弥漫性腺体增大；C 级：胰腺实质及周围炎症改变，胰周轻度渗出；D 级：除 C 级外，胰周渗出显著，胰腺实质内或胰周单个液体积聚；E 级：胰腺或胰周有 2 个或多个积液区，不同程度的胰腺坏死。

五、诊断

以上腹痛为主诉的急腹症患者均需考虑急性胰腺炎可能，并进行相关检查，常规有血淀粉酶检查和 B 超或 CT。根据临床表现，实验室检查和影像学检查诊断并不困难。

六、治疗

因生长抑素类药物和外科营养支持的发展，现在 MAP 的治疗效果普遍较好。而 SAP 病情重，临床变化多样，存在较大的个体差异，虽经国内外学界多年探索，仍属复杂而疑难的临床问题，其治疗观点近年来也多有变化。AP 的基本治疗要点如下。

（一）发病初期的处理和监护

目的是纠正水、电解质紊乱，支持治疗，防止局部及全身并发症。内容包括血、尿常规检查，粪便隐血、血糖、肝肾功能、血脂、血清电解质测定，血气分析，心电监护，胸片，中心静脉压（IVP）测定，动态观察腹部体征和肠鸣音变化，记录 24 h 出入量。上述指标可根据患者具体病情做选择。常规禁食，对有严重腹胀、麻痹性肠梗阻者应留置胃管胃肠减压。在患者腹痛减轻或消失、腹胀减轻或消失、肠道动力恢复或部分恢复时可以考虑恢复流质饮食，开始以碳水化合物为主，逐步过渡至低脂饮食。血清淀粉酶活性不作为恢复饮食的判断指标。

（二）补液

补液量包括基础需要量和丢失液体量及继续丢失量，并根据间断复查实验室指标，调整水、电解质和酸碱平衡。

（三）镇痛

AP 诊断明确后，腹痛剧烈时可给予镇痛治疗，在严密观察病情下，可注射盐酸哌替啶（杜冷丁）。不推荐应用吗啡或胆碱能受体拮抗剂，如阿托品、654-2 等，因前者会收缩壶腹部和十二指肠乳头括约肌，后者则可能诱发或加重肠麻痹。

（四）抑制胰腺外分泌和应用胰酶抑制剂

生长抑素类药物可以有效抑制胰腺外分泌，已成为 AP 治疗的重要措施。H_2 受体拮抗剂和质子泵抑制剂可通过抑制胃酸分泌间接抑制胰腺分泌，并可预防应激性溃疡。蛋白酶抑制剂主张早期、足量应用，可选用加贝酯等。

（五）血管活性物药物

由于微循环障碍在 AP 发病中起重要作用，推荐应用改善胰腺和其他器官微循环的药物，如前列腺素 E_1 制剂、血小板活化因子拮抗剂、丹参制剂等。

（六）抗生素应用

对非胆源性 MAP 不推荐常规使用抗生素，而对胆源性 AP 应常规使用抗生素。AP 感染的致病菌主要为革兰阴性菌和厌氧菌等肠道常驻菌。使用抗生素应选用抗菌谱以革兰阴性菌和厌氧菌为主，脂溶性强，能有效通过血胰屏障的种类。推荐甲硝唑联合喹诺酮类药物为一线用药，疗效不佳时改用其他广谱抗生素，疗程不宜超过 7～14 d，否则可能导致二重感染。要注意真菌感染的诊断，如无法用细菌感染来解释的发热等表现，应考虑到真菌感染可能，可经验性应用抗真菌药，同时进行血液或休液真菌培养。

（七）营养支持

MAP 患者只需短期禁食，可仅需短期的肠外营养支持。SAP 患者常先施行全肠外营养支持，待病情趋向缓解，则过渡至肠内营养支持。肠内营养支持时需将鼻饲管放至 Treitz 韧带远端，输注能量密度为 4.187J/mL 的要素营养物质，若能量不足，可辅以部分肠外营养支持。应注意观察患者反应，如能耐受则逐渐加大肠内营养支持剂量。应注意补充谷氨酰胺制剂。对于高脂血症患者，应减少脂肪类物质的补充。进行肠内营养支持时，应注意患者的腹痛、肠麻痹、腹部压痛等胰腺炎症状和体征是否加重，并定期复查电解质、血脂、血糖、总胆红素、血清清蛋白、血常规及肝肾功能等，以评价机体代谢状况，调整营养支持剂量。

（八）免疫增强剂

对于重症病例，可选择性使用胸腺素等免疫增强制剂。

（九）预防和治疗肠道衰竭

对于 SAP 患者，应密切观察腹部体征和排便情况，监测肠鸣音变化。早期给予促肠道动力药物，包括生大黄、硫酸镁、乳果糖等；给予微生态制剂调节肠道菌群；应用谷氨酰胺制剂保护肠道黏膜。同时可应用中药外敷，如皮硝。病情允许时应尽早恢复流质饮食或实施肠内营养支持，对预防肠道衰竭具有重要意义。

（十）中医中药

单味中药，如生大黄，复方制剂，如清胰汤、柴芍承气汤等被临床实践证明有效。中药制剂通过降低血管通透性、抑制巨噬细胞和中性粒细胞活化、清除内毒素而达到治疗功效。

（十一）胆源性 AP 的内镜治疗

对于怀疑或已经证实的胆源性 AP，如果符合重症指标，和（或）存在胆管炎、黄疸、胆总管扩张，或最初判断是 MAP，但在治疗中病情恶化，应首选内镜下括约肌切开术（EST）和鼻胆管引流。

(十二) 并发症的处理

并发症的处理是 AP 治疗中较困难和复杂的部分，并发症多发生于 SAP，种类多样，个体差异较大。急性呼吸窘迫综合征（ARDS）是 AP 的严重并发症，治疗包括机械通气和大剂量、短程应用糖皮质激素，如甲泼尼龙，必要时行气管镜下肺泡灌洗术。对急性肾衰竭主要采取支持治疗，稳定血液循环，必要时透析。低血压与高动力循环相关，治疗包括密切的血流动力学监测，静脉补液和使用血管活性药物。AP 有胰液周围积聚者，部分会发展为假性胰腺囊肿，应密切观察，部分病例可自行吸收，若假性囊肿直径>6 cm，且出现周围压迫症状，可行穿刺引流或外科手术引流。胰腺脓肿是外科手术的绝对指征。上消化道出血可应用制酸剂，如 H_2 受体拮抗剂和质子泵抑制剂。

(十三) 手术治疗

手术治疗主要针对 SAP，而确定其手术时机和手术方式仍是临床疑难问题，观点不甚统一。而对处于高度应激状态的 SAP 患者实施手术，创伤大，风险高，更应慎重决定。现在较多支持的观点包括对胆源性 SAP 伴有胆管梗阻和胆管炎但无条件行 EST 者，经积极保守治疗 72 h 病情未有好转者，出现胰周感染者应予手术干预。

1. 手术步骤

（1）切口：上腹正中纵行切口对腹腔全面探查的灵活性较大，组织损伤小，但对暴露全部胰腺，探查腹膜后间隙和清除坏死组织较困难，在切口开放者或栅状缝合者更易发生肠道并发症。两侧肋缘下切口可以良好暴露全部胰腺，有利于清理两侧腹膜后间隙的坏死组织，且网膜与腹膜缝闭后，将小肠隔离于大腹腔，对横结肠系膜以上的小网膜囊可以充分引流或置双套管冲洗，若须重复手术，肠道损伤机会亦减少。近年来一些有经验的医师倾向于选择两侧肋缘下切口或横切口（图 8-2）。

（2）暴露胰腺：进入腹腔后先检查腹腔渗液，包括渗液量、性状及气味，抽取渗液做常规、生化、淀粉酶、脂肪酶检查和细菌培养。之后尽可能吸尽渗液，切开胃结肠韧带即可显露胰腺。

(3) 确定胰腺坏死部位及坏死范围：发病 3 d 内的手术，判断胰腺坏死部位和范围仍然是关键问题，也是当前尚未解决的问题。胰腺坏死范围一般分为局灶坏死（30%），大片坏死（50%～75%），和次全、全部坏死（75%～100%）。亦有以切除坏死组织的湿重区别程度，即局灶坏死（切除坏死组织湿重＜50 g），大片坏死（＜120 g），次全坏死（＜190 g），超过 190 g，其中未检查到有活力组织者为完全坏死。

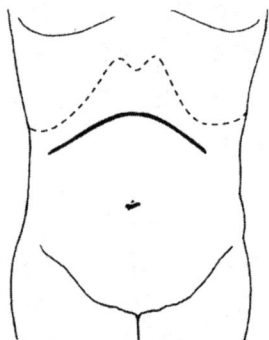

图 8-2　两侧肋缘下切口

(4) 胰腺坏死组织清除：用指捏法清除坏死组织，保护目测大致正常的组织。清除坏死组织无须十分彻底，对肠系膜根部的坏死组织切忌锐性解剖或试图完全清除，这样很可能会误伤肠系膜上动、静脉，发生致死性危险，明智的做法是任其自行脱落，经冲洗排出。坏死腔内应彻底止血，以免术中或术后发生大出血。清除的坏死物应称湿重并记录，以判断坏死范围，同时立即送细菌学检查，作革兰染色涂片和需氧、厌氧菌培养。标本需作病理检查，以进一步判断坏死程度。

胰腺坏死严重者往往在胰周和腹膜后间隙存留有大量渗出物，其中富含血管活性物质和毒素、脂肪坏死组织，故在清除胰内坏死组织的同时还应清除胰周和腹膜后间隙的坏死组织。探查腹膜后间隙时对胰腺头、颈部病变主要分离十二指肠结肠韧带，游离结肠肝曲、右侧结肠旁沟、肠系膜根部和肾周围；胰体尾部病变累及脾门、肾周围时，应游离结肠脾曲和左侧结肠旁沟、肠系膜根部。凡属病变波及范围均应无遗漏地探查，清除坏死组织，吸尽炎性渗液，特别应注意肾周围及两侧结肠后间隙的探查和清理。

（5）局部灌洗腔形成：将胰内、胰周和腹膜后间隙的坏死组织、渗出物清理后，用大量生理盐水冲洗坏死腔。缝合胃结肠韧带，形成局部灌洗腔。

（6）引流和灌洗：单纯胰腺引流目前已无人采用，无论胰腺坏死组织清除后或是胰腺规则性切除术后都必须放置引流和（或）进行双套管灌洗，放置位置包括小网膜囊，腹膜后间隙或结肠旁沟。胰腺广泛坏死者还须进行"栽葱"引流。有胆囊和胆总管结石并伴有黄疸，又不允许施行胆囊切除者应切开胆囊或胆总管取石，放置胆囊引流和胆总管 T 管引流。术后冲洗小网膜囊平均需 25 d，根据坏死范围大小而有不同，局灶性坏死平均 13 d，大片坏死平均30 d，次全或全部胰腺坏死平均49 d，最长 90 d。灌洗液体量局灶性坏死平均 6 L/24 h，大片、次全或全部坏死平均 8 L/24 h，最多可达 20 L/24 h。冲洗液体可以是等渗或稍高渗的盐水。停止灌洗的指征为吸出液培养无菌生长；组织碎片极少或未见（<7 g/24 h）；淀粉酶同工酶和胰蛋白酶检查阴性。

（7）三造口术：指胆囊造口、胃造口和空肠造口。由于急性坏死性胰腺炎伴有肠梗阻、肠麻痹，特别是十二指肠空肠曲近端胃肠液潴留，胃液、胆汁和十二指肠液淤积，且胃肠道梗阻往往持续数周甚至数月，三造口术即针对此状况。近年来由于肠外营养支持的质量不断提高，加之三造口术在病变剧烈进展期难以达到预期目的，反而增加并发症危险，故而主张选择性应用。

（8）腹壁切口处理：急性坏死性胰腺炎病理变化复杂，尚无一种手术能将本病一次性治愈。胰腺坏死清除术辅以坏死区冲洗虽然手术次数减少，但再次乃至多次手术仍难避免。胰腺早期规则性切除术结果更差，据统计其再次手术的次数较坏死清除术更多。再次和多次坏死组织清除手术需要多次打开腹部切口，针对此点，提山对腹壁切口的几种不同处理方法：①如前所述将坏死区作成灌洗腔，插入两根粗而软的双套管，持续灌洗引流，切口缝合。②用不易粘连的网眼纱布覆盖内脏，再以湿纱垫填充于腹内空间和腹壁切口，腹壁切口不缝合，或做全层栅状缝合数针固定。根据病情需要，定期更换敷料。此法可动态观察病情，及时清除不断形成的坏死组织，进行局部冲洗，避免多次切开、缝合和分离粘连。但每次更换敷料均需在全麻下进行，切口形成肉芽创面后方可能在病房内更换敷料。此法仅适用于胰腺坏死已有明显感染，胰腺脓肿形成，或有严重弥漫性腹膜炎的病例。③胰腺坏死组织清除后，切口开放，填塞敷料，然后盖以聚乙烯薄膜，在腹壁安装尼龙拉链闭合切口。此法优点与切口开放填塞法相同，更因有拉链闭合切口，减少了经蒸发丢失的液体量。但反复全身麻醉，出血、肠瘘、感染等严重并发症风险也决定了此类方法必须严格选择病例，不可轻率施行。

2. 术中要点

（1）胰腺坏死组织清除术的关键步骤是有效清除胰内、胰周和腹膜后间隙坏死组织及感染病灶，保护仍有活力的胰腺组织，尽量用手指做钝性分离，保护主要血管。肠系膜根部周围的坏死组织无须分离，切忌追求彻底清除而导致术中或术后大出血。必须彻底止血，必要时结扎局部主要供血血管，但若为肠系膜根部血管受累，只能修补不可结扎。

（2）选择引流管质地应柔软，以避免长期使用形成肠瘘。有严重腹膜炎时腹腔应灌洗 1～3 d。腹膜后间隙坏死，感染严重时应作充分而有效的引流。

（3）为不可避免的再次手术或重复手术所设计的腹部开放填塞或腹壁安装拉链术，要注意严格选择病例，不宜作为常规方式。

3. 术后处理

（1）患者需 ICU 监护治疗。

（2）应用抗生素防治感染。选择广谱、对需氧及厌氧菌均有效的药物，或联合用药。

（3）严密监测主要脏器功能，及时治疗肺、肾、心、循环及脑功能不全。若有指征及时应用呼吸机辅助呼吸，观察每小时尿量及比重，观察神志、瞳孔变化。

（4）肠外营养支持，一旦肠功能恢复，即逐渐过渡至肠内营养支持。

（5）持续双套管冲洗，严格记录出入量，测量吸出坏死组织重量，吸出液行细菌培养，以决定何时停止冲洗。

（6）发现需要再次手术的指征，主要是经过坏死组织清除及冲洗，症状一度缓解却又再度恶化，高热不退，局部引流不畅。

（7）若发现坏死腔出血，应停止冲洗，出血量不大时可采用填塞压迫止血，出血量大则应急诊手术。

（8）发现继发性肠瘘，应立刻进行腹腔充分引流。

（9）主要并发症：胰腺坏死清除术的主要并发症为胰腺坏死进展，继发严重感染，形成胰腺脓肿或感染性假性胰腺囊肿；胰腺坏死累及主要血管发生大出血，继发休克；严重感染、中毒导致脓毒血症；多因素导致 MODS。①感染：坏死性胰腺炎手术中胰腺坏死组织细菌培养阳性率为 62.8%。手术引流不畅或感染进展时，细菌培养阳性率增高，术中培养阳性者病死率比培养阴性者高 1 倍。感染未能控制，发生脓毒血症者则存活率很低。②出血：往往由于术中企图彻底切除坏死组织或坏死、感染侵蚀血管引起。预防方法是术中对血管周围或肠系膜根部的坏死组织不必彻底清除，及时发现和处理出血。若发生大出血则病死率接近40%。③肠瘘：包括小肠瘘和结肠瘘，是最常见的并发症之一。约 1/10 的患者发生肠瘘。与坏死病变侵蚀，反复行胰腺坏死组织清除术，或切口开放有关。④胰瘘：坏死性胰腺炎术后约 8% 的病例发生胰瘘，经充分引流，多可自行愈合。超过半年不愈合者应手术治疗。⑤假性胰腺囊肿：多在 SAP 发病 4 周以后形成，是由纤维组织或肉芽组织囊壁包裹的胰液积聚。直径＜6 cm 无症状者可不处理，若发生感染或＞6 cm 者，需作 B 超或 CT 引导下的介入引流，或手术行内引流或外引流。

第二节　慢性胰腺炎

慢性胰腺炎（CP）是由于各种不同原因造成的胰腺组织和功能持续性损害，其特征为胰腺基本结构发生永久性改变，广泛纤维化，即使病因已去除仍常伴胰腺的功能性缺陷。临床表现为反复发作的腹痛，内、外分泌功能不全以及后期的胰石和假性囊肿的形成。

一、病因和发病机制

本病的病因与急性胰腺炎相似，有多种多样，在国外以慢性酒精中毒为主要原因，而国内以胆石症为常见原因。

（一）胆管系统疾病

在我国，由各类胆管系统引起慢性胰腺炎占其总数的47%～65%。其中包括急慢性胆囊炎、胆管炎、胆石症、胆管蛔虫、Oddi括约肌痉挛或功能障碍等。胆源性胰腺炎的发病机制主要是炎症感染或结石引起的胆总管开口部或胰胆管交界处狭窄或梗阻，胰液流出受阻，胰管内压力升高，导致胰腺腺泡、胰腺小导管破裂，损伤胰腺组织及胰导管系统，使胰管扭曲变形，造成胰腺慢性炎症或梗阻。

（二）慢性酒精中毒

酒精是西方国家慢性胰腺炎的主要原因，长期酗酒引起慢性胰腺炎的时间需要8～10年，酒精引起胰腺损害的确切机制尚不十分清楚，可能是酒精刺激促胃液素分泌，引起胃酸分泌增多，致使肠道的促胰液素和CCK-PZ分泌增加，致使肠道的促胰液素和胆囊收缩（CCK）分泌增多，进而引起胰液和胰酶分泌亢进；酒精又能直接引起十二指肠乳头水肿，Oddi括约肌痉挛，使胰管梗阻导致胰管内压力增高，从而引起胰腺炎症的反复发作，损害胰实质。酒精引起胰酶的分泌多于胰液的分泌，高浓度胰酶能破坏胰管上皮细胞，引起胰液的蛋白质和钙浓度增高，两者结合形成蛋白栓子，引起胰管阻塞，腺泡组织破坏、炎症和纤维化。酒精及其代谢产物对胰腺也有直接损伤。

（三）胰腺疾患

胰腺的结石、囊肿或肿瘤等导致胰管梗阻，胰管内压力增高引起胰小管破裂，胰酶流入间质并损害胰腺和邻近组织。

急性胰腺炎发作时可有间质坏死及小叶周围纤维化，反复发作的急性胰腺炎将损伤小叶内导管，导致小胰管梗阻和扩张，有利于蛋白质沉淀形成蛋白质栓子，并最终形成钙化，造成胰腺组织不可逆的损害，导致慢性胰腺炎的发生。

胰腺分裂症是常见的胰腺先天发育异常，由于胚胎发育过程中腹侧和背侧胰腺融合不良，分裂的背侧胰腺分泌的胰液通过副乳头排出，但常由于副乳头较狭小，易引起梗阻，造成炎症，从而诱发胰腺炎反复发作，最终发展为慢性胰腺炎。

（四）其他因素

1. 营养因素

严重蛋白质及营养不良的儿童可出现慢性胰腺炎，腺泡内酶原颗粒、内质网和线粒体均减少，腺泡萎缩，病程长者整个胰腺纤维化。

2. 遗传因素

有一些家族，幼年即出现反复发作的急性胰腺炎，最终引起显著的胰管扩张、弥散性胰腺钙化、脂肪泻以及糖尿病。遗传方式为常染色体显性遗传。胰腺的囊性纤维化是儿童胰腺炎的最常见原因，也见于年轻的成年人，由于缺乏氯离子通道，引起胰腺分泌减少，导致胰液过饱和，在胰管内出现蛋白栓子的沉淀。

3. 甲状旁腺功能亢进和高钙血症

5%～10%甲状旁腺功能亢进患者并发本病，其理由是：①钙离子可以激活胰酶，破坏胰腺组织。②钙在碱性环境中易沉淀，一旦阻塞胰管，则使胰液引流不畅。

4. 高脂血症

家族性高脂血症易发生复发性胰腺炎。其原因尚不太清楚，可能由于脂肪微粒栓于胰毛细血管，由胰酶分解产生脂肪酸，对毛细血管有刺激作用，从而使胰腺血循环障碍，导致水肿甚至出血，可使炎症慢性化。

二、临床表现

本病病程常超出数年或十余年，表现为无症状期与症状轻重不等的发作期交替出现，其发作频率长短不一，主要表现为反复或持续发作的腹痛，也可无明显症状而仅表现为胰腺功能不全。

（一）腹痛

反复发作的上腹痛为慢性胰腺炎的主要症状，多见于病变早期，初为间歇性后转为持续性腹痛，多位于上腹正中或左、右上腹部，可放射至背、两肋、前胸、肾区及睾丸。轻者只有压重感或烧灼感，少有痉挛样感觉，重者需麻醉药方可止痛。腹痛多因饮酒、饱食或高脂肪餐诱发。疼痛和体位有关，平卧时加重，前倾位或弯腰或侧卧屈腿时可减轻。

（二）胰腺功能不全表现

1. 胰腺外分泌功能不全

当胰腺被广泛累及时，胰液分泌不足，即当脂酶和蛋白酶均分别降至正常值的 10％以下时，食物不能充分消化吸收，表现为腹痛与腹泻，每日大便 3～4 次，量多，色淡，表面有光泽和气泡，恶臭，多呈酸性反应。由于脂肪的消化、吸收障碍，粪便中脂肪量增加。此外，粪便中尚有不消化的肌肉纤维。由于大量脂肪和蛋白质丢失，患者出现消瘦、无力和营养不良等表现，并可出现维生素 A、维生素 D、维生素 E、维生素 K 缺乏，表现为夜盲、皮肤粗糙、肌肉无力和出血倾向等。

2. 胰腺内分泌功能不全

约 50％的患者发生隐性糖尿病，糖耐量试验结果异常，10％～20％患者有显性糖尿病，提示胰岛细胞分泌功能已严重受损。

(三) 体征

腹部压痛与腹痛程度不相称，多仅有轻度压痛，当并发假性囊肿时，腹部可扪及表面光整包块。当胰头显著纤维化或假性囊肿压迫胆总管下段，可出现持续或逐渐加深的黄疸。

三、辅助检查

(一) 胰腺外分泌功能试验

慢性胰腺炎时有 $80\%\sim90\%$ 患者胰外分泌功能异常。

1. 促胰液素试验、促胰液素-CCK 试验

促胰液素可刺激胰腺腺泡分泌胰液和碳酸氢盐，促胰液素静脉点滴或注射后，插管收集十二指肠内容物，测定胰液分泌量及碳酸氢钠的浓度，以估计胰腺外分泌功能。正常情况下 60 min 内胰液分泌量 >2 mL/kg，碳酸氢盐浓度 >90 mmol/L；而慢性胰腺炎患者胰液分泌量 <2 mL/kg，碳酸氢钠浓度 <90 mmol/L。此试验虽然较难操作及标准化，且费时费力，会给患者带来较大痛苦，但因为是直接检查胰液分泌的方法，所以至今还是胰腺外分泌功能试验的金标准。

2. Lundh 试验

1962 年 Lundh 首先创立该方法，至今仍在广泛应用。原理是基于采用试餐刺激胰腺分泌，摄入试餐后刺激十二指肠和空肠上段黏膜内 I 细胞和迷走神经，通过释放 CCK 和胆碱能神经作用刺激胰液分泌，收集十二指肠液测定胰蛋白酶或其他酶及电解质含量。正常人平均值为310 $\mu g/mL$，（范围 $161\sim612$ $\mu g/mL$）。本试验对慢性胰腺炎诊断的敏感性为 $75\%\sim85\%$，特异性为 $75\%\sim85\%$。Lundh 试验可受一些非胰性因素影响，因为依赖促胰液素和 CCK 内源性释放，故肠病时肠黏膜释放激素受损时，可影响试验结果，胃肠手术后影响激素释放亦影响结果准确性。因此 Lundh 试验较促胰液素-CCK 试验敏感性及特异性低且亦需要十二指肠插管，故建议还是用促胰液素-CCK 试验。

3. 苯甲酰－酪氨酸－对氨基苯甲酸（BT-PABA）试验

BT-PABA 为一种人工合成的药物，口服到小肠后即被胰糜蛋白酶分解为 BZ-TY 与 PABA，PABA 经肠吸收，肝脏摄取并由肾脏排泄，所以尿中排出 PABA 可反映肠内胰酶活力。如胰腺功能障碍，分泌糜蛋白酶量减少，BT-PABA 不能被充分裂解，尿中 PABA 排泄量就减少，故测定尿中 PA-BA 含量可间接反映胰腺外分泌功能状态。由于试验中 PABA 需经小肠吸收、肝脏结合、肾脏排泄，故肝肾功能不全、炎性肠病、胃肠手术、糖尿病均会影响试验准确性。近来采用加对照试验日、单日对照试验等改良方法以减少假阴性，测定血 PABA 浓度，其准确性和尿试验相仿，倘同时测定血和尿的 PABA，还可提高试验的特异性。

4. 月桂酸荧光素试验（PLT）

PLT 试验的基本原理同 BT-PABA 试验。月桂酸荧光素由人工合成，口服后在肠内被胰腺分泌的芳香脂酶水解，生成游离荧光素，后再经小肠吸收和肝内结合，从尿中排泄。在慢性胰腺炎伴严重外分泌功能不全时，PLT 阳性率较高。敏感性可达 $75\% \sim 93\%$，特异性 $46\% \sim 97\%$。普遍认为，该试验检测轻度胰外分泌功能障碍和轻的中度慢性胰腺炎的敏感性只有 50%，在严重胰腺功能不足和重症胰腺炎中与 BT-PA-BA 相比其敏感性及特异性稍高，胃切除、肝胆疾患、炎性肠病均可致假阳性结果。

（二）吸收功能试验

1. 粪便脂肪和肌纤维检查

慢性胰腺炎患者由于胰酶分泌不足，脂肪与肌肉的消化不良，粪便中脂肪增多，肌纤维及氮含量增高。正常人进食含 100 g 脂肪的食物后，72 h 粪便中脂肪排泄量应 <6 g/d。如果每天进食含 70 g 蛋白质食物后，正常人粪便中含氮量 <2 g/d。

2. 维生素 B_{12} 吸收试验

应用 ^{60}Co 维生素 B_{12} 吸收试验显示不正常时，口服碳酸氢钠和胰酶片能被纠正者，提示维生素 B_{12} 的吸收障碍与胰腺分泌不足有关。

（三）胰腺内分泌测定

1. 血清 CCK-PZ 测定

用放射免疫法测定血中 CCK-PZ 含量，对诊断慢性胰腺炎有帮助。正常空腹为 60 pg/mL，慢性胰腺炎患者，可达 8 000 pg/mL，这是由于慢性胰腺炎时胰酶分泌减少，对于 CCK-PZ 分泌细胞的反馈抑制减弱所致。

2. 血浆胰多肽测定

血浆胰多肽（PP）主要由胰腺的 PP 细胞所产生，空腹血浓度正常为 8～313 Pmol/L，餐后血浆 PP 迅速升高，慢性胰腺炎患者血浆 PP 水平明显下降。

3. 血浆胰岛素测定

本病患者空腹血浆胰岛素水平大多正常，口服葡萄糖或 D860、静脉注入胰高糖素后不上升者，反映胰腺内胰岛素储备减少。

（四）影像学检查

1. X 线检查

X 线腹部平片在部分病例可见位于第 1～3 腰椎邻近沿胰腺分布的钙化斑点或结石，是诊断慢性胰腺炎的重要依据。胃肠钡餐检查可发现肿大的胰腺头部或胰腺假性囊肿对胃十二指肠的压迫征象，如十二指肠曲扩大及胃移位等征象。

2. 逆行胰胆管造影（ERCP）

应用内镜逆行胰胆管造影检查（ERCP）以显示胰管情况，如见：①胰管及其分支不规则扩张、狭窄或扭曲变形且分布不均匀。②主胰管部分或完全阻塞，含有胰石或蛋白栓子，均有助于诊断。胰管内造影剂排空速度可提供胰液流出障碍存在的证据。ERCP 还能发现胰腺分裂症及胆管系统病变，因此 ERCP 结果不仅是确诊的主要依据，同时还能确定病变的程度，特别是胰管形态学改变。其在慢性胰腺炎诊断中的作用已越来越受到重视。

3. 超声及超声内镜检查

慢性胰腺炎时主要表现为胰腺轻度增大或缩小，胰纤维化时胰腺回声增强，胰管有不规则扩张及管壁回声增强；有结石及钙化时可见光团及声影；有囊肿时可见液性暗区等。超声内镜对胰腺疾病的诊断很有帮助，优于体表超声和其他检查方法。

4. 磁共振胰胆管造影（MRCP）

磁共振胰胆管造影（MRCP）是国内外近年来开展的胰胆管影像学检查的新技术，其多平面、多维成像能清晰显示正常和病变胰胆管结构，并具有无创伤、不用造影剂等特点，胰管扩张是慢性胰腺炎的影像学特征之一，MRCP 能显示胰管不同程度的扩张、胰管内结石和胰腺假性囊肿，但 MRCP 诊断胰管狭窄的假阳性率较高。

5. 血管造影

选择性腹腔动脉造影可见胰腺血管壁不整，并呈串珠状，同时有血管增生、不规则浓染以及脾静脉及门静脉狭窄、闭塞等征象，对慢性胰腺炎与胰腺癌鉴别极有帮助。

四、诊断和鉴别诊断

对于反复发作的急性胰腺炎、胆管疾病或糖尿病患者，有反复发作性或持续性上腹痛、慢性腹泻、体重减轻不能用其他疾病解释，应怀疑本病。临床诊断主要根据病史、体格检查并辅以必要的X线、超声或其他影像学检查、上消化道内镜及有关实验室检查等。慢性胰腺炎的诊断标准如下（日本胰腺病学会，1995）。

有 CP 症状患者符合下列确诊标准之一，即可明确诊断，无症状者需在数月后复查。

（一）慢性胰腺炎确诊标准

（1）影像检查：①腹部 B 超：胰腺组织内有胰石存在。②CT：胰腺内钙化，证实有胰石。

（2）ERCP：胰腺组织内胰管及其分支不规则扩张并且分布不均匀；主胰管部分或完全阻塞，含有胰石或蛋白栓子。

（3）分泌试验：重碳酸盐分泌减少，伴胰酶分泌或排除量降低。

（4）组织学检查：组织切片可见胰腺外分泌组织破坏、减少，小叶间有片状不规则的纤维化，但小叶间纤维化并非慢性胰腺炎所特有。

（5）导管上皮增生或不典型增生、囊肿形成。

（二）慢性胰腺炎标准

（1）影像检查：①腹部 B 超：胰腺实质回声不均，胰管不规则扩张或胰腺轮廓不规整。②CT：胰腺轮廓不规整。

（2）ERCP：仅有主胰管不规则扩张，胰管内充盈缺损，提示有非钙化性胰石或蛋白栓子。

（3）实验室检查。①分泌试验：仅有重碳酸盐分泌减少；胰酶分泌及排出减少。②非插管试验：BT-PABA试验和粪糜蛋白酶试验在不同时间检查均异常。

（4）组织学检查：组织切片可见小叶间纤维化，以及有以下1项异常：外分泌组织减少、郎汉斯巨细胞团分离或假性囊肿形成。

五、并发症

（一）假性囊肿

由于胰管梗阻、胰液排泄不畅，10％～48％（平均 25％）的慢性胰腺炎患者合并假性囊肿，多为单个，大小不一，小者无症状可自行消失，大者可占据胰腺大部。腔内所含胰液有高浓度淀粉酶。这是由于胰管狭窄阻塞，引起胰管囊性扩张。随着内部压力增大，胰管上皮压迫性萎缩，囊肿扩大，形成假性囊肿，由于不存在急性炎症，胰液较清亮。巨大假性囊肿压迫周围脏器可能引起肌道梗阻、门脉高压、十二指肠梗阻等并发症，假性囊肿可穿破胃或结肠形成内瘘。

（二）糖尿病

多数患者在晚期（5～10 年）因胰岛素分泌减少而出现糖尿。糖耐量试验不正常者在非结石与结石性患者，分别为 14％～65％及 34％～90％。症状与一般糖尿病无异。但血糖容易波动，发生酮症者少见。

（三）脂肪泻

为慢性胰腺炎的常见并发症，占 25%～33%。较糖尿病发病更晚。

（四）胆管梗阻及肝硬化

5%～10%的患者可出现黄疸、发热、白细胞升高等症状，这是由于胰腺肿胀、纤维化或假性囊肿压迫胆总管引起胆管梗阻和急性胆管炎所致。持续时间过长可形成胆汁性肝硬化（1%）。2%～3%的患者并发门脉性肝硬化，若用肝穿刺取活组织检查，发病率更高，原因不明。

（五）门脉高压

门静脉或脾静脉受压，可致脾肿大与脾静脉血栓形成，并出现肝前性门脉高压症。脾静脉血栓形成可能还与慢性胰腺炎的炎症急性发作和纤维化过程间接引起血管病变有关。临床可出现胃底或食管下段静脉曲张。

（六）消化道出血

慢性胰腺炎合并上消化道出血常见原因有：①胰腺分泌碳酸氢盐减少，有 10%～20% 患者并发消化性溃疡出血。②胰源性门脉高压引起胃底静脉曲张、胃黏膜糜烂。③出血性囊肿侵蚀胃十二指肠引致出血。④本病与嗜酒关系密切，可因酒精性胃炎或 Mallory-Weiss 综合征导致出血。

（七）胰源性胸腹水

慢性胰腺炎并发腹水较少见。偶可见到胸腔积液，多发生在左侧，也可以是双侧。积液中含多量清蛋白、白细胞及淀粉酶。

（八）胰性脑病

患者出现抑郁、恐惧、狂躁、焦虑不安、定向力减退等精神症状，其原因尚不十分清楚。

（九）胰腺癌

慢性胰腺炎时胰腺癌的发生率比一般人高（1%～2%）。患者常诉顽固性疼痛，食欲不振，体重明显下降。若系胰头癌，则有渐进性梗阻性黄疸。

（十）其他

有假性血管瘤形成、血栓性静脉炎、骨髓脂肪坏死或皮下脂肪坏死、特发性股骨头坏死等。患者因免疫功能紊乱常易发生各种感染性疾患，并发糖尿病者还可产生视网膜病、神经病变及动脉粥样硬化等。

六、治疗

（一）治疗原则

慢性胰腺炎是不同病因长期存在的结果，去除病因常可制止慢性胰腺炎病理改变的发展，阻止中、晚期病例的恶化和复发。因此病因治疗更为重要，以控制症状、改善胰腺功能和治疗并发症为重点，强调以个体化治疗为原则的治疗方案，兼顾局部与全身治疗。

（二）一般治疗

对于没有并发症的慢性胰腺炎的治疗主要是解决慢性腹痛和治疗消化不良的胰酶治疗。慢性胰腺炎所致糖尿病需要外源性胰岛素。

慢性胰腺炎患者需绝对戒酒、避免暴饮暴食，少量多餐可减轻胰腺分泌及其引起的胰性腹痛。慎用某些可能与发病有关的药物，如柳氮磺吡啶、雌激素、糖皮质激素、吲哚美辛、氢氯噻嗪、甲基多巴等。严格限制脂肪摄入，必要时给予静脉营养或肠内营养。对长期脂肪泻患者，应注意补充脂溶性维生素及维生素 B_{12}、叶酸，适当补充各种微量元素。

（三）胰腺外分泌功能不全的治疗

胰腺外分泌功能不全是胰腺炎晚期的主要表现之一。对于胰腺外分泌功能不足所致腹泻、腹胀者需用胰酶替代治疗。胰酶制剂对缓解胰性疼痛也有重要作用。胰酶制剂中的胰蛋白酶可通过负反馈作用抑制受损胰腺的分泌，使胰腺休息，并防止餐后疼痛的发生，又能帮助消化吸收营养物，从而保证摄入一定营养，因此胰酶制剂无论对早期还是后期衰竭的患者均有一定替代和治疗作用。

慢性胰腺炎时脂肪消化吸收不良较蛋白质或糖类出现得更早且较明显。这是因为：①小肠中脂肪消化完全依赖胰脂酶和它的辅酶如脂肪酶和胆盐，在胰脂酶缺乏时没有其他有效的代偿机制。而蛋白酶的消化则由胃蛋白酶、胰蛋白酶和小肠刷状缘的肽酶共同完成。②病程中胰脂酶的合成和分泌障碍较其他酶更早出现。③慢性胰腺炎时，胰液中 HCO_3 排出量减少，以致胰酶在十二指肠酸性环境中失活加快。④脂肪酶本身的稳定性差。

脂酶替代治疗较蛋白酶替代治疗的问题较多。这是因为补给的脂酶：①在胃内易被胃酸破坏。②在肠腔易被蛋白酶破坏。③如颗粒较大，不能与已消化的食糜同步通过幽门进入十二指肠。④如制剂的肠溶性差，脂酶释出缓慢，而不能适时地在肠腔发挥其消化作用。因此胰酶的剂型及其脂酶含量对疗效有明显影响。目前推荐应用肠溶性（防止胃酸破坏作用）、微粒型（直径为 1.4 ± 0.3 mm，以保证胰酶与食糜在消化期间同步进入十二指肠）、高脂酶含量（每次进餐服药后十二指肠内脂肪酶释出量为 2.5 万～4 万 U）、不含胆酸（以免引起胆汁性腹泻）的胰酶制剂。

有效地治疗脂肪泻通常需要在餐后 4h 内至少给予脂肪酶 28 000 U 到十二指肠。所以应选择高活性脂肪酶、不含胆盐的肠溶胰酶制剂，肠溶制剂使药物不易被胃酸破坏失活。过去常用的胰酶制剂包装传统，在胃中即开始溶解，抑制了脂肪酶的活化，为预防这一现象，就必须用碳酸氢钠、H_2 受体拮抗药或奥美拉唑等使胃内pH 值保持在 4 以上。

目前常用的强力胰酶制剂有 combizym、复方消化酶和得每通等多种，其酶含量各有差异。得每通是肠溶胰酶超微微粒胶囊，每粒含脂肪酶 1 万 U，其微粒释放后与食糜充分均匀混合，在十二指肠内发挥消化作用，应在进餐时与食物同时服用。大多数患者经常规剂量胰酶制剂治疗后，腹痛、腹泻等症状得到控制，体重趋于稳定，少数则治疗无效，可能因为同时伴有非胰源性腹泻、胃酸的灭活作用或服药方法及剂量不当等，也有部分患者因对胰酶制剂产生速发性变态反应而禁用胰酶替代治疗。强力胰酶制剂的其他不良反应还有咽痛、肛周瘙痒、腹部不适、高尿酸血症等，偶有儿童患者用后发生末端回肠和右半结肠严重纤维化的报道。在应用肠溶胰酶胶囊时不应同时使用抑酸药物，因为胃内 pH 升高可使对 pH 敏感的肠溶胶囊在胃内即释放胰酶而不能发挥最佳消化作用。

对于重度脂肪泻患者，应限制患者脂肪摄入并提供高蛋白饮食，脂肪摄入量限制在总热量的20％～50％以下，蛋白质宜在24％左右，糖类不应超过 40％。严重脂肪泻患者可给予中链三酰甘油（MCT）供机体利用，国外已制成含 MCT 的制剂。

（四）胰腺内分泌功能不全的治疗

慢性胰腺炎患者后期胰岛细胞严重受损甚至丧失，可并发糖尿病，并且胰腺内外分泌功能失调紧密相连，在治疗上有其特殊之处。对糖尿病的患者首先应控制饮食，结合胰腺外分泌功能不全的情况制定综合的饮食方案，还应配合胰酶制剂加强脂肪和蛋白质的吸收，根据每日尿糖检查结果，给予小剂量胰岛素治疗。此类患者口服降糖药仅短期有效，属胰岛素依赖性糖尿病，但治疗中对胰岛素敏感性强，易发生低血糖反应，故剂量以每日 20～30 U 为宜，适当控制即可。

（五）胰性疼痛的治疗

慢性胰腺炎疼痛的原因很多，故一种疗法不可能对所有的患者均有效。在制订治疗方案前应先对患者的疼痛性质有清楚的认识，如持续性或间歇性、严重程度、慢性胰腺炎的病因等。

1. 一般治疗

应鼓励患者戒酒，这样可以使疼痛减轻或缓解。持续腹痛者可采取禁食、胃肠减压和静脉营养。

2. 药物治疗

（1）镇痛药：常需使用镇痛药，应首选非麻醉性镇痛药。如抗胆碱药物解痉和口服胰酶制剂等止痛，阿托品 0.5 mg 肌内注射。疼痛严重者可用小剂量麻醉药，如用 0.5％普鲁卡因静脉滴注常可取得较好的镇痛效果，但应尽量少用具有成瘾性的麻醉镇静药。

（2）抑酸药：在应用止痛药的同时，叮配合使用 II_2 受体拮抗药或质子泵抑制药以抑制胃酸，起到镇痛作用，尤其对合并消化性溃疡者疗效更佳。

（3）麻醉药：对于顽固性剧烈疼痛者可选用腹腔神经丛麻醉、阻滞的方法。以 1‰普鲁卡因对交感神经胸 6～10 进行封闭，或采取胰腺神经丛切除术及硬膜外麻醉的方法。

（4）奥曲肽：使用生长抑素类似物奥曲肽开始为人们重视，这一药物似乎可以减少胰腺的分泌，可能是通过干扰缩胆囊素引起的分泌负反馈控制而起作用。个别报道提示在一些患者可以缓解疼痛。美国多中心研究结果显示，缓解疼痛的最佳剂量为200 μg皮下注射，3 次/天，可使 65％的患者疼痛缓解。但仍需进一步研究以确立这一药物的有效性。

（5）缩胆囊素拮抗药：如奥曲肽一样，缩胆囊素拮抗药通过干扰分泌的反馈控制和减少胰腺"高刺激状态"来减少胰腺的分泌及减轻疼痛。早期的研究提示这一药物可以减少胰腺分泌，但是否同时缓解疼痛尚需进一步研究。

此外，采用胰管括约肌切开、括约肌狭窄扩张、内镜下排除蛋白栓子、支架置入等内镜下治疗，也能起到缓解胰性疼痛的效果。还可应用中西医结合疗法如清胰汤等治疗胰性疼痛，有时也可以取得一定的镇痛效果。

第三节　胰腺癌

胰腺癌是最常见的胰腺肿瘤，约占消化道恶性肿瘤的 10％，恶性程度高，发展快，预后差。临床上主要表现为腹痛、乏力、食欲缺乏、消瘦和黄疸。

一、病因和发病机制

本病病因和发病机制至今未明。临床资料分析表明，可能是多种因素长期共同作用的结果，长期大量吸烟、饮酒、饮咖啡者，糖尿病患者和慢性胰腺炎患者发病率较高。胰腺癌的发生也可能与内分泌有关，其根据是男性发病率较绝经期前的女性为高，女性在绝经期后则发病率上升。长期接触某些化学物质，如联苯胺、烃化物等可能对胰腺有致癌作用。遗传因素与胰腺癌的发病也似有一定关系。

分子生物学研究提示，癌基因激活与抑癌基因失活以及 DNA 修复基因异常在胰腺癌的发生中起着重要作用，如 90％的胰腺癌患者可有 K-ras 基因第 12 号密码子的点突变。

二、临床表现

（1）慢性胰腺炎、糖尿病、吸烟、酗酒与某些致癌物与本病有关。

（2）早期无特殊表现，出现明显临床症状时多已经进入晚期。

（3）中上腹痛多向腰背放射，仰卧位、夜间加重，用解痉止痛药难以奏效，常需要麻醉药。

（4）胰头癌压迫或浸润胆总管可引起阻塞性黄疸，且进行性加深。

（5）90％患者明显体重减轻，侵犯胃肠道，可有呕吐、腹胀、上消化道出血。

（6）体检可有上腹压痛、黄疸，可触及无压痛、肿大的胆囊，晚期在上腹能触及结节状、质硬的肿块，腹膜转移可有腹水。

三、辅助检查

（1）血、尿、粪检查可发现贫血、糖尿、胆红素尿、大便潜血阳性。

（2）血清癌胚抗原可升高，糖抗原 CA19～9 阳性率约为 80%。

（3）B 超、CT 检查可发现胰腺占位及周围有无转移、扩散。CT 价值较大。

（4）ERCP 可直接观察十二指肠壁和壶腹部情况，造影可显示胰管狭窄、扩张、中断、管壁僵硬。还可收集胰液做细胞学检查。

（5）选择性动脉造影可显示胰腺肿块和血管推压移位征象，有助于判断病变的范围和手术切除的可能性。

（6）经皮肝穿刺胆管造影（PTC），ERCP 插管失败或者胆总管下段梗阻不能插管时，可通过 PTC 显示胆管系统并插管引流减轻黄疸。

（7）可在 B 超、CT 引导下或腹腔镜的直视下行细针穿刺或经活体组织检查。

四、治疗

（1）外科治疗：手术方式有胰十二指肠切除术，如不能切除癌肿，可做胆肠吻合，以解除胆管梗阻。

（2）化学治疗及放射治疗：晚期或手术治疗患者可选用，化疗常选用氟尿嘧啶、丝裂霉素、阿霉素等。

（3）压迫胆总管引起黄疸，可行内镜下引流术，或置入胆管支架。

（4）对症及支持治疗：给予镇痛及麻醉药，必要时腹腔神经丛注射，也可硬膜外置管应用麻醉药。给予肠外肠内营养，补充胰酶制剂。

第四节　胰岛素瘤

胰岛素瘤是一种罕见肿瘤，但在胰腺内分泌瘤中却最常见。约 95% 为良性。男：女比约为 2：1。胰岛素瘤是起源于胰岛 B 细胞的肿瘤。B 细胞分泌胰岛素，大量的胰岛素进入血流，引起以低血糖为主的一系列症状。

一、病理

胰岛素瘤 90%以上是单发的圆形肿瘤，直径多在 1～2 cm 之间，在胰头、胰体和胰尾三部分的发生率基本相等。但胰岛素瘤的大小，以及数目可以有很大变异。与其他内分泌肿瘤一样，肿瘤的大小和功能不一定呈平行关系。胰岛素瘤常有完整的包膜，呈红色或褐色，与正常胰腺组织分界较清楚。它主要由 B 细胞构成，间质一般很少，常有淀粉样变。电镜下瘤细胞内可见 B 细胞分泌颗粒。从形态学上鉴别良性和恶性胰岛细胞瘤有一定困难，诊断恶性胰岛素瘤的最可靠指标是发现有转移灶。

二、临床表现

胰岛素瘤可发生在任何年龄，平均年龄 40 岁左右，男性较女性多见（2：1）。常在空腹时发作，主要表现为低血糖引起的中枢神经系统和自主神经系统方面的症状。

（一）意识障碍

意识障碍为低血糖时大脑皮质受到不同程度抑制的表现，如嗜睡、精神恍惚以至昏睡不醒，也可表现为头脑不清，反应迟钝，智力减退等。

（二）交感神经兴奋

交感神经兴奋为低血糖引起的代偿反应，如出冷汗、面色苍白、心慌、四肢发凉、手足颤软等。

（三）精神异常

精神异常为反复多次发作低血糖，大脑皮质受到损害的结果。

（四）癫痫样发作

癫痫样发作为最严重的神经精神症状，发作时意识丧失，牙关紧闭，四肢抽搐，大小便失禁等。

三、诊断

该病的诊断首先要依靠医务人员，如果他们能意识到本病的可能性，及时检查血糖，则多数患者可得到早期诊断。空腹血糖一般在 2.8 mmol/L（50 mg/dL）以下。Whipple 三联征对提示本病有重要的意义。

（1）症状往往在饥饿或劳累时发作。

（2）重复测定血糖在 2.8 mmol/L（50 mg/dL）以下。

（3）口服或静脉注射葡萄糖后症状缓解。

现代的诊断手段可以提供定性和定位诊断，B 超、CT、MRI以及选择性腹腔动脉造影对胰岛素瘤的发现和定位均有帮助。经皮经肝门静脉内置管，分段采血，测定胰岛素浓度，可达到定性和定位的目的，且可发现多发性胰岛素瘤的部位，有助于术中找到和不致遗漏多发的肿瘤。

四、治疗

一旦诊断明确，应及早进行手术治疗，以免引起脑细胞进一步损害。如为恶性肿瘤，延迟手术将会增加转移的机会，手术应注意：

（1）彻底检查胰腺各部分，特别注意胰腺背部、钩突部肿瘤。术中 B 超帮助瘤体定位非常有效。

（2）摘除一个肿瘤后，仍应警惕有多发肿瘤存在的可能，要避免遗漏，术中可连续测血糖以了解肿瘤组织是否切净。

（3）应以冰冻切片检查手术中摘除物是否为肿瘤组织。

（4）如病理检查证实为胰岛增生，则往往需要切除 80％以上的胰腺组织。对于微小而数量众多不能切除干净的胰岛素瘤和已有转移的恶性胰岛素瘤可采用药物如二氮嗪、链佐霉素等，但这些药物长期应用均有一定不良反应。

ISBN 978-7-5658-3804-0

定价: 60.00元